中医养生宝典

华佗养生秘方

于向阳 / 主编

江西科学技术出版社

图书在版编目（CIP）数据

中医养生宝典 . 1，华佗养生秘方 / 于向阳主编 . —
南昌：江西科学技术出版社，2020.12
ISBN 978-7-5390-7520-4

Ⅰ . ①中… Ⅱ . ①于… Ⅲ . ①养生（中医）—秘方—汇
编 Ⅳ . ① R212 ② R289.2

中国版本图书馆 CIP 数据核字（2020）第 175724 号

国际互联网（Internet）地址：http://www.jxkjcbs.com
选题序号：ZK2020274
图书代码：B20293-101

责任编辑　宋　涛
责任印制　夏至裳
封面设计　书心瞬意

中医养生宝典 . 1，华佗养生秘方　　　　　　　　　　　　于向阳　主编
ZHONGYI YANGSHENG BAODIAN.1，HUATUO YANGSHENG MIFANG

出版发行	江西科学技术出版社
社址	江西省南昌市蓼洲街 2 号附 1 号
	邮编：330009　电话：（0791）86623491　86639342（传真）
印刷	北京一鑫印务有限责任公司
经销	全国各地新华书店
开本	880mm×1230mm　1/32
字数	96 千字
印张	5
版次	2020 年 12 月第 1 版　2023 年 5 月第 2 次印刷
书号	ISBN 978-7-5390-7520-4
定价	168.00 元（全 5 册）

赣版权登字 -03-2020-313

前/言

中华医学是世界文化发展史上的一颗璀璨明珠，而让这颗明珠熠熠发光的，正是历朝历代的名医术士，他们怀着悲天悯人的博大胸怀，辛苦勤劳甚至冒着生命危险研制发明了各种神奇药方。

东汉时的名医华佗是世界上外科的"开山鼻祖"，他发明了麻醉药，开了麻醉后手术的世界先河，比欧洲要早1000多年；此外，华佗根据动物的不同动作，创造了"五禽戏"，练习起来，既能健身，又可塑形。

本书从上百种古医典籍中撷取了华佗的一些秘方，记载了华佗在内科、外科、妇科、儿科、眼科、耳科、鼻科、齿科、喉科、皮肤科、伤科、急救科、解毒科、治奇症法等领域的1100余种，对祖国医学在指导中医临床治疗上有着重要参考价值的方例。

鉴于本书药方主要来自古医书，未经编者科学验定，一般患者使用时需专科医生指导，但可供专业医生处方时参考。

由于编者学术水平有限，虽尽力对药方整理，但仍然存在许多不当之处，敬请专家及广大读者朋友指正！

本书仅为抛砖引玉之作，希望借此引起医界同仁的重视，共同发掘、继承、光大中医之单方偏方。由于笔者学识浅薄，水平有限，其中难免有不当之处，恳请行家里手不吝垂教斧正！

目/录

神医华佗内科秘方

神医华佗外科秘方

神医华佗杂科秘方

神医华佗齿科秘方

神医华佗内科秘方

伤寒初起秘方

【用法】伤寒始得一日，在皮当摩膏，火灸即愈。若不解者，至二日在肤可法针，服解肌散发汗，汗出即愈。若不解者，至三日在肌复发汗则愈。若不解者，止勿复发汗也。至四日在胸宜服藜芦丸微吐则愈。若更困，藜芦丸不能吐者，服小豆瓜蒂散吐之则愈。视病尚未醒者，复一法针之。五日在腹，六日入胃，入胃则可下也。又伤寒初起时，用柴胡、白芍、茯苓、甘草、桂枝、麻黄各一钱，当归二钱，陈皮五分，水煎服极效。

伤寒不汗秘方

【用法】凡患伤寒，一至三日不汗者，宜用葛根半斤，乌梅十四枚，葱白一握，豉一升（绵裹），以水九升煮取三升，分为三服。初一服便厚覆取汗，汗出之。

伤寒结胸秘方

【用法】伤寒结胸者，谓热毒气结聚于心胸也。此由病发于阳而早下热气乘虚而痞结不散也。按之痛，寸脉浮，关脉沉是也。可用蜀大黄半斤，葶苈子半升（熬），杏仁半升（去皮尖熬令赤黑色），芒硝半升，四味捣筛二味，杏仁合芒硝研如泥，和散合剂，丸如弹子大，每服一丸，用甘遂末一钱匕，白蜜一两，水二升同煮取一升，温顿服之，一宿乃自下。如不下，更服取下为要。或用栝楼一枚捶碎，入甘草一钱，同煎服之，极神效。

伤寒发斑秘方

【用法】伤寒内发斑，身热心如火，口渴呼水，气喘舌燥，是为阳火焚于胃口，宜用大剂寒凉扑灭之。方用元参三两，黄芩一两，麦冬三两，升麻二钱，防风、天花粉、青黛、生甘草各三钱，生地一两，桑白皮五钱，苏叶一钱。一剂即消大半，二剂痊愈。

【附注】按此方虽传自神仙，惟升麻用至二钱，余药亦用至数两，用者大宜斟酌，不可泥古。（孙思邈注）

伤寒发黄秘方

【用法】用麻黄一握（去节），绵裹，陈酒五升，煮取半升，顿服，取小汗。春日可用水煎。

伤寒中风秘方

【用法】丹砂、蜀椒、蜀漆、干姜、细辛、黄芩、防己、桂心、茯苓、人参、沙参、桔梗、瓜蒌、乌头各十八铢，雄黄二十四铢，吴茱萸三十铢，麻黄、代赭各二两半。前十八味治，下筛，酒服方寸匙，日三。覆令汗出。

伤寒下血秘方

【用法】用釜灶下黄焦土半升（绵裹），甘草三两（炙），干地黄三两，白术三两，附子三两（炮研），阿胶三两（炙），黄芩三两，先以水八升煮六味，取三升，去滓。纳胶令烊，分三服。忌海藻、菘菜、芜荑、猪肉、雀肉、桃、李等。

伤寒烦渴秘方

【用法】知母六两，石膏一斤，粳米六合，人参三两，甘草二两先以水一斗二升，煮米熟，去米纳诸药，煮取六升。去滓温服一升，日三。忌海藻、菘菜。

伤寒食积秘方

【用法】黄芩、大黄各五两，栀子仁十六枚，黄连五两去毛，豉一升熬，甘遂三两，麻黄五两（去节），芒硝二两，巴豆一百枚熬研，前九味捣筛，白蜜和丸如梧桐子，服三丸，以吐下为度。若不吐利，加二丸。

伤寒咳嗽秘方

【用法】知母二两，贝母、乾葛、芍药各三两，石膏四两，黄芩三两，杏仁一两（去皮尖及双仁），栀子仁三两，前八味切，以水七升，煮取二升五合，去滓，分为三服。如人行八九里，再服。忌蒜、面七日。

伤寒目翳秘方

【用法】秦皮、升麻、黄连各一两，前三味，用水四升，煮取二升半，冷之，分用三合。仰眼以绵绕箸头，取汤以滴眼中，如屋漏状，尽三合止。须臾复，日五六遍乃佳。忌猪肉、冷水。

伤寒口疮秘方

【用法】升麻、炙甘草各一两，竹叶五分，麦门冬三分（去心），牡丹一分，干枣二十枚，前六味以水四升，煮取一升半，去滓分五服，含稍稍咽之为度。忌海藻、菘菜、胡荽等。

伤寒虚羸秘方

【用法】本症为其人血气先虚，复为虚邪所中，其后经发汗吐下后，热邪始散，真气尚少，五脏犹虚，谷神未复。故其候为虚羸少气，气逆并呕吐。方用石膏一斤，竹叶一把，人参二两，半夏一升，生姜四两，炙甘草二两，前药以水一斗二升，煮取六升，去滓。纳粳米一升，米熟去米饮一升，日三服。忌海藻、菘菜、羊肉、饧。

【附注】此即张仲景《伤寒论》竹叶石膏汤。

伤寒不眠秘方

【用法】本病为阳独盛阴偏虚之症。其候为不得眠，反复颠倒，心内苦痛懊侬。方用肥栀子十四枚，香豉四合（绵裹），以水四升，先煮栀子取二升半，去滓纳豉，更煮取一升半，去豉分温再服。得吐止服。

【附注】此方为张仲景栀子豉汤。

伤寒小便不利秘方

【用法】用滑石二两，葶苈子一合（熬），二物以水二升，煮取七合，去滓，顿服之。

伤寒下痢秘方

【用法】伤寒腹中微痛，下利不止，方用秦皮三两，黄连四两，白头翁二两，阿胶三两，以前三味入水八升，煮取二升，去滓纳胶令烊，适寒温，食饮七合，日二服。忌猪肉、冷水。

【附注】张仲景白头翁汤用黄柏，华佗用黄连则更佳。

伤寒头痛秘方

【用法】干姜、防风、沙参、细辛、白术、人参、蜀椒、茯苓、麻黄、黄芩、代赭、桔梗、吴茱萸各一两，附子一枚，前药为末，先食，酒服一钱匕，日三。

伤寒喉痛秘方

【用法】此为下部脉不至，阴阳隔绝，邪客于足少阴之经，毒气上熏，故喉咽不利，或痛而生疮。方用半夏、炙甘草、桂心三味等分，各捣筛毕，更合捣之，以白汤饮服方寸匕，日三服。

伤寒气喘秘方

【用法】以紫苏一把，水煮，稍稍饮之，其喘立止。或以防己、人参等分为末，桑白皮煎水服二钱。

【附注】此方简而效。

伤寒便秘秘方

【用法】大黄、厚朴（炙）各三两，枳实（炙）六片，以水五升，煮取二升。体强者服一升，羸者服七合。

【附注】此为张仲景小承气汤也。

伤寒呃逆秘方

【用法】荜澄茄、高良姜各等分为末，每服二钱，水六分，煎十沸，入醋少许服之。

伤寒呕哕秘方

【用法】橘皮、炙甘草各一两，人参二两，生姜四两，以水六升，煮取二升，去滓，分三服。忌海藻、菘菜。

伤寒厥逆秘方

【用法】其症为面青，四肢厥冷，腹痛身冷。用大附子二枚，炮制去皮脐，为末。每服三钱，姜汁半盏送下，以脐下如火暖为度。

【附注】华佗方多简，此方可称独附汤。

伤寒搐搦秘方

【用法】本症为汗后覆盖不密，致腰背及四肢搐搦。用牛蒡根十条加麻黄、牛膝、天南星各六钱锉细，再入陈酒一碗，于盆内同研，以新布绞汁，以炭火烧药至黑色，取出研细。每服一钱，温酒下，日凡三服。

伤寒胁痛秘方

【用法】本症为心下痞满，痛引两胁。以芫花、甘遂、大戟等分为末，加大枣十枚，水一碗半，煎取八分，去滓。身强者服一钱，弱者五分。宜平旦。

【附注】此为张仲景之十枣汤也。

伤寒腹胀秘方

【用法】桔梗、半夏、陈皮各三钱，姜五片，水二碗煎服。

阴证伤寒秘方

【用法】阴证伤寒，即夹色伤寒，俗名夹阴伤寒。先因欲事，后感寒邪，阳衰阴盛，六脉沉伏，小腹绞痛，四肢逆冷；男子肾囊或女子乳头内缩，或手足弯曲紫黑，黑甚则牙紧气绝，宜急下人参、干姜各一两，生附子一枚（剖为八片），水二碗半，煎取一碗，顿服。须臾自脉出而身温矣。

【附注】此方后世称为参附汤，乃出自华佗。

伤寒劳复秘方

【用法】本症为伤寒病新瘥，津液未复，血气尚虚，若劳动早，更复成病，故云复也。宜用鼠屎二十一枚，香豉一升，栀七枚，大黄三两，以水五升，煎取二升七合，分三服，微取汗。数试异验。

【附注】颇似张仲景治劳复之栀子豉汤，而有所不同。

伤寒百合病秘方

【用法】百合病者，谓无经络百脉，一宗悉致病也。皆因伤寒虚劳，大病之后，不平复，变成斯病也。其状如欲食复不能食，欲卧不得卧，欲出行而复不能出行，如有寒复如无寒，如有热复如无热，诸药不能疗，得药则剧而吐利，行持坐卧，似有神灵式凭。治法以百合为主，而佐以知母者，为治已经发汗后，更发之法。方用百合七枚，知母三两，先用泉水洗渍百合一宿，去其水。更以泉水二升煮一升，去滓。次以水二升煮知母得一升，与百合汁和，复煮取一升半，分二次服。若已经下后，更发者，则如前法。浸煮百合七枚外，可更以滑石三两，代赭一两，用水二升，煮取一升，和百合汁复煮，得一升半，如前法服之。又百合病已经吐后更发者，亦如前法，先浸煮百合七枚，乃以鸡子黄纳汁中，搅匀分再服。又若百合病始，不经发汗、吐、下，其病如初者，可仍如前法，先浸煮百合，次以生地黄汁一升，与百合汁相和，再煮取一升半，温分再服。一服中病可，勿更服，大便当出恶沫。

【附注】与《金匮·百合病》文不同而实相似。华佗、张仲景为同时人，其医术皆继承古训，故法相近。

中风秘方

【用法】凡中风欲死，身体缓急，口目不正，舌强不能语，奄奄忽忽，神情闷乱，宜急用麻黄、防己、人参、黄芩、桂心、白芍药、甘草、川芎、杏仁各一两，防风一两半，附子二枚，生姜五两。先以水一斗二升，煮麻黄三沸，去沫，乃纳诸药，煮取三升，分三次服，极效。

中风口噤秘方

【用法】淡竹沥一斗，防风、葛根、菊花、细辛、芍药、白术、当归、桂心、通草、防己、人参、炙甘草、炮附子、茯苓、玄参各一两，秦艽、生姜各二两，桑寄生三两，以淡竹沥煮诸药，得四升，分四次服之。忌海藻、菘菜、猪肉、生菜、生葱、醋、桃、李、雀肉等物。

中风痰厥秘方

【用法】生川乌头、生附子各半两，并去皮脐，生南星一两，生木香二钱半，每服五钱，生姜十片，水煎一盏，温服。

【附注】《局方》三生饮，或为后世所加。

中风气厥秘方

【用法】治法略同于中风痰厥，可略为加减。

中风发热秘方

【用法】大戟、苦参各四两，用白醋浆一斗，煮沸洗之。

【附注】外用方，尤妙。

中风掣痛秘方

【用法】凡身中有掣痛不仁不随处者，取干艾叶一纠许，丸之，瓦甑下，塞余孔，唯留一目。以痛处着甑目下，烧艾以熏之，一时间愈矣。

【附注】此灸法之一种，后世多有效之者。

中风腹痛秘方

【用法】取盐半斤，熬令尽，着口中饮热汤二升，得便、吐愈。

【附注】盐方极效，《千金》云："凡病宜吐，大胜用药"，华佗早用之矣。

中风口眼㖞斜秘方

【用法】皂角末，陈醋调涂口上。右㖞涂右，左㖞涂左，俟干即换，数次即愈。或以生乌头，青矾，嗜鼻亦效。

【附注】陈醋敷口喎甚效，民间今尚用之。

中风颈项直硬秘方

【用法】此肝肾受风寒所致也。将宣木瓜去瓤，入乳香、没药于其中，以线缚定，饭锅上蒸三四次，研成膏，入生地黄汁，热酒冲服。

中风手足不遂秘方

【用法】白术、地骨皮、荆芥各五升，菊花三升，以水三石，煮取一石五斗，去滓，澄清取汁。酿米二石，用糈如常法，以酒熟随量饮之，常取半醉，勿令至吐。

中风半身不遂秘方

【用法】独活四两，桂心五两，生葛根八两，炙甘草、防风、当归各二两，芍药、附子各一两（炮），半夏一两洗，前药以水一斗，煮取三升，分为三服，日三。大验。忌海藻、菘菜、生葱、猪肉、羊肉、饧。

五癫秘方

【用法】癫病有五：一曰阳癫，发时如死人，遗溺，有顷乃解。二曰阴癫，坐初生小时脐疮未愈，数洗浴，因此得之。三曰风癫，发时眼目相引，牵纵反急强，羊鸣，食顷方解，由热作汗出当风，因以房事过度，醉饮饱满行事，令心气逼迫，短气脉悸得之。四曰湿癫，眉头痛，身重，坐热沐发，湿结脑，汗未止得之。五曰马癫，发时反目口噤，手足相引，身皆热，坐小时风气脑热不和得之。下方任何癫症，俱可用之。方用铜青、雄黄、空青、东门上鸡头、水银各一两，猪苓、茯苓、人参、白芷、石长生、白敛、白薇各二两，卷柏、乌扇各半两，硫黄一两半，前药为末，以青牛胆和，着铜器中，于甑中五斗大豆上蒸之。药成丸如麻子，每服三十丸。日二，夜一。

【附注】此方首尾多金石之品，宜于西北。若大江以南，水土柔弱，症多虚弱，不宜用此，恒有以乌蝎、六君、鹿茸八味收功者，未可执此概论也。（孙思邈注）

北方相传有风引汤为散，治痫风多效，中多金石之品，思邈言之颇切。

羊痫风秘方

【用法】卒然仆地，不省人事，口吐白沫，声如羊鸣，可用铅丹二两（熬成屑），珍珠、雄黄、雌黄、水银各一两，丹砂半两，各研末，和以蜜。又捣三万杵，乃为丸，如胡豆大。先食服三丸，日再。

痴呆秘方

【用法】此病患者，常抑郁不舒，有由愤怒而成者，有由羞恚而成者。方用人参、柴胡、当归、半夏、生刺仁、菖蒲各一两，茯苓三两，白芍四两，甘草、天南星、神曲、郁金各五钱，附子一钱，水十碗，煎取一碗，强饮之。少顷困倦欲睡，任其自醒即愈。

五邪秘方

【用法】凡中邪者，多由心神怯弱，外邪乘之，遂致痰迷心窍，一时卒倒，患者精神错乱，心悸跳动，妄言谵语，似有鬼神凭之。宜安神开窍，导热壮元之剂。方用：茯神、茯苓、菖蒲、人参各三两，赤小豆四合，以水一斗，煮取二升半，分三服。

男女风邪秘方

【用法】凡男女偶中风邪，男梦见女，女梦见男，梦中交欢，日久成劳，悲愁忧恚，喜怒无常，日渐羸瘦，连年累月，深久难疗。或半月，或数月一发。宜散肝风，去痰湿。方用：桑寄生三两，白术、茵芋各二两，桂心、天雄、菖蒲、细辛、茜根、附子、干姜各一两，共捣为末，用酒服下方寸匕，日三。修合时勿令妇人、鸡犬及病者家人知见，令邪气不去，禁之为验。

【附注】修合时，清洁即可，所言避忌，可灵活用之。唯心之论，不必尽信。时代所然，古书多有此说。

中贼风秘方

【用法】贼风者，谓冬至之日，有疾风从南方来者，人若中之，则五脏四肢及心胸腰背等处，痛不可忍，至能伤害于人，故名贼风。宜以桂心、防风、黄芩、干姜、茱萸、秦艽、甘草各三两，用水五升，煮取一升半，分再服，以愈为止。忌海藻、菘菜、生葱。

【附注】风可使人病，不必冬至之日，何日皆可得之。

历节风秘方

【用法】患此者，历节疼痛，不可忍，屈伸不得。由饮酒，腠理汗出当风所致。亦有血气虚，受风邪而得之者。宜用独活、羌活、松节等分，用酒煮，空腹服。

【附注】此方对风湿症有效。

白虎风秘方

【用法】日夜走注，百节如啮。以陈醋五升煎数沸，切葱白三升，煎一沸，滤出，以布蘸汁，乘热裹之。

【附注】设想甚奇，外治热敷法，多效。

骨软风秘方

【用法】患者腰膝痛，不能行，且遍身瘙痒。可用：何首乌、牛膝各一斤，以酒一升，浸七日取出曝干，捣为末，枣肉和丸如梧桐子大，每服三五十丸，空腹以酒调服。

鸡爪风秘方

【用法】发时手指拘挛，拳缩如鸡爪，故名。急于左右膝盖骨下两旁鬼眼穴中，各灸三壮，立愈。

【附注】即膝眼穴，灸之有效。其穴近阳陵泉，"筋会阳陵"当效。

大麻风秘方

【用法】本症由水枯火盛，乘天地肃杀之气所致，形虽见于皮肤，毒实积于脏腑。其候先麻木不仁，次发红斑，再次浮肿，破烂无脓，再久之则湿热生虫，攻蛀脏腑，往往眉落目损唇裂，声嘶，耳鸣，足底穿，指节脱落，鼻梁崩塌。治法先以麻黄、苏叶各半斤，防风、荆芥各四两，煎汤一桶，沐浴浸洗，换新衣。然后以生漆、松香各半斤和匀，盛瓦盆内，入大螃蟹七只，小者倍之，以盆一半埋入土内，日则晒之，用柳枝搅扰。夜则覆之。阅二十一日而成水，再以雄黄半斤，蛇蜕七条，川乌、草乌（俱以姜汁浸泡）、人参、天麻各二两，共研为末，以蟹漆汁为丸，于洗浴后服之。每服三钱、陈酒送下。再饮至醉、覆被取汗，汗干后去衣，于隙地焚之，更换新衣。至午再服三钱，陈酒下，至醉。再用夏枯草蒸铺席下卧之，不取汗。次日仍如前行之，并焚去旧衣，旧草。如是七日，其病尽出，如豆如疮，再服七日，痂脱而愈。终身忌螃蟹、犬肉。

【附注】此方颇奇，愿各麻风院试之。

大疠风秘方

【用法】凌霄花五钱，地龙（焙）、僵蚕（炒）、全蝎（炒）各七个为末，每服二钱，温酒下。先以药汤浴身，次乃服药，俟出臭汗为度。

白癜风秘方

【用法】苦参三斤，露蜂房（炙）、松脂、附子（炮）、防风各三两，栀子仁五两，乌蛇脯六两（炙），木兰皮，共捣为末，一服一匕，陈酒下，外用附子、天雄、乌头各三两，防风二两，以豚脂煎膏涂之。

各种瘫痪秘方

【用法】瘫痪谓四肢不得动弹，顽痹不仁，筋骨挛缩也。

治法须视其得疾之原因而异：如因中风而致瘫痪者，宜用鲮鲤甲、川乌头（炮）、红海蛤各二两为末，每用半两，捣葱白为汁，和成泥饼，径约寸许，随左右贴脚心，缚定。以脚浸热汤盆中，待身麻汗出即去药。半月行一次，自能除根。如因风湿而成瘫痪者。宜用：凤仙花、柏子仁、朴硝、木瓜煎汤洗浴，每日二三次。因热风而起瘫痪者，可用羌活二斤，构子一升为末，酒服一匕，日三。因暑湿而成瘫痪者，用自然铜烧红，酒浸一宿，川乌头、五灵脂、苍术各一两，当归二钱，酒浸后干研为末，酒糊丸梧桐子大，服七丸，酒下，觉四肢麻木始止。

【附注】构子，即蒲公英的种子，结实如球，做放线状裂开，种子乘风飞散，颇难收取。用蒲公英亦可。

肾囊风秘方

【用法】用鳖甲、蛇床子、白芷等分研末，以麻油调敷极效。

噤口痧秘方

【用法】患者寂无声息。宜先用瓷匕渍于热水与麻油汁中，在背心自上而下刮之，始轻后重，俟刮至痧点起块乃止。再用乌药、青皮、陈皮、山楂、紫朴五味，等分温服。

【附注】刮痧法，为民间所习用，可救危急于顷刻。华佗为民间医生，遗留良方甚多。

斑痧秘方

【用法】患者头晕眼花，恶心呕吐，身有紫斑，痧在肉内。治法先如治噤口痧法，次以天花粉、丹皮、薄荷、地骨皮、山栀、玄参、细辛七味，等分兼服。

【附注】南方多痧症，北方少见。"等分"即所用各药的分量均相等，例如此七味，均用10克，即可生效。"兼服"即刮痧更兼服此药。

各种痧症秘方

【用法】初起时多半腹痛，亦有并不痛，只觉昏沉胀闷者。切忌服姜，急用南蛇藤煎水冲酒服之。

【附注】南蛇藤，即石南藤。李时珍说："白花蛇喜食其叶。"华佗早知之矣，可见华佗知识之渊博。

夏季中暑秘方

【用法】人参一两，青蒿二两，香薷三钱，白术五钱，水煎服极有效。如中暑发狂，气喘，汗如雨下，宜急用：人参、石膏各四两，黄连三钱，水煎服，一剂而神定，二剂而汗止。若中暑猝倒心痛欲死者，宜用青蒿一两，黄连、人参、白术各三钱，茯神、藿香各五钱，香薷、半夏各一钱，水煎服，一剂而痛即止。又如中暑忽倒，口吐白沫，将欲发狂，身如火烧，紫斑烂然者，多不可救。宜急用玄参、麦冬各三两，天冬、青蒿各一两，升麻、荆芥、黄连、黄芩各三钱，水煎服。一剂而斑色变淡，三剂而斑色褪尽矣。

肺热瘟秘方

【用法】西牛黄吞一分，当门子吞二厘，老梅冰片吞一分，大黄芒硝五钱，犀牛角磨一钱，服之。

【附注】此方胜过牛黄安宫丸。

辟疫酒秘方

【用法】大黄十五铢，白术、桂心各十八铢，桔梗、蜀椒各十五铢，乌头六铢，菝葜（为百合笠菝葜之根，可解毒。产江浙等处）十二铢，捣末，盛绛袋中，以十二月晦日中悬沉井中，令至泥。正月朔旦平晓出药，置酒中煎数沸，于东向户中饮之。一人饮，一家无疫；一家饮，一里无疫。

【附注】"一人饮，一家无疫；一家饮，一里无疫。"所言夸大无稽，但其方有辟疫之功，必须饮药之人，方可免疫。

辟瘟丹秘方

【用法】雄黄、雌黄、曾青、鬼臼、珍珠、丹砂、虎头骨、桔梗、白术、女青、川芎、白芷、鬼督邮、芜荑、鬼箭羽、藜芦、菖蒲、皂荚各一两，前十八味末之，蜜丸如弹子大，绢袋。男左女右带之，卒中恶病及时疫，吞如梧桐子一丸，烧弹大一丸户内，极效。

水谷痢秘方

【用法】人参、地榆、厚朴（炙）、干姜、乌梅（熬）各六分，白术、当归各五分，赤石脂、龙骨各七分，熟艾、甘草各四分，黄连十分，共捣为末，实为丸如梧桐子大，米饮汁下二十丸，日三服。

水痢秘方

【用法】茯苓、白龙骨、诃梨勒皮、黄连、酸石榴皮各八分，捣筛为末，蜜丸如梧子大，空腹服三十丸，日再服，瘥止。

冷痢秘方

【用法】冷痢者由肠胃虚弱，受于寒气，肠虚则泄，故为冷痢。凡痢色青，色白，色黑皆为冷也。诊其脉沉则生，浮则死。方用黄连二两，甘草（炙）、附子（炮）、阿胶（炙）各半两，水三升煮取一升半，分二次服之。

冷热痢秘方

【用法】冷热痢者，其痢乍黄乍白，由肠胃虚弱，宿有寒而为客热所伤，冷热相乘而致。方用：香豉一升，白术六两，薤白一升，升麻二两，以水七升，煮取二升半，分为三服。

热毒痢秘方

【用法】苦参、橘皮、独活、阿胶（炙）、蓝青、黄连、鬼箭羽、黄柏、甘草，前药等分捣末，蜜烊胶为丸如梧子，水下十丸，日三。又或以生犀角、酸石榴皮、枳实，末之。每服二三寸匕，日再。

赤痢秘方

【用法】香淡豉半升，黄连一升，先以水一升半，浸豉一日，滤取汁，碎黄连薄绵裹豉汁中煎取强半升，空腹顿服，即止。

久痢秘方

【用法】久患赤痢，连年不愈。以地榆、鼠尾草各一两，用水二升，煮取一升，分为二服。如不瘥，取屋尘水尽去滓，服一升，日二服。

赤白痢秘方

【用法】凡痢皆由荣卫不足，肠胃虚弱，冷热之气，乘虚入于肠间，肠虚则泄，故为痢也。热乘于血，血渗肠内，则为赤痢。冷气搏于肠间，津液凝滞，则为白痢。冷热相交，则亦白相杂，宜用：鹿茸二分，石榴皮二两，干姜二分，枣核中仁七枚，赤地利一两烧灰，共捣为散，先食饮服方寸匕，日三，夜一。若下数者，可五六服。

【附注】赤地利，《图经》名山荞麦。《纲目》名赤薜荔。主治赤白冷热诸痢，痈毒恶疮。

五色痢秘方

【用法】酸石榴皮五个，莲子捣汁二升。每服五合，神效。

休息痢秘方

【用法】阳胃虚弱，易为冷热所乘，其邪气或动或静，故其痢乍发乍止。治宜用黄连，龙骨（如鸡子大）一枚，阿胶（如掌大，炙），熟艾一把，此四味，水五升，煮三物取二升，去滓，乃纳胶烊之，分再服。

噤口痢秘方

【用法】用木鳖子六枚，去壳取净仁研泥。分作二分，用面烧饼一枚，切作两半。以半饼作一窍，纳药其中，乘热覆患者脐。约炊许，再换其半，痢止即思食。

疟疾秘方

【用法】常山、甘草（炙）、大黄、桂心各四分，前四味末之，蜜为丸，如兔屎。每欲发，服六丸，饮下之。欲服药，先进少热粥良。

温疟秘方

【用法】凡疟疾先寒而后热者曰寒疟，因先伤于寒而后伤于风也。若先伤于风而后伤于寒，则先热而后寒，名曰温疟。方用：知母六两，石膏一斤，甘草二两（炙），粳米六合，前四味，以水一斗二升，煮取米烂，去滓，加桂心三两，煎取三升，分温三服。覆令汗，先寒发热，汗出者愈。

三日疟秘方

【用法】陈香橼一枚，去顶皮，入研细明雄黄，同纳火中煅之，取出研极细。每服七分，干咽下，不用水。

三阴疟秘方

【用法】凡疟过正午而发者，谓之三阴疟。用花椒二钱五分，朱砂一钱二分五厘，麝香、冰片各三分，共末之，分掺二膏药，一贴背脊第三椎肺俞穴，一贴当胸极效。

【附注】凡疟用发泡药贴之皆效。而华佗发明为最早。

劳疟秘方

【用法】疟积久不愈，则表里俱虚，客邪未散，真气不复，故疾虽暂闲，少劳便发，谓之劳疟。用鳖甲（炙）、蜀漆、知母各二两，常山三两，乌贼鱼骨、附子、蜀椒各一两，前七味以酒三斗渍一宿，平旦服一合，稍稍加至二合，日三四服。

久疟秘方

【用法】龙骨一两，常山三两，大黄二两，附子二分（炮），研末，以鸡子黄丸如梧桐子大。先发、临发各饮服五丸，无不断。忌生葱、生菜、猪肉等。

水肿秘方

【用法】葶苈子（炒黑）、甘遂各一两，吴茱萸四两，三味别捣，异下筛，和以蜜，丸如梧桐子，服五丸。

风水秘方

【用法】风水者，由肾脾气虚弱所为，肾劳则虚，虚则汗出，汗出逢风，风气内入，还客于肾，脾虚又不能制于水，故水散溢皮肤，又与风湿相搏，故云风水也。其候全身浮肿如裹水之状。方用：木防己、白术各四两，黄芪五两，生姜三两，甘草（炙）二两，大枣十二枚，此六味，以水六升煮取二升，分三服。喘者加麻黄，身重胃中不和者加芍药，气上冲者加桂心，下久寒者加细辛、防己、黄芪为本。服药欲解，当如虫行皮中状，从腰以下冷如冰。服汤后坐被上，又以一被绕腰温下令得汗，汗出则愈。

水通身肿秘方

【用法】麻子五升，商陆一斤，防风三两，附子一两炮，赤小豆三升，先捣麻子令熟，以水三斗煮麻子，取一斗三升，去滓纳药，及豆合煮取四升，去滓食豆饮汁，日再。

水气肿臌胀秘方

【用法】葶苈子七两（熬），甘遂五两，茯苓、椒目各三两，吴茱萸二两，捣末，蜜和丸，如梧桐子大，以饮服五丸，日三服。不治稍加丸，以痢为度。

病后浮肿秘方

【用法】选家鹜之年久者三匹，加厚朴蒸食之，极有效，椎体虚者勿服。

水臌秘方

【用法】水臌者，谓满身皆水，按之如泥者是。不急治则水蓄于四肢，不得从膀胱出，变为死症，而不可治。方用：牵牛、甘遂各二钱，肉桂三分，车前子一两，水煎服，一剂而水流升余，二剂即愈，断不可与三剂。病后宜以参术之品补脾，更须忌食盐。

脚气初发秘方

【用法】脚气病皆由感风毒所致，凡湿冷之地，久立与久坐，皆能使热湿与冷湿之气入于经络。始从足起，渐及小腹，甚乃上攻心胸。若不急治，遂至杀人。宜于其初发时，即以胡麻叶捣蒸薄裹，日二易即消。若冬月取蒳藋（乌头苗）根切捣，和糟三分，根一分，合蒸令热，裹如前法，效。

【附注】"糟三分，根一分"即3∶1之义。

脚气冲心秘方

【用法】凡遇脚气攻心，腹胀气急则死。急用吴茱萸三升，木瓜二合，槟榔二十颗，竹叶二升，前四味以水一斗，煮取三升，分三服，得快利急瘥。外以蘘穰一石，纳釜中，煮取浓汁，去滓，纳椒目一斗，更煎十余沸，渍脚三两度，如冷温渍洗，瘥止。忌生菜、熟面、荞麦、蒜等物。

脚气肿满秘方

【用法】大豆二升，以水一斗，煮取五升，去豆。桑根白皮一握，槟榔二十七枚，茯苓二两。将三药以前豆汁渍经宿，煮取二升，去滓，添酒二合，纳药中，随多少，服之，忌炸物。

脚气心腹胀急秘方

【用法】本症繇（古书同"由"）风湿热毒，从脚上入于内，与脏气相搏，结聚不散，故心腹胀急。治宜下气消胀。用昆布八两，射干四两，羚羊角、橘皮各三两，茯苓、干姜各一两，荜拨、吴茱萸、大黄各六分，杏仁（去皮尖）五分，捣末，蜜和为丸如梧子，饮服十五丸，痢多，服七丸，以意消息，不能食者加白术六分，曲末十分。气发服已，前丸得定，如不定作槟榔皮汤压之，忌酢物。

脚气痹挛秘方

【用法】脚气病有挟风毒者，则风毒搏于筋，筋为之挛。风湿乘于血，则痹，故令痹挛也。下方专治风虚气满，脚疼冷痹挛弱，不能行。用石斛、丹参各五两，侧子、秦艽、杜仲、山茱萸、牛膝各四两，桂心、干姜、羌活、川芎、橘皮、椒、黄芪、白前、茵芋、当归各三两，防风二两，薏苡仁一升，五加皮根五两，钟乳八两，以绢袋盛之，渍清酒四斗纳三日。初服三合，日再。稍稍加之，以知为度。忌猪肉、冷水、生葱。

老人脚气秘方

【用法】以猪胃一具，洗净细切，水洗布绞干，和蒜、椒、酱、醋五味常食之。

诸黄症秘方

【用法】诸黄病者，谓一身尽疼，发热面色润黄，此由寒湿在表，则热畜于脾胃，腠理不开，淤热与宿谷相搏，郁蒸不得消，则大小便不通，故身体面目皆变黄色。其类别有黄疸、黑疸、赤疸、白疸、谷疸、马黄等。宜用：瓜蒂二七枚，赤小豆二七枚，秫米二七粒，捣为散，取如大豆粒，吹鼻中。

急黄秘方

【用法】脾胃有热，谷气郁蒸，因为热毒所加，故卒然发黄，心满气喘，发于顷刻，故云急黄。有得病即身体面目发黄者，有其初不知，直至死后而身面现黄者。其候得病时，但发热心战者是急黄也。方用：赤小豆、丁香、黍米、瓜蒂各二七枚，麝香、薰陆香等分（别研），青布二方寸（烧为灰），上捣为散，饮服一钱匙，则下黄水，其黄即定。忌生冷、热面、黏食、陈糗等。

【附注】糗炒熟的米麦，干粮等。

黄疸秘方

【用法】患者身体、面目、爪甲及小便皆黄，由饮酒过度所致。方用：茵陈、柴胡各四两，升麻、黄芩、大黄各三两，龙胆草二两以水九升，煮取三升，分三服。若身体羸，去大黄，加栀子仁五六两，生地黄一升。

酒疸秘方

【用法】患者身目发黄，心中懊痛，足胫满，小便黄，面发赤斑。其原为虚劳之人，饮酒多，进谷少，脉浮者先吐之，沉弦者先下之。方用：栀子五枚，枳实五枚，香豉一升，大黄一两，以水六升，煮取二升，去滓温服，七合，日三服。

黑疸秘方

【用法】此症为患黄疸、酒疸、女疸、劳疸积久而变成者。患者身体尽黄，额上反黑，足下热，大便黑者是也。治用：赤小豆三十枚，茯苓六铢，瓜蒂四铢，雄黄二铢，甘草（炙）半两，女萎四铢，此六味，先以水三升煮小豆、茯苓，取八合汁。捣后四药为散，取前汁调半钱匕，适寒温服之。须臾当吐，吐则愈。

【附注】原作"须臾当愈"，疑为吐字之误。

骨蒸秘方

【用法】凡男子因五劳七伤，或缘肺壅瘴疟之后，宿患痃癖。妇人因产后虚劳，漏汗寒热；或为月闭不通，因兹渐渐瘦损。初者盗汗，后则寒热往来，渐增咳嗽，面色苍白，两颊有时亦如胭脂。此病不治者多。宜急用：青蒿苗（六月六日采）、知母、黄连、大黄、栀子仁、栝楼、常山、葳蕤各八分，苦参皮十二分，甘草（炙）、蜀漆（洗）各五分，捣末，蜜丸和如梧桐子，饮服五丸，渐加至十五丸，日再，以知为度。

瘦病秘方

【用法】凡虚劳之人，精髓枯竭，血气虚弱，不能充盛肌肤，故羸瘦也。且其候多脚手酸疼，口干壮热。方用：獭肝（炙）六分，天灵盖（烧）、生犀角（屑）、前胡、升麻各四分，松脂、甘草（炙）各五分，枳实（炙）四分，捣筛蜜和丸如梧子，空腹以小便浸豉汁下二十九，日再。

【附注】天灵盖，今人无用之者。或以猪羊骨代之。

盗汗秘方

【用法】盗汗者因睡眠而身体流汗也。此由阳虚所致，久不已，令人羸瘠枯瘦，心气不足，亡津液故也。方用：麻黄根、牡蛎（碎之绵裹）各三两，黄芪、人参各二两，枸杞根、白皮、龙骨各四两，大枣七枚，上以水六升，煮取二升五合，去滓，分温六服。如人行八九里久，中间任食，一日令尽。禁蒜等物。

不眠秘方

【用法】睡前以灯芯草一握，煎汤。

咳嗽秘方

【用法】紫菀五钱，五味子一两，桂心二两，麻黄四两（去节），杏仁七十枚（去皮尖碎之），干姜四两，甘草（炙）二两，上药以水九升，煎取二升半，去滓，温服七合，日三。

五嗽秘方

【用法】五嗽者谓上气嗽、饮嗽、燥嗽、冷嗽、邪嗽等是也。方用：皂荚（炙）、干姜、桂心等分。末之，蜜和如梧桐子，服三丸，酒饮俱可，日三。忌葱。

新久咳秘方

【用法】款冬花、干姜、芫花根各二两，五味子、紫菀各三两，先以水煮三味，取三升半，去滓，纳芫花、干姜加白蜜三升，合投汤中，令调于铜器中，微火煎如饴，可一升半，服枣核大含之，日三服。曾数用甚良。忌蒜、面、腥、腻。

【附注】此方对老年慢性气管炎，可试用之。

积年久咳秘方

【用法】香豉（熬）四分，杏仁（去尖皮）二分，紫菀、桂心各三分，甘草（炙）八分，干姜二分，细辛三分，吴茱萸二分，为末，蜜和丸如梧桐子，服四丸，日三。不治增之，能含嚼，咽汁亦佳。

【附注】此方治老年慢性气管炎之虚寒型可用之。

热咳秘方

【用法】杏仁（去皮尖两仁炒研）四十枚，柴胡四两，紫苏子一升，橘皮一两，以水一斗煮三升，分三服。

【附注】两仁即一核中有双仁者去之。宋以前杏仁、桃仁，皆作杏人、桃人。故此书，经多次修订矣。

冷咳秘方

【用法】芫花、干姜各二两，白蜜二升，先以前二味为散，纳蜜中搅令和，微火煎令如糜，服如枣核一枚，日三夜一。欲痢者多服。

干咳秘方

【用法】用熟栝楼捣汁，入蜜加白矾熬膏，含化。极效。

咳嗽有痰秘方

【用法】芫花二两，煮汁去滓，和饴糖熬膏，每服枣许，神效。

咳嗽脓血秘方

【用法】人参二分，瓜蒂三分，杜衡水五分，捣末，平旦空服，以热汤服方寸匕。当吐痰水恶汁一二升，吐已复煮白粥食，痰水未尽，停三日更进一剂。

老年咳嗽秘方

【用法】杏仁（去皮尖），核桃肉各等分，蜜丸弹子大，每服一丸，细嚼姜汤下。

肺热兼咳秘方

【用法】生地黄（汁）、生麦门冬各三升，生姜（汁）一合，酥、白蜜各二合，先煎地黄、麦门冬、姜汁，三分可减一分，纳酥蜜煎如稀饧，纳贝母末八分，紫菀末四分，搅令调。一服一匕，日二夜一。

肺热咳痰秘方

【用法】半夏、栝楼各一两，为末，姜汁丸如梧桐子大，每服二三十丸，热汤下。

喘嗽秘方

【用法】蒲颓叶（焙），碾为细末，米饮调服，二钱取瘥。

气喘秘方

【用法】杏仁、桃仁各半两，去皮尖炒研，水调生面，和丸如梧子大，每服十丸，姜蜜汤下，微痢为度。

痰喘秘方

【用法】半夏二钱，甘草（炙）、皂角各一钱五分，生姜一钱，水煎服，至愈乃止。

气喘上逆秘方

【用法】本症人多以为气盛有余，不知实为气虚不足，稍有错误，去生便远。宜用：人参一两，牛膝三钱，熟地黄、麦冬各五钱，生茱萸四钱，枸杞子、北五味各一钱，核桃三枚，生姜五片，水煎服。

【附注】"去生便远"，疑有借错。气喘上逆，有虚有实，辨证施治，自无差错。

风痰秘方

【用法】知母、贝母各一两，为末，每服一钱，用姜三片，两面蘸末，细嚼咽下，即卧，其嗽立止。

气痰秘方

【用法】南星曲、半夏曲、陈橘皮各一两。三味捣筛，姜汁和丸如梧桐子，每服四十丸，姜汤下。

痰哮秘方

【用法】海带四两，渍透煎汁，调饴糖服，有效。

哮喘秘方

【用法】白凤仙花一棵，连根叶捣汁，与烧酒等量相和，曝日候温，以手蘸汁拍膏肓穴，初觉微冷，旋热旋辣，继而微痛，乃止。以巾拭干，毋令感风。续行数日，轻者当愈。

【附注】此方奇妙，在于以药从膏肓穴拍之，颇可试用。

肺痿咳嗽秘方

【用法】生天门冬（捣取汁）、陈酒各一升，饴糖一斤，紫菀四合。上共置铜器中，于汤上煎，可丸服如杏仁一丸，日三。忌鲤鱼。

肺痿喘嗽秘方

【用法】用防己末二钱，浆水一钱，煎七分细呷。

肺胀上气秘方

【用法】患者肺胀气急，咳嗽喘粗，眠卧不得，热极沉重，气似欲绝。宜用：紫菀六分，甘草（炙）八分，槟榔七枚，茯苓八分，葶苈子（炒）三合，上以水六升，煮两升半，去滓，分三服，以快痢为度。

肺痈咳唾秘方

【用法】胸中满而振寒，脉数，咽干不渴，时出浊唾腥臭，久久吐脓，如粳米者，是为肺痈之候。治用：桔梗、贝母各三分，巴豆一分（去皮心熬研作脂），捣筛，强人饮服半钱匕，羸人减之。若病在膈上者必吐，膈下者必痢，若痢不止，饮冷水一杯则定。忌猪肉、芦笋等。

【附注】桔梗载药上行，贝母引药下走。故在膈上者必吐，膈下者必痢也。妙哉!

肺虚咳嗽秘方

【用法】木鳖子、款冬花各一两，同为末，每用三钱焚之，吸其烟，良久吐涎，以茶润喉，五六次即愈。

【附注】今之喷雾熏法，一千七百年前已有烟熏之法。此书诸方法，颇多奇想。

久嗽喘急秘方

【用法】知母五钱，杏仁（姜水泡去尖隔纸炒之）五钱，以水一碗半，煎取一碗，食后温服。次以莱菔子、杏仁等分为末，糊丸，每服五十丸，姜汤下。

心痛秘方

【用法】吴茱萸、干姜各一两半，桂心、人参、橘皮、蜀椒、甘草（炙）、黄芩、当归各一两，白术一两，附子（炮）一两半，共捣筛为散，蜜丸如梧桐子，每服五丸。日三服，稍加至十二丸。

【附注】此方适用于虚寒作痛。

卒心痛秘方

【用法】苦参、龙胆、升麻各二两，栀子仁三两，用苦酒五升，煮取一升。分二服，当大吐乃瘥。

心背彻痛秘方

【用法】乌头（炮去皮）、赤古脂、干姜各二分，附子（炮去皮）、蜀椒各一分，上为末，蜜和丸，如麻子。先食服三丸，少少加之。

【附注】心背彻痛，多属十二指肠球部溃疡，此方亦效。

久心痛秘方

【用法】雷丸、鹤虱、贯众、狼牙、桂心、当归各八分，上捣为散，空腹煮蜜水半鸡子许，服方寸匕，日二服。若重不过三服，则瘥。

腹痛秘方

【用法】当归三两，甘草（炙）二两，人参、大黄各一两，芍药八分，干姜六分，茱萸五分，桂心三分，以水六升，煮取三升，去渣温服一升，日三。

肝胃气痛秘方

【用法】香附子（炒）五两，乌药（炮）二两，共研细末，水醋煮蒸饼和丸梧子大，每服二三钱，白汤下。

心腹俱痛秘方

【用法】凡心腹俱胀痛，短气欲死，或已绝，取下方服立效。栀子十四枚，豉七合，先以水二升煮豉，取一升二合，去滓，纳栀子，更煎八合，又去滓。服半升，不愈者尽服之。

【附注】此即张仲景栀子豉汤，治阳明腹满颇效。

腰痛秘方

【用法】桑寄生、独活、桂心各四两，黑狗脊、杜仲各五两，附子（炮）、芍药、石斛、牛膝、白术、人参各三两，甘草（炙）二两，川芎一两，以水一斗，煮取三升，分三服。

肾虚腰痛秘方

【用法】丹皮（去心）二分，萆薢、白术各三分，以上为散，以酒服方寸匕。亦可作汤服之。

虚寒腰痛秘方

【用法】糯米炒热袋盛之，熨痛处。纳用八角茴香研末，酒服下。

风湿腰痛秘方

【用法】麻黄（去节）、甘草（炙）各二两，独活、防风、桂心、栝楼、干葛各三两，芍药四两，干地黄五两，生姜六两，以水八升，酒二升，煎取三升，分三服。不瘥重作。

背热如火秘方

【用法】用生附子研末，水调敷两足心，立效。

胸胁痛秘方

【用法】诃黎勒（炮，去核）四颗，人参二分，捣末，以牛乳二升煮三四沸，顿服之。分为二服亦得。

胁肋痛秘方

【用法】胁下偏痛发热，其脉紧弦，此寒也，当以温药下之。方用：大黄三两，细辛二两，附子（炮）三枚，上以水五升，煮取二升，分三服。若强盛入煮取三升半，分为三服。服则如人行四五里，进一服。

诸疝初起秘方

【用法】鲜地骨皮、生姜各四两，捣成泥，绢包囊上，虽极痒宜忍之。并以连蒂老丝瓜烧存性，研末，每服三钱，热酒下。重者不过二三服，即愈。

热疝秘方

【用法】痛处如火，溲赤便艰，口干畏热，此热疝也。以芙蓉叶、黄檗各三钱为末，木鳖子磨醋调涂囊上，极效。

寒疝秘方

【用法】绕脐苦痛，发时则白汗出，手足厥冷，脉沉弦，此寒疝也。治用：大乌头十五枚，白蜜二斤，先以水三升煮乌头，取二升，去乌头，纳蜜煎令水气尽，得二升。强人服七合，弱人五合。一服不瘥。明日更服。日止一服，不可再也。

【附注】此《金匮》大乌头煎也，治寒疝腹痛。其分量不同，当临症斟酌之。

怔忡秘方

【用法】怔忡之症，扰扰不宁，心神恍惚，惊悸不已。此肝肾之虚，心气之弱也。人参、熟地黄、白芍各一两，生枣仁、麦冬各五钱，玄参一两，白术、白芥子各三钱，水煎服。

心中嘈杂秘方

【用法】水仙花子、芍药、荷叶同捣末，白汤下，颇效。

疗症秘方

【用法】症者由寒温失节，致脏腑之气虚弱，而食饮不消，聚积在内，渐染在生长块段、盘牢不移动，若积引岁月，人则柴瘦，腹转大，遂至于死。治用：射罔二两（熬），蜀椒三百粒，上捣末，以鸡子白为丸，半如麻子，半如赤小豆，先服如麻子，渐服如赤小豆二丸，不治稍增之，以知为度。

【附注】射罔，即草乌头，剧毒药，故慎用。

发症秘方

【用法】此由饮食纳误有头发，随食入胃，成症。胸喉间如有虫上下来去者是也。治用：油煎葱豉令香，二日不食，张口而卧，将油葱豉置口边，虫当渐出，徐徐以物引去之。

翻胃秘方

【用法】其症朝食夜吐，心下坚如杯，往来寒热，吐逆不下食，此为寒癖所作，治用：珍珠、雄黄、丹砂各一两，朴硝二两，干姜十累，以上五味捣筛，蜜丸。先食服如梧桐子二丸，少烦者饮水则解之，忌生血物。

呕吐秘方

【用法】呕吐病有两种：一者积热在胃，一者积冷在胃。二事正反，须细察之。如属热证，宜用：生芦根、生麦门冬（去心）、青竹茹各一升，生姜汁五合，茯苓五两，上以水八升，煮取二升半，去滓，加竹沥六合搅调，分三服，相去如人行十里久，始服一剂。忌醋物。如服前药，未能全除，宜再用：茯苓五两，人参三两，麦门冬（去心）一升，生姜六两，青竹茹一升，共捣筛，蜜和为丸，煎芦根汤饮下之。初服十五丸，日二服。稍稍加至三十九，如梧桐子大。如系冷证，宜用：半夏、小麦面各一升，先捣半夏为散，以水溲面，丸如弹子大，以水煮令面熟，则是药成。初吞四五丸，日二服。稍稍加至十四五丸，旋煮旋服，病自渐减。又如服前药，病虽渐减，惟病根不除，欲多合煎丸，又虑毒药，不可久服。可改用：人参、白术各五两，生姜八两，厚朴（炙）、细辛各四两，橘皮三两，桂心二两，捣筛蜜和丸，如梧桐子，饮下之。初服十丸，日再。稍加至二十丸。若与半夏丸间服，亦得。忌桃、李、羊肉、雀肉、生葱、生菜。

干呕秘方

【用法】干呕者，胃气逆故也。但呕而欲吐，吐而无所出，故云干呕。治用：生葛根绞取汁，服一升。

饥饿呕吐秘方

【用法】用蜀椒煮汁，温服立效。

呕吐清水秘方

【用法】用干蕲艾煎汤啜之，立愈。

呕吐酸水秘方

【用法】黑山栀三钱，煎浓汁入生姜汁少许，和服。或以：黄连六分，吴茱萸粉，煎汤饮。

五嗝秘方

【用法】五嗝者，谓忧嗝、恚嗝、气嗝、寒嗝、热嗝是也。方用：麦门冬（去心）十分，蜀椒、远志、附子（炮）、干姜、人参、桂心、细辛各六分，甘草（炙）十分，捣筛，蜜和丸如弹子。以一枚着牙齿间含，稍稍咽汁，日三。

五噎秘方

【用法】五噎谓气噎、忧噎、食噎、劳噎、思噎等是也。皆由阴阳不和，三焦隔绝，津液不行，忧恚嗔怒所生。谓之噎者，言噎塞而不通也。方用：干姜、蜀椒、食茱萸、人参、桂心各五分，细辛、白术、茯苓、附子（炮）各四分，橘皮六分，捣筛以蜜和为丸，如梧桐子，酒下三服，日再。

痞疾秘方

【用法】皂矾六两（醋炒九次），没药三两（炒去油），共为末，枣肉为丸，空腹汤下七丸，七日有效。或用：五灵脂、香附各一斤，黑白丑各二两，共捣末，半炒熟，半生用，醋和丸，日服三钱。

痞积秘方

【用法】桔梗、枳壳等分，水煎温服，有效。

呃逆秘方

【用法】用黄连一钱，紫苏叶八分，水煎服，极神效。

阴寒呃逆秘方

【用法】乳香、硫黄、陈艾各二钱，捣末，以陈酒煎数沸，乘热嗅之。外以生姜擦当胸，极效。

消渴秘方

【用法】消渴者，谓渴而不小便也。由少服五石诸丸散，积久经年，石势结于肾中，使人下焦虚热；及至年衰血气减少，不能制于石，石势独盛，则肾为之燥，故引水而不小便也。方用：麦门冬、茯苓、黄连、石膏、葳蕤各八分，人参、黄芩、龙胆各六分，枳实五分，升麻四分，生姜、枸杞子、栝楼根各十分，为末，蜜丸如梧桐子大，以茆根一升，粟米三合，煮汁服十丸，日再。若渴则与此。饮大麻亦得。

【附注】今人无服五石者，亦无此症。

内消秘方

【用法】本症之原，当由热中所致，小便多于所饮，令人虚极短气，食物皆消作小便，而又不渴。此病虽稀，极属可畏。宜急用：枸杞枝叶一斤，栝楼根、黄连、石膏各三两，甘草（炙）二两，前五味以水一斗，煮取三升，去滓，分温五服，日三夜五。困重者多合，渴即饮之，若恐不能长愈，可改用：铅丹二分熬则研入，栝楼根、甘草（炙）各十分，泽泻五分，胡粉二分熬研入，石膏、白石脂、赤石脂各五分，捣研为散，水服方寸匙，日三服。少壮人一匙半，患一年者，服之一日瘥；二年者，二日瘥；丸服亦佳，一服十丸，以瘥为度。此方用之如神。忌海藻、菘菜。

寒泻秘方

【用法】寒泻一名鹜溏。其原为脾气衰弱，及寒气在下，遂致水粪并趋大肠，色多青黑，宜温之。春夏宜用：川桂枝、白芍药、白术各半两、甘草（炙）二钱，水煎服。秋冬宜用：白芍药、白术各三钱，干姜（炮）半两，甘草（炙）二钱，甚者则除去干姜，加附子三钱。

热泻秘方

【用法】热泻者，夏月热气，乍乘太阴，与湿相合，如水之注。故一名暴泻。其候腹痛自汗，烦渴面垢，脉洪数或虚，肛门热痛，粪出如汤。方用：香薷一斤，白扁豆（微炒）半斤、厚朴（去皮姜汁炙熟）半斤。上研末，每服三钱，水煎服。

久泻秘方

【用法】久泻不止，由于有陈积在肠胃之间，积一日不去，则泻一日不止。治宜先去陈积，而后补之。方用：厚朴、干姜、甘草、桂心、附子各二两，大黄四钱。上细锉，先以前五味用水二升半煎八合，并将大黄切碎，水一碗，渍半日，煮汤与前汁相和，再煎取六合，去滓，分三服，一日服尽。

肾泻秘方

【用法】肾泻者，五更溏泻也。其原为肾阳虚亏，即不能温养于脾，又不能禁锢于下，故遇子后阳生之时，其气不振，阴寒反胜，则腹鸣奔响作胀，泻去一二行乃安。此病藏于肾，宜治下，而不宜治中。方用：肉豆蔻、五味子各二两，吴茱萸一两，补骨脂四两，生姜八两，红枣一百枚。上捣末，以蒸熟枣肉和丸，如梧桐子大。每服五七十丸，空心或食前热汤下，晚食前更进一服。

【附注】治肾泻之四神丸，见《证治准绳》，其来源乃在
此书。

暑泻秘方

【用法】暑泄，一名伏暑泄泻。治用：白术一两，车前子
五钱，此二味，姜水煎服神效。

便血秘方

【用法】便血，一名肠风，又名肠红。其原为湿热相侵，
或酒毒深结，非逐去其湿热酒毒，而徒用止涩之剂，未见其能
济。方用：熟地一两，地榆、白芍、当归、黄连各三钱，甘
草、葛根各一钱，柞木枝五钱，水煎服。第一剂下血必更多，
二剂略少，三剂痊愈。

大便秘涩秘方

【用法】本症之原，为三焦五脏不和，冷热之气不调，热
气偏入肠胃，津液竭燥，故令糟粕痞结，壅塞不通也。方用：
大黄三两，甘草（炙）一两，栀子二七枚，以水五升，煮一升
八合，分三服。

老人虚秘秘方

【用法】肉苁蓉（酒渍焙）二两，沉香末一两，二味捣末，用麻子仁汁为丸，如梧桐子，白汤下七八丸。

脱肛秘方

【用法】磁石（研）四两、桂心一尺、猬皮（炙黄）一枚，捣筛为散，服方寸匙，一日服十次。即缩，勿举重，须断房室，周年乃佳。

肛门肿痛秘方

【用法】用马齿苋叶，三叶酸草各等分，水煮汤熏洗，一日二次，极有效。

【附注】三叶酸草，即酢浆草，到处有之。见《本草纲目》。

肛门奇痒秘方

【用法】蛇床子、楝树根各三钱，防风二钱，甘草一钱，皂角五分。上捣末，蜜炼条，塞入，二次即愈。

肛门虫蚀秘方

【用法】蜣螂虫七枚，新牛矢五钱，羊肉一两（炒黄）。上捣成泥，为丸，如弹丸大，烘热绵裹，塞入，半日虫出。

【附注】即蛲虫，多则肛门作痒，此方可治。

小便不通秘方

【用法】本症之原因，为膀胱之气化不行，其候少腹胀气急，甚者水气上逆，令人心急腹满，乃至于死。治用：人参、莲心、茯苓、车前子、王不留行各三钱，甘草一钱，肉桂三分，白果二十枚，水煎服，一剂即如注。

老人尿闭秘方

【用法】黄芪（蜜炒）二钱，陈皮（去白）一钱，甘草八分，水一升半，煎八合，顿服。有效。

小便频数秘方

【用法】本症之原因，为膀胱与肾俱虚，有客热乘之所致。治宜用：黄连、苦参各二分，麦门冬（去心）一两，土瓜根、龙胆各一分，捣筛，蜜丸如梧桐子，每服十丸，加至二十丸。

小便过多秘方

【用法】补骨脂（酒蒸）十两，茴香（盐炒）十两，共为末，酒糊丸，梧桐子大，盐汤下百丸，颇效。

小便不禁秘方

【用法】菟丝子（酒渍）二两，蒲黄、黄连各三两，硝石一两，肉苁蓉二两，五味子、鸡肶胵、中黄皮（炙）各三两，捣筛为散，每服方寸匕，日三服。每服如人行三四里，又服。

遗尿秘方

【用法】用羊肚系盛水令满，急系两头，煮熟，开取水，顿服之，立瘥。

遗精秘方

【用法】本症之原因，为肾水耗竭，上不能通于心，中不能润于肝，下不能生于脾土，以致玉关不闭，无梦且遗。法当大剂补肾，而少佐以益心益肝益脾之品。方用：熟地一两，枣仁、薏仁各五钱，山茱萸四钱，茯苓、白芍、当归各五钱，茯神二钱，北五味、白芥子各一钱，肉桂、黄连各三分，水煎服，一剂即止，十剂痊愈。

心虚遗精秘方

【用法】本症之外表，虽属于肾火之虚，然究其根源，实不得不推原于心君之虚。故宜心肾交补，乃能水火相济。方用：熟地八两，山药、山茱萸、白术各四两，人参、茯苓、麦冬、巴戟天、肉苁蓉各三两，肉桂、北五味、远志、枣仁（炒）、柏子仁、杜仲、破故纸各一两，砂仁五钱，附子一枚，鹿茸一副，紫河车一具，捣末，蜜和丸，汤下二三十丸，日再服。

阴虚梦遗秘方

【用法】熟地、山药、芡实、白术各八两，山茱萸、炒枣仁各四两，北五味、麦冬、车前子、茯苓各三两，远志一两，捣为末，蜜和丸，热汤下一两，日一次。

虚劳失精秘方

【用法】人参二两，桂心、牡蛎、薯蓣、黄柏、细辛、附子（炮）苦参各三分，泽泻五分，麦门冬（去心）、干姜、干地黄各四分，菟丝子二分，捣合，蜜为丸，酒服如梧桐子大三丸。

虚劳尿精秘方

【用法】本症为肾气衰弱所致，肾藏精，其气通于阴，劳伤肾虚，不能藏其精，故因小便而精液出也。治用：韭子（熬）、麦门冬（去心）各一升，菟丝子、车前子各二两，川芎二两，白龙骨三两，捣服，酒服方寸匕，日三。不治稍稍增之，甚者夜一服。

强中秘方

【用法】强中者谓强阳不倒，此虚火炎上，而肺金之气不能下行故也。治用：元参、麦冬各三两，肉桂三分，水煎服即愈。他日并可重整戈矛，再圆欢合。

阳痿秘方

【用法】熟地一两，白术五钱，山茱萸四钱，人参、枸杞子各三钱，肉桂、茯神各二两，远志、巴戟天、肉苁蓉、杜仲各一钱，水煎服，一剂起，二剂强，三剂妙。

脱精秘方

【用法】男女交感乐极，一时精脱，不能制止。此时切不可离炉，仍然搂住，男脱则女以口哺送热气，女脱男亦如之。则必能阳气重回，并急用人参数两，附子一钱煎汁，乘热灌之。后再用：人参、黄芪各三两，熟地、麦冬各一两，附子、北五味各一钱，水煎服。

【附注】脱精之症，确实有之。其处置方法亦其好。其他医书极少见之。

阳缩秘方

【用法】人参、干姜各五钱，白术三两，附子一两，肉桂六钱，急以水煎汁服之，立效。

阴肿秘方

【用法】雄黄一两，研碎，绵裹，甘草一尺，水二升，煮取二升，洗之。

阴囊湿痒秘方

【用法】乌梅十四枚，钱四十文，盐三指撮，前三味，以苦酒一升，于铜器中浸九日，洗之效。

囊痈秘方

【用法】本症由肝肾阴虚，湿热下注所致，虽与疝气相类，惟痈则阴囊红肿，内热口干，小便赤温，疝则小腹痛，牵引肾子，少热多寒，好饮热汤，此其异耳。初起时即宜用：川芎、当归、白芍、生地、柴胡、胆草、栀子、天花粉、黄芩各一钱，泽泻、木通、甘草各五分，清水二碗，煎取一碗，食前服之。

子痈秘方

【用法】子痈者谓肾子作痛，溃烂成脓，不急治愈，有妨生命。方用：川楝、秦艽、陈皮、赤芍、甘草、防风、泽泻各一钱五分，枸橘一枚，水煎服，一剂即愈。

【附注】枸橘，北方多以盆栽，置于室中，谓之看橘。南方可作藩篱，植庭院。

头风秘方

【用法】附子一枚（炮裂），盐一撮（如附子大），二味作散，沐头毕，以方寸匕摩顶，日三。或服愈风散，亦效。

头痛秘方

【用法】蔓荆子、白芷、甘草、半夏、细辛各一钱，川芎五钱，以酒煮，一醉即愈，不治再服。

【附注】《辨证录》仅用川芎、白芷、细辛三味，川芎量较大，服之有效。其来源于此见之。

脑痛秘方

【用法】柴胡、郁李仁、麦冬各五钱，辛夷、桔梗各三钱，白芍三两，甘草一钱，水三碗，煎汁，加陈酒一升，乘热饮之，以醉为度。

偏头痛秘方

【用法】川芎、朱砂（水飞纳一两为衣）、石膏、龙胆各四两，人参、茯苓、甘草（炙）、细辛各二两，生犀角、栀子各一两，阿胶（烊）一两半，麦冬（去心）三两，研为末，蜜丸弹子大，酒下一丸，神效。

湿热头痛秘方

【用法】本病因湿与热合，交蒸互郁，其气上行，与清阳之气相搏，则作痛也。治宜用：羌活、防风各一两，柴胡七钱，川芎五钱，甘草（炙）一两半，黄连（炒）一两，黄芩（一半炒一半酒制）和三两，上为末，每服二钱，入茶少许，汤调如膏，抹在口内，少用白汤送下。

风热头痛秘方

【用法】菊花、石膏、川芎，等分为末，每服钱半，茶调下。

眩晕秘方

【用法】本症由血气虚，风邪入于脑，而引目系故也。盖脏腑之精气皆上注于目，血气与目并上为系，上属于脑，后出于项。中逢身之虚，则为风邪所伤，入脑则脑转，而目系急，故成眩也。治用：人参、当归、防风、黄芪、芍药、麦门冬各一两，独活、白术、桂心各三两，以水三升，煮取一升，分三服。

头鸣秘方

【用法】患者头部觉如虫蛀，其名曰天白蚁。治用：药叶、黑芝麻、牡丹皮、栀子，各等分捣末，蜜和丸，梧桐子大，陈细茶煎汤下二十丸。不治稍稍加至四十丸。

【附注】药叶不知何物，疑误荷叶的误排。

人中肿大秘方

【用法】生蒲黄二钱，黄连、龙脑各一钱，共捣末，麻油调敷，极效。

口疮秘方

【用法】龙胆、黄连、升麻、槐白皮、大青各二两，苦竹叶一升，白蜜半升，水五升，煮取一升，去滓，下蜜，煎之，敷患处，取瘥即止。

口臭秘方

【用法】桂心、甘草、细辛、橘皮各等分，前四味捣筛，以酒服一钱匕，瘥止为度。

口干秘方

【用法】酸枣（去核）一升，酸石榴子五合，干葛三两，乌梅（去核）五合，麦门冬（去心）四两，覆盆子三合，甘草（炙）、栝楼各三两，此八味，捣，以蜜为丸如枣核大，以润为度。

神医华佗外科秘方

阳证痈疽秘方

【用法】凡阳证痈疽，发生时必突起分余，其色红肿发光，疼痛呼号。若在五日之内，犹可内散。方用：金银花四两，蒲公英二两，生甘草二两，当归二两，天花粉五钱，水煎服，一剂即消，二剂痊愈。若未服败毒之散，已在五日以外，致成脓奔溃，必用金刀，去其口边之腐肉，使内毒之气不藏。刀长凡三寸，宽约三分，两面之锋俱利，勘定患部，一刀直画，成十字形，以末药敷于膏药之上，贴上即能止痛。三日之内，败脓尽出，即消灭于无形矣。大约膏药一枚，需用末药二钱。其末药方为：人参一两，龙脑一钱，乳香（去油）一钱，透明血竭五钱，三七末一两，儿茶一两（水飞过去砂用），倍子一两，藤黄三钱，贝母二钱，轻粉一钱，各研成极细末，以无声为度。内用煎方：当归一两，黄芪五钱，人参一钱，荆芥一钱，金银花二两，生甘草三钱，用水煎服，二剂已足。

阴证痈疽秘方

【用法】阴证痈疽，多生于富贵膏粱之徒，急功好名之辈。其人因心肾不交，阴阳俱耗，又重以忧愁抑郁，怫怒呼号，其气不散，乃结成大毒。任生于何部，均属险症。初起时色必黑暗，痛不甚剧，疮口亦不突起，或现无数小疮口，以欺世人。且觉沉沉身重，宜急用：附子三钱，人参三两，生黄芪三两，当归一两，金银花三两，白芥子二钱，治之。外用膏药加生肌末药（见前）五钱贴之，一日须两换。膏药方如下：金银花一斤，生地黄八两，当归三两，川芎二两，牛膝一两，丹皮一两，麦冬三两，生甘草一两，荆芥一两，防风五钱，黄芪三两，茜草根五钱，人参五钱，玄参五钱，用麻油五斤，煎数沸。将药渣漉出，再熬，将珠，再入后药。广木香一两，黄丹二斤（砂炒），没药一两，乳香一两，血竭一两，象皮（为末）五钱，麝香一钱，各为细末，入油中少煎，藏瓷罐内候用。每一个约用两余。若系背疽，须用二两以上（将珠，熬膏药至滴水成珠为度）。

背痈秘方

【用法】背痈初起时，若审系阳证，宜用忍冬藤二两，茜草三钱，紫花地丁一两，贝母三钱，甘菊花三钱，黄柏一钱，天花粉三钱，桔梗三钱，水煎服。一剂轻，二剂消，三剂痊愈。如系阴证，则用人参二两，黄芪二两，金银花半斤，附子一钱，荆芥（炒黑）三钱、柴胡二钱，白芍一两，天花粉五钱，生甘草五钱，水十余碗，煎汁两碗，分前后二次服之。则阴必变阳而作痛，再剂而痛消，数剂而痊愈矣。若已经溃烂，洞见肺腑，疮口不收，百药敷之，绝无一验，此方治之神效。再用麦冬一两，熟地二两，山茱萸一两，人参五钱，肉桂一钱，当归一两，忍冬藤一两，白术五钱，水煎服，五剂痊愈。

脑痈秘方

【用法】脑痈发于泥丸宫，在头顶之上，倘色如葡萄之紫，疮口不一，或如碎粟，四围坚硬，疮顶色红赤不黑，是为阳证，尚可医疗。若色紫而黑暗无光，神情闷乱，不知人事者，是为阴证，十死其十，百死其百。必须于五日之前，以大剂煎饮，或尚有生机，过此则生死难言矣!方用：金银花八两，玄参三两，黄芪四两，麦冬三两，人参二两，先用水十大碗，将金银花煎汤，再煎前药至二碗，一日服二次，连服四日，其痈渐愈。改用十全大补汤，重四两与之。又改用八味地黄汤，恣其酣饮，可获痊愈，是为九死一生之治法。此外可于未溃败时，或用川芎一两，玄参二两，金银花二两，山茱萸一两，麦冬一两，贝母三钱，蔓荆子二钱，用水三大碗，煎服之，即消。最多二剂痊愈。

脑后痈（一名落头疽）秘方

【用法】脑后痈生于玉枕部，亦有阳证阴证之别。其为患虽较脑痈为轻，然医不得法，即腐烂落头而死，故有落头疽之名。凡属阳证，其形高突红肿。可用：金银花二两，蒲公英一两，生甘草三钱，用水三碗煎八分，服下。未破者二剂即消，已破者，必须三服，始脓尽肉生。若系阴证，则其旁必有无数小疮，先痒后痛。遂至溃烂，肿而不甚高突，色必黑暗，身体沉重，困倦欲卧，呻吟无力。可用人参一两，生黄芪一两，当归一两，金银花二两，白芥子三钱，肉桂一钱，炒白术一两，用水煎服，一剂血止，二剂肉生，三剂口小，四剂皮合，又二剂痊愈。

腰痈秘方

【用法】腰痈发于软肋下，近腰之部，宜合阴阳两性治之。方用：白术一两，杜仲一两，当归一两，金银花三两，防己一钱，豨莶草三钱，水煎服。

石疽秘方

【用法】此症肿不变色，漫肿疼痛，坚硬如石。捣生商陆根加盐少许敷之，即效。

甲疽秘方

【用法】本症之发生，原于剪甲伤肌，或甲长侵肉，致使气血阻遏而不通，久之腐溃而生疮泡。或赤肉突出，指甲肿痛。治法宜剔去指甲，则不药而愈。或以草乌五钱，白丑一两，龙骨二钱五分，共捶碎，再用全文蛤四两，同炒至焦黑色，以五倍子为末，用麻油敷之，湿则干拭。

乳痈秘方

【用法】本症初起时发寒热，先痛后肿。方用贝母三钱，天花粉一钱，蒲公英一两，当归一两，生甘草二钱，穿山甲一片为末，水煎服，一剂即消。

井疽秘方

【用法】井疽发于胸部，此症必须早治，若下入于腹必死。用人参一两，茯苓五钱，麦冬五钱，熟地一两，山药一两，芡实一两，甘菊花五钱，芍药五钱，忍冬藤二两，远志三钱，天花粉三两，王不留行三钱，水数碗，煎一碗，一气饮之，二剂必愈。倘已溃烂，必须多服。

缩脚疽秘方

【用法】生于大腿外侧，以大戟甘遂研末，用白蜜调敷。内服用熟地一两，鹿角胶三钱，肉桂一钱，甘草一钱，麻黄五分，炮姜五分，水煎服，四五剂可愈，不可开刀，若开刀则必成缩脚。

小腹疽秘方

【用法】本症由七情六欲而生，部位在脐下气海穴（一寸五分），或关元穴（二寸），或丹田穴（三寸），依痈毒阴疽法，治之可愈。

瘿秘方

【用法】瘿与瘤不同，瘿连肉而生，根大而身亦大。瘤则根小而身小。瘿之种类甚多，形亦各异，然皆为湿热之病，由小而大，由大而破，由破而死。初起时宜用小刀割破，略出白水，以生肌散敷之，立愈。生肌散制法如下：人参一钱，三七三钱，轻粉五分，麒麟血竭三钱，象皮一钱，乳香一钱，没药一钱，千年石灰三钱，广木香一钱，冰片三分，儿茶二钱，各为极细末，研无声为度。合时须用端午日，不可使人见。若瘿已失治，形已渐大，宜用点药点其陷处，半日作痛，必然出水。点药用：水银一钱，硼砂一钱，鹊粉一钱，轻粉一钱，莺粪一钱，冰片五分，樟脑五分，绿矾一钱，皂矾一钱，麝香三分，共研之极细，一日点一次，三日后再以人参三钱，茯苓五钱，薏仁一两，泽泻二钱，猪苓一钱，黄芪一两，白芍五钱，生甘草一钱，陈皮一钱，山药三钱，水煎服十剂全消，须忌房事一月，否则必破，不能收口，终身成漏。

腋下瘿瘤秘方

【用法】以长柄壶卢烧存性，研末擦之，以消为度。或加麻油调敷，尤效。

粉瘤秘方

【用法】粉瘤初生时宜即治，否则日渐加大，受累不堪。先用艾灸十数壮，再以醋磨雄黄涂纸上，剪如螺屑大贴灸处，外更贴以膏药，一二日一换。必挤尽其中粉浆，敷以生肌散自愈。

骨瘤秘方

【用法】骨瘤生于皮肤之上，按之如有一骨生于其中。不可外治。宜用：乌刨鱼骨一钱，白石英二分，石硫黄二分，钟乳三分，紫石英二分，干姜一钱，丹参八分，琥珀一钱，大黄一钱，附子三分，石矾一钱，水煎服。十剂全消。

石瘤秘方

【用法】石瘤亦生于皮肤之上，按之如石之坚不觉痛苦，治法同骨瘤。

气瘤秘方

【用法】气瘤无痛无痒，时大时小，随气为消长，气旺则小，气弱反大，气舒则宽，气郁则急。治法必须补其正气，开其郁气，则瘤自散。方用：沉香一两，木香二两，白芍四两，白术八两，人参二两，黄芪八两，枳壳一两，槟榔一两，茯苓四两，香附二两，附子五钱，天花粉四两，各为细末，蜜为丸。每日服三钱，一料全消。

疔疮不破秘方

【用法】以蝉衣、僵蚕等分为末，醋调敷四围，候根出，拔出。再涂，即愈。

疔根不出秘方

【用法】铁粉一两，轻粉一钱，麝香少许为末，针画十字，以点药入内，醋调面糊敷之，极效。

红丝疔秘方

【用法】属心疔类，其形缕缕如丝线，周身缠绕，如在手足上，则入心即死。宜用松针刺去其血，忌食热物。或以白菊花根叶加雄黄少许，蜒蚰二条，共捣极烂，从疔头敷至丝尽处为止。以绢条裹紧，越宿即消。又此疔生于足者延至脐，生于手者延至心，生于唇面者延至喉，亦皆死。急用针或磁锋，刺破其红丝尽处，使出血，以浮萍嚼涂刺处，用白矾捣末，包裹于捣烂葱白中（约三钱）吞下，再饮葱酒一二杯，覆被静卧，汗出即愈。

唇疔秘方

【用法】切不可用凉药敷于疮上，最佳以鸡血点之。内用乌桕叶，或根捣汁，服数杯。若大腿弯中有紫筋，可用银针刺出恶血，可保无虞。

人中疔秘方

【用法】一名马嘴疔，先以银针挑破，后用瑞香花叶十四瓣，盐十四粒，饭十四粒，共捣烂，敷于疮上。日夜换之，极有效。

瘰疬秘方

【用法】瘰疬得病之原因有九：一因怒，二因郁，三因食鼠食之物，四因食蝼蛄、蜥蜴、蝎子等所伤之物，五因食蜂蜜之物，六因食蜈蚣所游之物，七因大喜饱餐果品，八因纵欲伤肾，饱餐血物，九因惊恐失忧，气不顺。其治之法有三：一为治肝胆郁结之瘰疬。方用：白芍五钱，当归二钱，白芥子三钱，柴胡一钱，甘草（炙）八分，全蝎三个，白术三钱，茯苓三钱，郁金三钱，香附三钱，天葵草三钱，水煎服，连服十剂自愈。二为治脾胃多痰之瘰疬。方用人参二两，白术十两，茯苓六两，甘草（炙）一两，紫苏八钱，半夏二两，僵蚕二两，陈皮六钱，白芷七钱，木通一两，金银花十两，天花粉三两，各为末，蜜为丸。饭后服三丸，一料痊愈。然必须戒色欲三月。三为治心肾不交之瘰疬，方用大龟二个，一雌一雄。远志二两，麦冬三两，山茱萸四两，肉桂一两，白术五两，苍术二两，熟地十两，玄参十两，茯神四两，何首乌十两，桑葚四两，紫花地丁四两，夏枯草五两，先将大龟蒸熟，焙干为末。次将各药研末和匀，以蜜为丸，日服三次，每服三钱，一料可痊愈。

各种瘰疬不消秘方

【用法】用猫头蹄骨（炙酥为末）一具，昆布一两五钱，海藻一两五钱，上二药须洗去盐水晒干，连翘、黄芩、金银花、穿山甲、枳壳、香附各一两，皂角五钱，共为细末，以玄参为丸，大如桐子，每服七八十丸，日凡三次，以姜汁送下。

瘰疬溃烂秘方

【用法】凡瘰疬之症，未破之先，易于医治。既破之后，难于收功。可先用荆芥根下一段，剪碎，水煎成汤。温洗久之，视破烂处，有紫黑者，以针刺之去血，再洗三四次。然后用樟脑、明矾各三钱，以麻油调敷，次日再洗再敷，以愈为度。专忌酒色。

九子疡秘方

【用法】生于颈上，连续得九数。治用：鸡卵一，蒸熟后剖之为二，去黄存白，以麝香一分，冰片五分，掺于疡上，自初生等一疡起，覆以鸡卵，外用干艾烧之，以痛为度，痛极暂止。痛止更烧，且随时更换鸡卵，日夜约烧五六度，次日更换冰麝，烧灼如前，俟愈为止。内用：蒲公英、夏枯草、金银花各二钱，甘草节一钱，水煎服数剂，功效极伟。

流注秘方

【用法】流注者，谓先发于背，后旋流窜，散走于腰臀四肢，或来或去，或痛或不痛，无一定之部位也。治法宜用去风、去火之剂，兼散其毒。以升麻一钱，当归五钱，黄芩二钱，栝楼二钱，金银花一两，甘草（炙）二钱，连翘三钱，秦艽二钱，苍耳一钱，马兰根一钱，牛膝一钱，牵牛一钱，水三碗煎服，数剂自愈。

痰核秘方

【用法】大者谓之恶核，小者谓之痰结，毒根最深，极不易治。未溃之前，忌贴凉膏，忌服凉药。法以天南星磨，酸醋调敷数次自消。或捉蝙蝠炙成灰，和菜籽油涂之，二三次即愈。

痄腮秘方

【用法】腮间突然肿起，系属风热之症。可用野菊花叶捣烂，四围敷之，其肿自消。或以蜗牛同面研敷之，亦有效。

人面疮秘方

【用法】此疮非生于膝上，即生于肘，其形颇似人面，重者有口鼻眼目，皆能运动，状似愁苦。口中与以肉食，则即能化尽。方用：雷丸三钱，轻粉一钱，白茯苓一钱，研极细，和匀，敷上即消。

翻花疮秘方

【用法】翻花疮，疮口内肉突出，如菌如蕈，故有此名。虽无痛苦，然久流鲜血，则易致虚损。治宜滋肝补血，益气培元，外用乌梅煅灰敷之。或以马齿苋煅灰，豚脂调敷。剧者用铜绿、铅粉等分研细，麻油调敷。或以苍耳叶捣汁，日涂数次，亦有效。

黄水疮秘方

【用法】黄水疮，又名滴脓疮，言脓水所到之处，即成疮也。治法宜内服除湿清热之药，佐以凉血之剂。方用：茯苓三钱，苍术、荆芥、蒲公英各二钱，防风、黄芩、半夏各一钱，当归五钱，水煎服四剂。外用雄黄、防风各五钱，荆芥、苦参各三钱，水煎汤，取二碗洗疮，即愈。

蜘蛛疮秘方

【用法】形如蛛网，痒不能忍，先用苎麻丝搓疮上令水出。次以雄黄、枯矾等分为末，干擦之极效。

蛇形疮秘方

【用法】形如蛇故名。内用雄黄冲酒服，外用雄黄、麻油调敷颇效。

蜂窝疮秘方

【用法】形如蜂窝。故名。以胡粉、朱砂等分为末，白蜜调敷极效。

鱼脐疮秘方

【用法】生于肘肚与小腿肚间，极疼痛。初起一二日，先用灸法，极易解散。内服用金银花一两，当归、黄芪各五钱，生甘草、青黛、地榆各二钱，白矾一钱，水煎服。

鱼脊疮秘方

【用法】多生筋骨间，坚凝作痛。初起时为白色小泡。渐长成鱼脊状，久则溃流黄水，宜于初起时用老蒜切片，如三文钱厚，置疮上。再以艾一团，如豆大，安蒜片上烧之。蒜坏再换，痛定乃止，内用人参、黄芪、白术、茯苓、川芎、金银花、当归各一钱，白芷、皂角刺、甘草、桔梗各五分，水二碗煎八分，食后服。脾弱者去白芷，倍用人参。

猫眼疮秘方

【用法】形似猫儿眼，而有光彩，故名。无脓无血，时痛时痒。一名寒疮。用生草乌三两，生姜二两，煨白芷、炒南星各一两，肉桂五钱，共为末，烧酒调敷。多食鸡、鱼、蒜、韭，忌用鱼、虾、蟹。

缠腰龙秘方

【用法】生腰下，长一二寸，或碎如饭，或红肿坚硬。以雄黄研末，醋调敷，极效。

卷毛疮秘方

【用法】生于头上，状如葡萄。用黄柏一两，乳香二钱五分，共为末，槐花煎浓汁，调作饼，贴疮口。并用吴茱萸研末，醋调敷两足心，即愈。

寒毛疮秘方

【用法】豆腐渣滓炒热，敷患处，用布包紧，冷即更易，一宿即愈。

对口疮秘方

【用法】生后颈正中处，以鲜茄子蒂十四枚，生何首乌二两，煎服二三剂，未破即消，已破拔脓生肌，虽根盘八九寸宽，大者亦效。外用贝母，研末敷之，或寻取韭地蚯蚓，捣烂，以凉水调敷。

骨羡疮秘方

【用法】生于神堂二穴，或膈关、膈俞之穴上，此疮不痛而痒，痒极必搔爬，愈搔爬而愈痒，终至皮破肉损，骨乃尽见。方用：人参五钱，当归、黄芪各一两，金银花二两，茯苓、贝母各三钱，水煎服数剂后，即痒止而愈。

羊胡疮秘方

【用法】生于下唇及颔下，宜内服除湿清热之剂。方用：茯苓二钱，天花粉一钱五分，炙甘草、白术、苍术、蒲公英、泽泻、猪苓各一钱，白芷、羌活各五分，水煎服，外用轻粉一钱，黄丹三钱，儿茶、炒黄柏各三钱，枯矾五分，冰片三分，各为细末，湿则干掺。干则麻油调敷，数日即愈。

坐板疮秘方

【用法】生于臀上，痒而兼痛，内服药用：白术五钱，茯苓三钱，泽泻二钱，猪苓、黄柏各一钱，肉桂二分，水煎服，外用萝卜种一两，火煅存性为末，敷于新瓦上，煨微热，坐于其上，数次自愈，或以松香五钱，雄黄一钱，研末，湿痒则加苍术三钱，以棉纸捻成条，豚脂浸透，烧取油搽上立愈，又以灰苋烧为末，擦于疮上亦效。或以轻粉二钱，石膏六钱共为末，灯油调敷即愈。

蛇窝疮秘方

【用法】生于脐腹，上下左右无定处，其形如蛇，重者溃深，轻者腐浅，或有皮肉，蠕蠕暗动，欲行而不可得者。用蜈蚣十条，雄黄、生甘草各三钱，研为末，浸于麻油二两中，随浸随涂，极效。

石疖秘方

【用法】疡之小者曰疖，其根硬者谓之石疖。以白菊花叶捣汁调白蜜敷之。更以渣敷四围，留头不敷，俟毒水流尽即消。

软疖秘方

【用法】以代赭石、虢丹、牛皮胶等分为末，陈酒一碗冲之，俟澄清后服下。更以渣外敷，干则易之。

治痔秘方

【用法】痔之种类甚多，如肛门旁生肉，如鼠乳出孔外，时时流脓血者，名曰牡痔。若肛边肿痛生疮者，名曰酒痔。肛边有核痛及寒热者，名曰肠痔。若大便，辄有血出者，名曰血痔。若大便难，肛良久肯入，名曰气痔。统治之方亦甚多：

（一）儿茶、麝香，唾津调敷。

（二）先以皂角烟熏之，次用鹅胆汁调白芷末涂之。

（三）赤足、蜈蚣焙为末，与冰片少许同研，唾液调敷。

（四）生槐（煎）五分，皂角二两，麝香、雄黄、茛菪、丁香、木香、炙鳗鲡鱼各二分，上各药为五丸，取净瓶可容一升者，掘地埋之，着一叠子于瓶上，钻叠子作孔，纳火瓶中灰盖之，然后纳药一丸烧之。以下部着叠孔上坐，便通汗，尽一丸药，即止。

（五）以无花果叶煎汤熏洗，能止痛，极有效。

痔疮出血秘方

【用法】内服用：当归尾一钱五分，生地二钱，赤芍一钱，黄连二钱，枳壳一钱，炒黄芩一钱，炒槐角三钱，炒地榆二钱，炒荆芥一钱，升麻五分，天花粉八分，甘草五分，生侧柏二钱，水煎服，三四剂后，即痛止肿消，外用地骨皮、槐花、韭菜根、朴硝各二两，白矾、苏叶各五钱，葱头七个，用水十五大碗，煎百沸，倾净桶内，令患者坐之，四周密闭，勿令泄气，先熏后洗，俟痔出黄水为度。

久远痔漏秘方

【用法】取墙上生之绿苔，刮下之，需五钱，火焙干为细末。又以羊蹄壳五副，及炒白术、白芷各一两，茯苓二两，槐花五钱，共为细末，米饭为丸，每日临卧，先服一钱，后压之，美膳一月即愈。

痔疮肿痛秘方

【用法】以壁上背包蜒蚰一个，捣为泥，入冰片、薄荷少许，同敷极效。

内痔秘方

【用法】在肛门之内，大便时则出血，便毕以手按之，良久乃入。内服用生枳壳三两，陈皮一两，水煎服。外用生草乌尖一钱，刺猬皮末三钱，枯矾五分，冰片三分，各为细末，用葱汁调药送入肛门，约一时许，其痔即翻出，洗净之。用鸡粪四两（取公鸡、母鸡各一，饿之二日，次早以猪胰子切碎，拌糯米粉一二合，喂之，凡越六七日，得粪四两，晒干候用），雌黄、雄黄各六钱，明矾、皮硝各一两，胆矾五钱，共为末，倾入银罐内，火煅出青烟为度。加乳香、没药各三钱，冰片五分，用唾津调敷，七日后其痔自脱。再用珍珠散敷之，使收口，内服收肛散，珍珠散方如下：珍珠、石膏、赤石脂、轻粉各一钱，白龙骨三钱，孩儿骨五分，冰片二分，共为末。收肛散方如下：陈皮三两，枳壳一两，水二碗，煎一碗服。

外痔秘方

【用法】白矾一两，为末，倾银罐内，煅至烟尽为度。加蝎尾七个，生草乌研末和入煎药，涂疮上，凡七日而根脱。

鸡冠痔秘方

【用法】用黄连末敷之，加赤小豆末尤效。

野鸡痔秘方

【用法】先用槐、柳煎水熏洗，次以艾灸七壮，即愈。

翻花痔秘方

【用法】肛门周围翻出如碗，肉色紫黑，疼痛异常，时流血水。内服用缸砂一两（水浸半月，微煅，按其制法，似缸的碎块砸如砂），条芩二两（每斤用皂角、柏子仁、侧柏各四两，水煮半日，汁干为度），黄连、槐角子各二两，栀子、黄花地丁各一两，青黛五钱，共为末，用柿饼肉为丸，大如梧桐子，每服四五十丸，空心清汤送下。外用药水熏洗（见痔疮出血条），后再用药线扎之。药线制法如下：鲜芫花根一钱，雷丸一钱，蟾酥一钱，草乌三钱，水二碗，煎一碗，去渣取汁，以生丝一钱，入药汁内，以文火（慢火）熬汁将干，取出晒干。再浸，再晒，以汁尽为度，收藏候用。至六七月取露天蛛丝合成药线。

血箭痔秘方

【用法】与内痔同，但无痛痒耳。大便时不问粪前粪后，俱射血如箭。治法用百草霜四两，黄芩、枝子各一两，黄连、槐花、地榆各五钱，共为末，糊为丸。每服三钱，清汤下。

无名肿毒秘方

【用法】无名肿毒者，以其随处而生，不按穴次，不可以命名也。非速行医治，常有生命之虞。方用：朱砂、雄黄、硼砂、血竭、苦葶苈、没药（去油）各二钱，乳香（去油）、蟾酥（人乳浸）、牛黄、冰片、沉香各一钱，麝香、珍珠、熊胆各六分，先将诸药研成细末，次以人乳浸透蟾酥，研入诸药中和匀，为丸如梧桐子大，金箔为衣。凡遇有无名肿毒及各种疮毒，可用药一丸，压舌根底，含化，随津咽下。药尽，用葱白与酒随量饮之，覆被取汗，极有效验。合药宜秘，三七日更妙（即每月初三、初七等）。

无名恶疮秘方

【用法】本方功效极伟，能起死回生，夺造化之权。凡痈、疽、疔毒及中一切毒禽恶兽肉毒所致之疮，俱可治之。用：硼砂、黄丹、硇砂、巴豆（去油）各一钱，朱砂二钱，斑蝥、蟾酥、血竭、乳香、没药各三钱，麝香、半夏各五分，共研细末，用第一次生小儿乳汁捣蜗牛为丸，如绿豆大。每服：五七丸，各随症引送下，亦分上下前后服之。

神医华佗妇科秘方

月经不通秘方

【用法】桃仁、朴硝、牡丹、射干、木瓜根、黄芩各三两，芍药、大黄、柴胡各四两，牛膝、桂心各二两，水蛭、虻虫各七十枚，前十三味，以水九升，煮取二升，去滓分三服。

月经不调秘方

【用法】用白毛乌骨母鸡一只，糯米喂七日，勿令食虫蚁野食。以绳缢死，去毛与肠，以生地黄、熟地黄、天门冬、麦门冬各二两纳鸡腹，以陈酒入陶器煮使烂，取出去药，桑柴火焙至焦枯捣末。再加，杜仲（炒）二两，人参、甘草（炙）、肉苁蓉、补骨脂、茴香、砂仁各一两，川芎、白术、丹参、当归各二两，香附四两。上以醋渍三日后，焙干研末，和前药酒，调面糊为丸，空腹温酒下五十丸。

月经逆行秘方

【用法】犀角、白芍、丹皮、枳实各一钱，黄芩、橘皮、百草霜、桔梗各八分，生地一钱，甘草三分，水二升，煎取八合，空腹服下，数剂自愈。又或以茅草根捣汁，浓磨沉香服五钱。并用酽醋贮瓶内，火上炙热，气冲两鼻孔，血自能下降。

痛经秘方

【用法】妇人行经时，腹痛如绞，谓之痛经。其症有郁热与虚寒之异。郁热者宜用：黄连（酒煮）八两，香附（炒）六两，五灵脂（半炒半生）三两，当归尾二两，捣筛，粥为丸，空腹汤下三四钱，服久自愈。若系虚寒，则用人参、黄芪、当归、白术各一两，肉桂一钱，附子（炮）一枚，水煎服，至二三十剂为愈。

经前腹痛秘方

【用法】当归尾、川芎、赤芍、丹皮、香附（制）、元胡索各一钱，生地黄、红花各五分，桃仁二十五粒，水煎服，瘦体加黄连、黄芩各一钱，肥体加枳壳、苍术各一钱。

经后腹痛秘方

【用法】人参、香附、白术（醋炒）、茯苓、当归、川芎、白芍、生地黄各一钱，甘草（炙）、木香各五分，青皮七分，姜枣引，水煎服。

经来声哑秘方

【用法】生地黄、天门冬、肉苁蓉、当归各五钱，细辛五分，水煎服颇效。

经来房事相撞秘方

【用法】本症俗名撞红。以明雄黄（水飞净）三钱，陈酒冲服，一次即愈。

带下秘方

【用法】枸杞一升，生地黄五升，以酒一斗，煮取五升，分三服。

白带秘方

【用法】苍术五钱，茯苓、红鸡冠花各三钱，车前子一钱五分，水煎服。

白浊秘方

【用法】陈皮、半夏（制）、茯苓、白术、益智仁（盐水炒研）、苍术各一钱，升麻、柴胡各七分，甘草（炙）五分，生姜五片，以水煎服。

白淫秘方

【用法】是为男精射入后，不能摄收，即随小便而出者。用：风化石灰一两，茯苓三两，研末，糊丸如梧桐子大，空腹米饮下二三十丸。

白沃秘方

【用法】妇女经水不利，子脏坚僻，中有干血，即下白物如浆，是名白沃。以：矾石（烧）、杏仁各一分捣末，蜜和丸枣核大，纳子脏中，日一易。

【附注】子脏即子宫。

带下有脓秘方

【用法】白芍、白矾各五钱，白芷一两，单叶红蜀葵二两，为末，蜡和丸梧桐子大，空腹及食前各服十九，脓尽自愈。

断产秘方

【用法】蚕子故纸一方，烧为末，酒服之，终身不产。或以油煎水银，一日勿息，空腹服大枣一丸，永断，不损人。如已有身，欲去之，可用栝楼、桂心各三两，豉一升，以水四升，煎一升半，分服之。

乳痈秘方

【用法】患者乳房胀大坚硬，色现赤紫，衣不得近，痛不可忍。治用：大黄、芍药、楝实、马蹄（炙令黄），此四味，各等分为末，酒服方寸匕，覆取汗，当睡着，觉后肿处散不痛，经宿乃消，百无一失。明晨更服一匕，忌冲风寒食。

乳岩秘方

【用法】本病初起时，用鲜蒲公英连根叶捣汁，酒冲服，随饮葱汤，覆被卧令取汗当愈。如已溃烂，宜用蜂房、川楝子各等分，瓦煅存性，为末擦之。内用：大栝楼（多子者佳）一枚，当归五钱，甘草四钱，没药三钱，乳香一钱，以陈酒二碗煎八分，温服。或去当归，加皂角刺一两六钱，效尤速。将愈，加参芪芎术，以培其元。

乳疬秘方

【用法】取水仙花之已萎者，悬檐下风干，捣烂敷之，极效。

乳肿秘方

【用法】桂心、甘草各二分，乌头（炮）一分，共为末，和苦酒涂纸覆之，脓即化为水。极神效。

乳吹秘方

【用法】凡妊妇未产，而乳房肿痛，日乳吹。治用：砂仁（研）五分，冬葵子（研）八分，蒲公英五钱，栝楼仁三钱，水煎服，外用生南星为末，温水调敷。

妒乳秘方

【用法】妇人产后，宜勤挤乳，否则令乳汁蓄积，或产后不自饮儿，及失儿，无儿饮乳，皆成妒乳。治用：连翘、升麻、杏仁（去皮尖）、射干、防己、黄芩、大黄、芒硝、柴胡各三两，芍药、甘草（炙）各四两，以水九升，煮取三升，分服。外用楸皮，水煎汤洗患部，极效。

乳上湿疮秘方

【用法】露蜂房五钱，轻粉（煅）五分，龙脑一分，共研末，以金银花煎汁调涂，日三四次，自效。

乳头破裂秘方

【用法】龟板（炙）三钱，龙脑五分，研极细，麻油调搽。

乳汁不下秘方

【用法】鲫鱼长七寸一尾，豚脂半斤，漏芦、石钟乳各八两，上以清酒一斗二升合煮，鱼熟药成，后去滓，适寒温，分五服。其间相去须臾，一饮令药力相及为佳，乳即下。

无乳汁秘方

【用法】母猪蹄四枚，洗净，以水二斗，煮取一斗，去蹄。纳土瓜根、通草、漏芦各三两其中。煮取六升，去滓，纳葱白、豉，着少米，煮作稀粥，食后觉微热有汗佳。若仍无乳，更两三剂。

乳汁过少秘方

【用法】猪蹄四枚，黄芪八两，干地黄、当归、川断各四两，牛膝二两，同煮后，浓汁，入蜜四两，熬如饴。每温酒服一匕，乳汁自能增多。

乳汁过多秘方

【用法】麦芽（炒）三钱，煎浓汁饮之，日凡一次，乳汁自能减少。惟不可多服，以乳汁减至适量为度。

阴痛秘方

【用法】防风三两，大戟二两，蕲艾五两，以水一斗，煮取五升，温洗阴中，日可三度，良。

阴痒秘方

【用法】蚺蛇胆、雄黄、石硫黄、朱砂、峭粉（思邈按：水银粉即谓之峭粉）、藜芦、芜荑各二分，捣研极细，和匀，以豚脂和如泥，取故布作纂子如人指，长一寸半，以药涂上，插孔中，日一易。易时宜以猪椒根三两，煮汤洗，拭干纳药佳。

阴肿秘方

【用法】白矾（熬）二分，大黄一分，甘草（炙）半分，捣筛，取枣大绵缠，导阴中，二十日即愈。

阴蚀秘方

【用法】蛇床子、当归、芍药、甘草各一两，地榆三两，水五升，煮二升，洗之，日三夜二。更以蒲黄一升，水银一两，捣研，敷其上，自愈。

阴冷秘方

【用法】吴茱萸入牛胆中令满，阴干之，历百日后，取二十七枚绵裹之，齿嚼令碎，纳入阴中良久，热如火。唯须日用无止，庶克有济。

小户嫁痛秘方

【用法】甘草三两，芍药半两，生姜十八铢，桂心六铢，以酒二升，煮三沸，去滓，尽服，神效。

神医华佗产科秘方

安胎秘方

【用法】厚朴（姜汁炒）、蕲艾（醋炒）各七分，当归（酒炒）、川芎各一钱五分，黄芪、荆芥穗各八分，菟丝子（酒泡）一钱，白芍（酒炒）二钱，羌活、甘草各五分，枳壳（面炒）六分，以水二碗，煎取一碗，临服时再用贝母去心为末一钱，以药冲服。此方功效极伟，凡妊娠七月者，服一剂；八月者，服二剂；九月、十月皆服三剂；临产服一剂。但凡胎动不安，势欲小产，及临产艰危，横生逆产，儿死腹中，皆可服之，极有奇效。惟预服者空心温服，保产及临产者，皆临时热服。一剂不足，继以二剂。如其人虚弱，可加人参三五分，更佳。追已产后，切忌入口，慎之。

妊娠呕吐秘方

【用法】青竹茹、橘皮各十八铢，茯苓、生姜各一两，半夏三十铢，以水六升，煮取二升半，分三服，不瘥重合。

妊娠吞酸秘方

【用法】人参、白术、半夏、陈皮、茯苓、甘草（炙）、枳实（炒）神曲（炒）、砂仁（研）各五分，姜引水煎，食后服。

妊娠心痛秘方

【用法】青竹茹一升，白蜜三两，羊脂八两，三味合煎，食前服，如枣核大三枚，日三。

妊娠腹痛秘方

【用法】取鲜生地黄三斤，捣碎绞取汁，用清酒一升合煎，减半顿服。

妊娠伤寒秘方

【用法】石膏八两，大青、黄芩各三两，葱白一升，前胡、知母、栀子仁各四两，水七升，煮取二升半，去渣，分五服。相去如人行七八里久，再服。

妊娠下痢秘方

【用法】人参、黄芩、酸石榴皮各二两，椿皮四两，粳米三合，水七升，煮取二升半，分三服。

妊娠尿血秘方

【用法】黍穰，烧灰，酒服方寸匙，日三。若气体虚寒者，宜用：桂心、鹿角屑、大豆黄卷各一两，共捣末，酒服方寸匙，日三服。

胎动秘方

【用法】用生地黄捣烂取汁，煎沸，入鸡子白一枚，搅服，颇效。或服安胎药（见前）亦佳。

胎动下血秘方

【用法】阿胶二两，川芎、当归、青竹茹各五两，以水一斗五升，煮银二斤，取六升，去银，纳药，煎取二升半，纳胶令烊，分三服。不瘥仍作。

胎动冲心秘方

【用法】吴茱萸研末，酒调敷脚心，胎安即洗去。

因惊胎动秘方

【用法】黄连为末，酒下方寸匕，日三。

堕胎溢血秘方

【用法】丹参十二两，以清酒五升煮取三升，分三服，日三。

临月滑胎秘方

【用法】牵牛子一两，赤土一钱，共研末，白榆皮煎汤下，每服一钱。

产难秘方

【用法】槐枝二升，榆白皮、火麻仁各一升，瞿麦、通草各三两，牛膝五两，以水一斗二升，煮取三升半，分五服。

产后余血不尽秘方

【用法】生地黄汁一升，芍药、甘草（炙）各二两，丹参四两，蜜一合，生姜汁半合，以水三升，煮取一升，去滓，纳地黄汁、蜜、姜汁，微火煎一二沸，一服三合，日二夜三。

产后恶露不绝秘方

【用法】泽兰八分，当归、生地黄各三分，芍药十分，甘草（炙）六分，生姜十分，大枣十四枚，前七味以水九升，煮取三升，分三取。欲死涂身，得瘥。

产后发热秘方

【用法】琥珀一两，生地黄半斤，将地黄于银器中炒烟尽，合地上，出火毒，研末。每琥珀一两，以地黄末二钱匀合，用童子小便，与酒中半，调下一钱，日三服。

产后血不快兼刺痛秘方

【用法】五灵脂、蒲黄，以上等分捣成细末，每服二钱。米醋半杯，同熬成膏，再入水一杯，煎至七分，热服，痛如失。

产后烦闷秘方

【用法】竹叶、麦门冬（去心）、小麦各一升，甘草（炙）一两，生姜二两，大枣十四枚，以水一斗，煮竹叶小麦，取八升，去滓，纳余药，煮取三升，去滓分服。心虚悸，加人参二两。少气力，加粳米五合。

产后心痛秘方

【用法】蜀椒二合，芍药三两，半夏、当归、桂心、人参、甘草（炙）各二两，生姜汁五合，茯苓二两，蜜一升，以水九升，煮椒令沸，下诸药煮取二升半，去滓，下姜汁、蜜等，更煎取三升。一服五合，渐至六合尽，勿冷餐。

产后中风秘方

【用法】独活八两，葛根六两，生姜五两，甘草（炙）二两，以水六升，煮取三升，分三服，微汗佳。

产后下痢秘方

【用法】赤石脂三两，甘草（炙）、当归、白术、黄连、干姜、秦皮各二两，蜀椒、附子（炮）各一两，捣筛，蜜丸如梧桐子大，酒下二十丸，日三。

产后遗粪秘方

【用法】矾石（烧）、牡蛎（熬）各等分，捣筛，酒下方寸匕。日三。

产后便秘秘方

【用法】人参、麻子仁、枳壳（麸炒），共捣筛，蜜和丸，梧桐子大，每服五十丸，米汤饮下。

产后遗溺秘方

【用法】白薇、芍药各一两，共捣末，酒下一钱，日三。

产后小便数频秘方

【用法】鸡肶胵二三具，鸡肠三具洗，干地黄、当归、甘草、厚朴、人参各二两，生姜五两，大枣二十枚，水一斗，煮肶雁及肠、大枣，取七升，去滓，纳诸药，煎取三升半，分三服。

产后淋漓秘方

【用法】葵根二两，车前子一升，乱发（烧灰）、大黄、桂心、滑石各一两，通草二两，生姜六两，冬瓜汁七合，以水七升，煮取二升半，分三服。

产后虚热头痛秘方

【用法】白芍药、干地黄、牡蛎各五两，桂心三两，水一斗，煮取二升半，去滓，分三服，日三。

产后风痉秘方

【用法】甘草、干地黄、麦门冬、麻黄各十两，栝楼根、川芎、黄芩各二两，杏仁五十枚，葛根半斤，以水一斗五升，酒五升，合煮葛根，取八升，去滓纳诸药，煮取三升，去滓，分再服。一剂不瘥，更作。

产后风瘫秘方

【用法】初起者用野蔷薇子（须择大红色），煮一两，酒煎服，一次即愈。如日久两手不能提举，可用蔷薇花四两，当归二两，红花一两，陈酒五斤；以各药纳酒中渍数日，随量饮之，两料痊愈。

产后虚劳秘方

【用法】鹿肉四斤，干地黄、甘草、川芎、黄芪、芍药、麦门冬、茯苓各二两，人参、当归、生姜各一两，半夏一升，大枣二十枚，以水二斗五升煮肉，取一斗三升，去肉纳药，煎取五升，去滓，分四服，日三夜一。

产后虚冷秘方

【用法】紫石英、白石英、钟乳、赤石脂、石膏、茯苓、白术、桂心、川芎、甘草各二两，人参、当归各三两，薤白六两，生姜八两，大枣二十枚。先将五石并为末，将各药以水一斗二升，煮取三升六合，去滓，分六服。

产后盗汗秘方

【用法】吴茱萸三两，以清酒三升渍一宿，煮取二升，去滓。半分之，顿服一升，日再。间日再作服。

产后自汗秘方

【用法】猪膏、生姜汁、白蜜各一升，清酒五合，前药煎令调和，五上五下，膏成，随意以酒服方寸匕。

产后口渴秘方

【用法】栝楼四两，麦门冬（去心），人参、干地黄各三两，甘草（炙）二两，干枣二十枚，土瓜根五两，以水八升，煮取二升半，分三服。

产后腰痛秘方

【用法】败酱、当归各六分，川芎、白芍、桂心各六分，水煎，分二次服之，忌葱。

产后崩中秘方

【用法】荆芥穗五钱，炒黑煎服，立止。

产后呃逆秘方

【用法】白豆蔻、丁香各五钱，共研末。桃仁煎汤下一钱，少顷再服，服尽自愈。

产后食阻秘方

【用法】白术五两，生姜六两，以水酒各二升，缓火煎取一升，分二次温服之。

产后呕吐秘方

【用法】赤芍、半夏（制）、泽兰叶、橘皮（去白）、人参各二钱，甘草（炙）一钱，生姜（焙）五分，水煎服。

产后心悸秘方

【用法】人参、茯苓、麦门冬（去心）、甘草（炙）各三两，桂心一两，大枣五十枚，菖蒲、泽泻、薯蓣、干姜各二两，捣筛为末，炼蜜枣膏为丸，如梧桐子大，空腹酒下二十丸，日三夜一。不治，稍增至三十丸。

产后气喘秘方

【用法】人参一两（研末），苏木二两，水二碗，煎苏木约一碗，调参末服下。

产后尿血秘方

【用法】小蓟根、鲜生地、赤芍、木通、蒲黄、甘草梢、竹叶各一钱，滑石二钱，灯芯草四十九寸。

【附注】应加："水煎顿服"。

产后带下秘方

【用法】羊肉二斤，香豉、大蒜各三两，酥一杯，水煎服。

产后玉门不闭秘方

【用法】石硫黄（研）、蛇床子各四分，菟丝子五分，吴茱萸六分，共捣散，以汤一升，投方寸匕以洗玉门，瘥止。

产后阴下脱秘方

【用法】吴茱萸、蜀椒各一升，戎盐（如鸡子大一撮），此三味，皆熬令变色，为末，绵裹如半鸡子大，纳阴中，日一易。二十日瘥。若用：皂荚半两，半夏、大黄、细辛各十八铢，蛇床子三铢，五味捣末，用薄绢囊盛，大如指，纳阴中。日二易，即瘥。

神医华佗杂科秘方

麻沸散秘方

【用法】羊踯躅三钱，茉莉花根一钱，当归一两，菖蒲三分，水煎服一碗。专治患者腹中症结，或成龟蛇鸟兽之类，各药不效，必须割破小腹，将前物取出。或脑内生虫，必须劈开头脑，将虫取出，则头风自去。服此能令人麻醉，忽忽不知人事，任人劈破，不知痛痒。

琼酥散秘方

【用法】蟾酥一钱，半夏、羊踯躅各六分，胡椒一钱八分，川乌一钱八分，川椒一钱八分，荜拨二钱，共研为末，每服半分，陈酒调服。如欲大开，加白酒药一丸。

【附注】本剂专为痈疽疮疡施用刀圭时，服之能令人不痛。

整骨麻药秘方

【用法】川乌、草乌、胡茄子、羊踯躅、麻黄、姜黄各等分研为末，茶酒任用。甘草水解。

【附注】本剂专为开取箭头时，服之令人不痛。

敷麻药秘方

【用法】川乌尖、草乌尖、生南星、生半夏各五钱，胡椒一两，蟾酥四钱，荜拨五钱，细辛四钱，研成细末，用烧酒调敷。

【附注】本剂专为施割症时，外部调敷之用，能令人知觉麻木，任割不痛。

解麻药秘方

【用法】人参五钱，生甘草三钱，陈皮五分，半夏一钱，白薇一钱菖蒲五分，茯苓五钱，以水煎成一碗，服之即醒。

【附注】施剂以后，换皮后三日，诸症平复，宜急用药解之使醒。

神膏秘方

【用法】乳香、没药、血竭、儿茶、三七各二钱，冰片一钱，麝香二分，热则加黄连一钱，腐则加轻粉一钱，有火则加煅龙骨一钱，欲速收口则加珍珠一两，或加蟹黄（法取圆脐螃蟹，蒸熟取黄，晒干收用）二钱，为末掺用。

或以前七药加豚脂半斤，蜂蜡一两，稍温用棉纸拖膏，贴痈疽破烂处。若系杖伤，则三七须倍之。

【附注】凡皮肤溃烂，欲使之去腐生新，及施割后，宜急用此膏敷之。

接骨秘方

【用法】羊踯躅三钱，炒大黄三钱，当归三钱，芍药三钱，丹皮二钱，生地五钱，土狗（捶碎）十个，土虱（捣烂）三十个，红花三钱，先将前药用酒煎成，再加自然铜末一钱，连汤服下。

【附注】本剂专治跌伤打伤，手足折断，惟必先细心凑合端正后，以杉木板夹持之，不可顾患者之痛楚。再以下方使之服下。最多二服当愈，不必三服也。

愈风秘方

【用法】防风、羌活、五加皮、芍药、人参、丹参、薏苡仁、玄参、麦门冬（去心）、干地黄、大黄、青木香各六分，松子仁、磁石各八分，槟榔子一钱，枳实（炙）、牛膝、茯神、桂心各八分，研为末，蜜和为丸，如梧桐子，以酒服十五丸，日再服。稍稍加至三十丸为度。忌猪肉、鱼、蒜、生葱、醋、芜荑。

通便秘方

【用法】熟地、玄参、当归各一两，川芎五钱，火麻仁一钱，大黄一钱，桃仁十个，红花三分，蜜一碗，和水煎服。

【附注】久病之后，大便一月不通，毋庸着急。止补其真阴，使精足以生血，血足以润肠，大便自出。

灌肠秘方

【用法】豚胆一具，取汁入醋少许，取竹筒长三四寸者，以半纳谷道中，将汁灌入。一食顷，当便。又以花椒，豆豉水煎。用樗根汁，麻油，泔淀三味合灌之，亦下。又以桃白皮、苦参、艾、大枣煎灌亦下。兼疗疳痢，及生恶疮者。待施术时，药须微温，勿过热，勿过冷。

【附注】大便闭结，常用之法，为用下剂。惟久用则成习性，故兼用本法。

利小便秘方

【用法】以葱叶末端锐部，纳玉茎孔中，深达三寸许，以口微吹，便自通。又以盐末入葱吹之，令盐入茎孔中亦通。

或以豚膀胱一具，于开孔处缚鹅翎管，吹之胀满，以丝缚扎上孔，即以翎管锐端入马口，手压膀胱，令气自尿管透入膀胱中，便自通。

【附注】利小便药常品为车前、泽泻等，其效濡缓，不及用探尿管术之便。

按摩神术秘方

【用法】凡人肢节腑脏，郁积而不宣，易成八疾：一曰风，二曰寒，三曰暑，四曰湿，五曰饥，六曰饱，七曰劳，八曰逸；凡斯诸疾，当未成时，当导而宣之，使内体巩固，外邪无目而入。迨既感受，宜相其机官，循其凑理，用手术按摩疏散之，其奏效视汤液丸散神速。述如下：

一、两手相捉纽捩，如洗手法。

二、两手浅相差，翻覆向胸。

三、两手相捉共按，左右同。

四、以手如挽五石力弓，左右同。

五、两手相重按徐徐捩身，左右同。

六、作拳向前筑，左右同。

七、作拳却顿，此是开胸法，左右同。

八、如拓石法，左右同。

九、以手反捶背，左右同。

十、两手据地，缩身曲脊，向上三举。

十一、两手抱头，宛转朝上，此是抽胁。

十二、大坐斜身，偏欹如排山，左右同。

十三、大坐伸两脚，即以一脚向前虚掔，左右同。

十四、两手拒地回顾，此虎视法。左右同。

十五、立地反勾身三举。

十六、两手急相叉，以脚踏手足，左右同。

十七、起立以脚前后虚踏，左右同。

十八、大坐伸两脚，用当相手勾所伸脚着膝中，以手按之，左右同。

以上十八法，不问老幼，日则能依此三遍者，一月后百病悉除，行及奔马，补益延年，能食，眼明轻健，不复疲乏。

曼应圆秘方

【用法】甘遂三两，芫花三两，大戟二两，巴豆（去皮）二两，干漆二两，皂角（去皮）七挺，大黄（煨）三两，三棱三两，蓬莪术二两，槟榔一两，木通一两，当归五两，雷丸一两，黑牵牛五两，桑白皮二两，五灵脂二两，硇砂三两，诃子（面裹熟，去面）一两，泽泻二两，栀子仁二两。

上药各细锉成末，入米醋二升，浸三日，入银石器中，慢火熬令醋尽，焙干，再炒黄黑色，存性，入下药：

木香、肉桂、陈皮（去白）、丁香、青皮（去皮）、肉豆蔻、黄芪、白术、没药、附子（泡裂去皮脐）各一两，芍药、川芎、白牵（干炒）、天南星（水煮）、鳖甲（裂浸醋，炙令黄）熟地黄、牡丹皮（酒浸一宿）、赤茯苓、芸薹子（炒）、干姜（炮裂去皮）各二两，共研为末，与前药相合，醋糊丸，绿豆大。修合时须在净室中，运以至诚方验。

交藤丸秘方

【用法】何首乌即交藤根，赤白者佳，用一斤，茯苓五两，牛膝二两，共研为末，蜜为丸，酒下三十丸，忌食猪羊血。

补心丹秘方

【用法】朱砂一分，雄黄一分，二物并研，白附子一钱（为末），以上拌匀以猪心血为丸如梧桐子大，更则以朱砂为衣，每服二丸。临卧用人参、菖蒲汤下。常服一丸，能安魂魄，补心气，镇神灵。

【附注】专治因惊失心，或因思虑过当，心气不宁，狂言妄语，叫呼奔走。

明目丹秘方

【用法】雄黄五钱，兔粪二两，天灵盖（炙）一两，鳖甲一分，木香五钱，轻粉一分，为末。制法：酒一大升，大黄五钱，熬膏入前药为丸，弹子大，朱砂为衣。用时先烧安息香，令烟尽，吸之不嗽，非传尸也，不可用此药。若烟入口咳而不能禁止，乃传尸也，宜用此药，五更初服，勿使人知，以童子小便同酒共一盏化为丸服之。

【附注】专治传尸虚痨，肌瘦面黄，呕吐，咳嗽不定。

醉仙丹秘方

【用法】麻黄（水煮焙干为末）一两，天南星（炮）七个，黑附子（炮）三个，地龙（去土）七条，先将麻黄末入酒一升，熬成膏，入余药为丸，如弹子大。每日食后及临卧时用酒化一两，服下汗出即效。

【附注】治五官虚气，风寒暑湿之邪，蓄积在中，久而不散，致偏枯不遂，麻木不仁。

五胜散秘方

【用法】甘草、石膏、白术、五味子各一两，干姜（炮）三分，同为细末，每服以药二钱加水一盏，入生姜二片，枣子一个，同煎至七分，去滓温服。中满以盐煎，伤风头痛加荆芥煎。

【附注】治四时伤寒冒风，身热头痛，昏倦寒痰，咳嗽及中满，伤寒三日以前，服无不效。

荜拨散秘方

【用法】草荜拨、木鳖子（去壳），先研木鳖子令细，后入荜拨同研令匀，随左右鼻内搐之，每用一豆许。

【附注】治牙痛极神验。

绛雪丹秘方

【用法】硇砂、白矾各一大块如皂大，马牙硝一分，硝石四两，黄丹五钱，新巴豆六个，用粗瓷小碗一个，先煨令热，下前四药，次下黄丹，次下巴豆，须将巴豆先打破，逐个旋下，候焰尽又下一个，入蛇蜕皮一条，自然烧化，以砂矾成汁，候令结硬，研成细末。每用少许，以笔管吹在患处。

【附注】治喉闭极神效。

碧雪丹秘方

【用法】焰硝二两，生甘草二两，青黛五钱，僵蚕五钱，研为细末，取黄牛胆汁和之令匀，装入胆囊内，悬当风处，腊月合，过百日中用。

【附注】治口疮及咽喉肿痛，即含化。

白龙散秘方

【用法】白鳝粉一两，铜绿一钱，二味各先研成细末，再相合研匀，每用半钱，百沸汤化开，以手指洗眼。

【附注】治风毒赤烂眼眶倒睫；冷热泪不止。

神医华佗皮肤科秘方

面生黑痣秘方

【用法】荠苨二分，桂心一分，此二味捣筛，以酢浆水。服方寸匕，日一，止即脱。内服栀子散，瘥。

【附注】又名酸浆，野生，名酢浆草，杀诸小虫，恶疮，可外敷，可内服。

面上粉滓秘方

【用法】光明砂（研）四分，麝香二分，牛黄半分，水银四分（以面脂和研），雄黄三分，五味并精好药，捣筛研如粉，以面脂一升纳药中，和搅令极调，一如敷面脂法。以香浆水洗、敷药，避风。经宿粉滓落如蔓菁子状，此方秘不传。

【附注】粉滓又名粉刺，成年人多有生之者。特录此方，以备患粉刺者之选用。

面色晦暗秘方

【用法】羊脂、狗脂各一升，白芷半升，乌梅十四枚，大枣十枚，麝香少许，桃仁十四枚，甘草（炙）一尺，半夏（洗）半两，九味合煎（麝香研细，煎好后再加入），以白芷色黄，去滓涂面。二十日即变，五十日如玉光润。妙!

面上瘢痕秘方

【用法】禹余粮、半夏，等分为末，鸡子黄调敷。先以布拭干，勿见风日，三十日。虽十年者亦灭。

眉毛稀疏秘方

【用法】取七月乌麻花阴干为末，生乌麻油浸，每夜涂之。

头风白屑秘方

【用法】蔓荆子一升，生附子三十枚，羊踯躅花、葶苈子各四两，零陵香二两，莲子草一握，上六味以绵裹，用油二升渍七日，每梳头常用之。若发稀及秃处，即以铁精一两，以此膏油于瓷器中研，摩秃处，其发即生。

发臭秘方

【用法】佩兰叶煎水沸之，可除发臭。或煮鸡苏为汁，或烧灰淋汁沐之，均效。

令发不生秘方

【用法】拨毛发后，以蟹脂涂之，永不复生。或取蚌壳烧灰研粉，和以鳖脂，拨动后即涂之，亦效。

唇裂秘方

【用法】橄榄炒研末，以猪脂和涂之，极效。

嘴角疮秘方

【用法】取新鲜杉木细枝一条，以烈火烧其上端，则末端有白色之浆流出，即取涂之，奇效。

腋臭秘方

【用法】鸡舌香、藿香、青木香、胡粉各二两，为散，绵裹之，纳腋下。

手面皴裂秘方

【用法】蜀椒四合，水煮去津，以手渍入，约半食顷，取出令干。须臾再渍，约三四次。干后涂以猪、羊脑即效。或以五倍子末与牛骨髓调和，填纳缝中亦效。

鸡眼秘方

【用法】先将鸡眼以利刃剔开，次乃以生石灰、糯米尖、湿碱共研末，用冷水少许调和，以二三时即成糊。每晚临睡搽少许，数日即愈。

肉刺秘方

【用法】以黑木耳取贴之自消烂，又不痛。宜以汤浸木耳，软乃用之。

疣目秘方

【用法】疣目者，谓各部有疣子似目也。可用苦酒渍石灰六七日，取汁点疣上，小作疮，即落。

黑子秘方

【用法】晚间临睡时用暖浆水洗面，以布揩黑子令赤痛，挑动黑子，水研白旃檀，取浓汁，涂其上。旦复以暖浆水洗面。

【附注】白旃檀即白檀香木，暖浆即热水。

足茧秘方

【用法】荸荠半枚，贴患处，越宿。次夕续为之，凡五六次，茧自连根脱落。

足汗秘方

【用法】莱菔煎汁，时时洗之，自愈。

遍身风痒秘方

【用法】蒺藜子苗煮汤洗之，立瘥。

干癣秘方

【用法】干癣积年生痂，搔之黄水出，每逢阴雨即痒。治用：斑蝥半两，微炒为末，调敷之。

湿癣秘方

【用法】刮疮令坼，火炙指摩之，以蛇床子末和猪脂敷之，瘥止。或用楮叶半斤，细切捣烂，涂癣上。（坼chè，破裂）

癣疮秘方

【用法】雄黄、硫黄各一两，羊蹄根、白糖、荷叶各一两，前五味以后三种捣如泥，合前二种更捣，和调以敷之。若强少以蜜解之，令濡，不过三，瘥。

诸癞秘方

【用法】凡癞病皆起于恶风及触犯忌害得之，初觉皮肤不仁，淫淫若痒如虫行，宜急疗之。此疾乃有八九种，皆须断米谷鲑肴，专食胡麻松术。治用：苦参五斤，锉细，以陈酒三斗，渍四五日，稍稍饮之二三合。外用：葎草一担，以水二石煮取一石洗之，不过三五度，当瘥。

【附注】葎草，一名勒草，山野自生之一种野草，今罕用。甘草，或地丁可代之。

白癫秘方

【用法】凡癫病语声嘶，目视不明，四肢顽痹，肢节大热，身体手足隐疹起，往往正向在肉里。鼻有息肉，目生白珠，当瞳子，视无所见。此名白癫。治用：苦参五升，露蜂房（炙）五两，猬皮（炙）一具，曲三斤，以水三斗五合，合药渍四宿，去滓。炊米二斗，酿如常法，酒熟。食后饮三五合。渐增之，以知为度。

【附注】此二方可以研究治疗大麻风，有一定意义。

风疹秘方

【用法】以夏蚕沙一升，水煎去滓，遍浴全身，其疹自退。内用：白术为末，酒服一匙，日二服。仍忌风。

漆咬秘方

【用法】可用韭叶捣烂敷之。或速以芥菜煮汤洗之，亦效。

漆疮秘方

【用法】取莲叶干者一斤，水一斗，煮取五升，洗疮上，日再。

脚丫湿烂秘方

【用法】熟石膏、枯矾各二钱，轻粉一钱，共研为末，湿则干敷。干则桐油调搽。

【附注】脚丫湿烂，特效药甚少。此方曾实验，有效。

脚缝出水秘方

【用法】黄丹三钱，花蕊石一钱，共研细末搽之，即止水。

神医华佗伤科秘方

折骨秘方

【用法】取大麻根叶，无问多少，捣取汁饮一小升。无生青者，以干者煮取汁服。治用：黄狗头骨一具，以汤去其皮毛，置炭火中煅之，去泥捣细末；另以牡蛎亦置炭火上煅之，临用时每狗骨末五钱，入牡蛎末三钱，官桂末二钱，并以糯米粥铺绢帛上，乃掺药在粥上，裹损伤处。大段折伤者，上更以竹片夹之，少时觉痒，不可抓扒，宜轻拭以手帕。一三日效。

伤筋秘方

【用法】取蟹头中脑及足中髓熬之，纳疮中，筋即续生。或取旋覆草根洗净，去土捣之，量疮大小，取多少敷之。日一易，以瘥为度（量随加减）。

筋骨俱伤秘方

【用法】捣烂生地黄熬之，以裹折伤处，以竹片夹裹之令遍，病上急缚，勿令转动。日十易，三日瘥。内服用：干地黄、当归、独活、苦参各二两，共捣末，酒服方寸匕，日三。

折腕秘方

【用法】生附子（去皮）四枚，以苦酒渍三宿，用脂膏一斤煎之，三上三下，膏成敷之。

折腕瘀血秘方

【用法】虻虫（去足翅熬）、牡丹皮，二物各等分，酒服方寸匕，血化成水。或用：大黄六两，桂心二两，桃仁（去皮）六十枚，此三味以酒六升，煮取三升，分三服，当下血，瘥。

被击青肿秘方

【用法】以新热羊肉敷之，或炙肥猪肉令热，拓上。又炙猪肝贴之，亦佳。

被击有瘀秘方

【用法】刮青竹皮二升，乱发如鸡子大（烧灰）四枚，延胡索二两，以上捣散，以水酒各一升，煎三沸，顿服。日三四。或以：大黄二两，桃仁（去皮尖熬）、虻虫（去足翅熬）各二十一枚，捣散，蜜和丸。四丸即纳酒一升，煎取七合，服之。

伤腰秘方

【用法】续断、大黄、破故纸、没药、红花、赤芍、当归尾、虎骨各二钱，鲮鲤甲、刘寄奴、自然铜（火煅醋淬）各一钱，丝瓜络半枚，以水和酒合煎，温服。极效。

堕伤瘀血秘方

【用法】蒲黄十分，当归、干姜、桂心各八分，大黄十二分，虻虫（去足翅熬）四分，捣散，空腹酒服方寸匙，日再。渐增至匙半，以瘥为度。又方煮大豆或小豆令熟，饮汁数升，和酒服之，弥佳。

头额跌破秘方

【用法】白矾（煅令汁尽）、五倍子，前二味等分研和，敷伤处，血即止而不流。

因跌破脑秘方

【用法】透明龙齿、人参、生地黄、象皮各三钱，龙脑三分，以上研和，再以地虱二十枚，蝼蛄三枚，各去头、翅捣烂，更入前药捣之，干为末。每服一钱，极效。或以蜂蜜和葱白捣匀厚涂，亦效。

颔脱秘方

【用法】先令患者平身正坐，术者以两手托住下颌，向脑后送上关窍，即以布扎住。外用天南星研末，姜汁调敷两颔，越宿即愈。惟居处宜忌风寒。

金疮秘方

【用法】初伤出血，即以小便淋洗。伤久者可用：文蛤、降真香、人参，三物各等分为末，干搽伤处。须扎紧。或用：枯矾七钱，乳香三钱，共为末掺之。如伤久已溃烂者，宜用乳香、没药（去共油）、三七（焙）、儿茶各三钱，麝香四分，冰片三分，共为末，以白蜜调敷，一次即愈。

杖伤秘方

【用法】未杖之时，可先取野红花（按即小蓟）半斤，用烧酒四斤半，渍之越宿，即取出曝干。临刑时绢包二钱，噙口内，咽其汁，任刑不知痛。或用：土鳖（焙）五枚，苏木、乳香、没药各二钱，木耳、鲮鲤甲（穿山甲）、丹皮、枳壳、蒲黄、当归尾、木通、甘草各一钱，酒水共煎服，如服后不受杖，可服靛花水二杯解去之。初杖后，若欲散血消肿，可用胡椒二两，土鳖三十枚，当归尾一两五钱，木耳灰一两五钱，乳香、没药、杏仁、桃仁、发灰、血竭各三钱八分，自然铜（醋淬七次）五分，为末，别以胡椒两半，煮汁打糊为丸。每责十板，服药二钱，热酒送下。外用：大黄、白芷各两许，水煎浓汁揉洗伤处，以淤散见红为度。别以：猪脂三两，白蜡一两，樟脑一两，轻粉五钱，龙脑、麝香各三分为末，贴敷之。

夹伤秘方

【用法】未受刑时如前法，可先服药。已夹后，随用朱砂末以烧酒调敷伤处，用一人以十指尖轻啄患者脚底，先觉痒，次觉痛为止。再用一二人以笔管于患者足面上轻轻赶之，助通血脉。候伤处凹者突起，四围肿大为度。即以闹杨花焙干为末，每服五分至七分。先饮酒至半酣，次服药，再饮至大醉，即静卧勿语。次日去敷药，再用：透骨草、天门冬、天灵草（天灵草，见《中国药学大辞典》）南星、地骨皮、陈皮各等分，象皮倍用，水煎浸洗，日二三次。仍以闹杨花末如前法服之，三次痊愈。

跌打损伤秘方

【用法】三七、大黄、丹皮、枳壳、大小蓟各三钱，当归、白芍、生地各五钱，红花一钱，桃仁十四枚，水酒各半，煎八分服。如日久疼痛，或皮肉不破而疼痛，可用水蛭切碎，以烈火炒焦黑研碎，加入前药中。最多三剂，决不再痛。惟水蛭必须炒黑，万不可半生，否则反有害于人。

铁针入肉秘方

【用法】生磁石一两研末，以芸苔子油调敷皮外，离针入处约寸许，渐移至针口，由受伤原口而出，极神效。

瓷片入肉秘方

【用法】择三角形银杏果实去壳及心，渍芸苔子油中越宿，即取出捣烂，敷贴患部，日更易之，数次即愈。

神医华佗耳科秘方

耳聋秘方

【用法】巴豆、杏仁各七枚，戎盐两颗，生地黄（极粗者）长一寸半，头发鸡子大（烧灰），五味捣筛，以绵裹纳耳中，一日一夜，若小损即去之，直以物塞耳中，俟黄水及脓出，渐渐有效，不得更著。一宿后更纳，一日一夜还去之，依前。

突发性耳聋秘方

【用法】细辛、菖蒲、杏仁、曲末各十铢，和捣为丸，干即着少猪脂，取如枣核大，绵裹纳耳中，日一易。小瘥，二日一易。夜去旦塞。

久聋秘方

【用法】蓖麻子五分，杏仁四分，桃仁（去皮尖熬）四分，巴豆（去皮熬）一枚，石盐三分，附子（炮）、薰陆香各一分，磁石（研）、菖蒲各四分，蜡八分，通草二分，松脂二两半，先捣菖蒲、石盐、磁石、通草、附子、薰陆香成末。另捣蓖麻子等四味，乃纳松脂蜡，捣一千杵，可捻作丸，如枣核大。绵裹塞耳中，日四五度，抽出别捻之。三日一易，以瘥为度。

风聋秘方

【用法】生雄鲤鱼脑八分，当归、菖蒲、细辛、白芷、附子各六铢，先将各药捣末，次以鱼脑合煎，三沸三下之，膏香为成，去滓候冷。以一枣核大纳耳中，以绵塞之，取瘥。

肾虚耳聋秘方

【用法】鼠胆一具，龙齿一分，龙脑、麝香、朱砂各一分，乳香、樟脑各半分，研成极细末，人乳为丸，大如梧桐子，裹以丝绵，塞入耳中，以不可受而止。三日后取出，耳聪，永不复聋。

病后耳聋秘方

【用法】菖蒲根一寸，巴豆（去皮心）一粒，二物合捣筛，分作七丸，绵裹，卧即塞，夜易之，十日自愈。

耳鸣秘方

【用法】当归、细辛、川芎、防风、白芷各一铢，共研为末，以鲤鱼脑八两合煎，三上三下，膏成去滓，取枣核大灌耳中，旦以绵塞耳孔。

耳痛秘方

【用法】菖蒲、附子各一分，二味为末，以麻油调和，点耳中，痛立止。

耳痒秘方

【用法】生乌头一枚，削如枣核大塞入耳内，日换数次，三五日即愈。

耳肿秘方

【用法】栝楼根削可入耳，以腊月猪脂煎之，三沸。冷以塞耳中，取瘥。日三作，七日愈。

耳中有脓秘方

【用法】吴白矾（烧汁尽）八分，麻勃（思邈按：即大麻花）一分，青木香二分，松脂四分，四味捣末，先消松脂，后入药末，可丸如枣核，净拭以塞耳中，取瘥。

耳烂有脓秘方

【用法】橘皮一钱，灯芯（烧灰）一钱，龙脑一分，共为末，和匀吹耳中，极效。

耳中脓血秘方

【用法】鲤鱼脑一枚，鲤鱼肠（洗净细切）一具，鲤鱼腮三枚，乌麻子（熬令香）一升。先捣麻子使碎，次用余药捣为一家，纳器中，微火熬，暖布裹敷耳，得两食顷开之，有白虫出。更作药，若两耳并脓出，用此为一剂，以敷两耳。若止一耳，分药为两剂。不过三敷便瘥，慎风冷。

神医华佗眼科秘方

虚火目痛秘方

【用法】凡虚火目痛，其候红而不痛不涩，无眵无泪。内服用：熟地、茯苓、山药、山茱萸、丹皮、泽泻各三钱，白芍、当归、甘菊花各三钱，柴胡一钱，以水煎服。一剂轻，二剂愈。外用：生地黄二钱，葳蕤仁五分，渍于人乳半碗中，越宿，再加白矾半分，加水半碗，时时洗之。

有火目痛秘方

【用法】本症之状，目红肿如含桃，泪出不止，酸痛羞明，夜眠多眵。治用：黄连一钱，花椒七粒，白矾三分，荆芥五分，生姜一片，水煎半碗，乘热洗之。日凡七次，明日即愈。

目肿秘方

【用法】患者目红肿而痛，状如针刺，眵多泪多。治用：柴胡、栀子、白蒺藜各三钱，半夏、甘草各一钱，水煎服。一剂，即可奏功。

眼暴肿痛秘方

【用法】决明子一升，石膏（研）、升麻各四两，栀子仁一升，地肤子、茺蔚子各一两，苦竹叶、甘蓝叶各一升，芒硝二分，车前草汁一升二合，麦冬三升，以水二斗，煮竹叶取七升二合，去滓，纳诸药，煮取四升，分为四服。每服相去，可两食间，再服为度。小儿减药，以意裁之。

眼赤秘方

【用法】蕤仁、黄芩、栀子仁、黄连、秦皮各二两，竹叶一升，以水五升，煮取一升六合，分三服。外用：淡竹叶五合，黄连四枚，青钱二十文，大枣二十枚（去皮核），栀子仁七枚，车前草五合，以水四升，煮取二升，日洗眼六七次，极效。

肝热眼赤秘方

【用法】黄连、秦皮各三两，以水三升，煮取一升五合，去滓，食后温服。分二次，如人行七八里。

目赤累年秘方

【用法】胡粉六分，蕤仁四分，先研蕤仁使碎，纳胡粉中，更热研。又捣生麻子为烛，燃使着。别取猪脂肪于烛焰上烧使脂流下，滴入蕤仁、胡粉中。更研搅使均如饧，以绵缠细杖子，纳药内。承软点眼两眥，药须臾冷，还于麻烛上烧而用之。

目中起星秘方

【用法】白蒺藜三钱，水煎汁。日洗眼七八次，三日即除。

风眼下潜秘方

【用法】鸡舌香二铢，黄连六铢，干姜一铢，蕤仁一百枚，矾石（熬）二铢，共捣为末，以枣膏和丸如鸡距，以注眼眥。忌猪肉。

目中风肿秘方

【用法】矾石（熬末）二钱，以枣膏和如弹丸，以揉目上下，食顷止。日三。

眼暗不明秘方

【用法】防风、细辛各二两，川芎、白鲜皮、独活各三两，甘草（炙）、橘皮（去脉）各二两，大枣（去核）二七枚，甘竹叶一升，蜜五合，以水一斗二升，煮取四升，去滓，下蜜，更煎两沸，分为四服。

眼中息肉秘方

【用法】驴脂、石盐，二物和匀，以之点眦，即瘥。

眼珠缩入秘方

【用法】以老姜一块，烧极热，敷于眉心即愈。

火眼赤烂秘方

【用法】艾叶，烧烟，以碗覆之，俟烟尽，由碗上将煤刮下，温水调化，洗眼即瘥。若入以黄连尤佳。

睑肿如粟秘方

【用法】俗名偷针眼，取生南星、生地黄各等分，同研成膏。贴二太阳穴，肿自渐消。

睑肿如瘤秘方

【用法】俗名樱桃核，即以樱桃核摩擦，瘤自渐消。

睛上生晕秘方

【用法】取大鲤鱼胆滴铜镜上阴干，竹刀刮下，点入少许，晕自渐消。

黑子障目秘方

【用法】鸡子二枚，蒸熟去壳，与桑寄生同入水中煮之，略和以砂糖，食之数次，自愈。

失明秘方

【用法】青羊肝一具，去上膜，薄切之以新瓦盆子未用者净拭之，纳肝于中，炭火上炙令极燥，脂汁尽取之。另捣决明子半升，蓼子一合，熬令香，下筛三味合和，更筛，以饮汁，食后服方寸匕，渐加至三匕。不过两剂，能一岁复，可夜读书。

青盲秘方

【用法】以猪胆一枚，微火煎之，丸如黍米，纳眼中，食顷。内服用：黄牛肝一具，土瓜根三两，羚羊角屑三升，蕤仁三两，细辛六两，车前子一升，前六味药，合肝于瓶中，春夏之月封之十五日，冬月封之二十日，出曝干，捣下筛，酒服方寸匕。

雀目秘方

【用法】老柏白皮四两，乌梅肉（熬）二两，细辛、地肤子各四两，捣筛为散，每食后清酒服二方寸匕。日三四服瘥。又于七月七日，九月九日，取地衣草，净洗阴干末之，酒和服方寸匕，日三服，一月即愈。

白翳秘方

【用法】珊瑚、琥珀、玉屑、曾青、紫贝、朱砂、伏鸡子壳（去白皮），前七味各等份，研重筛为散。仰卧，以米许置翳上，四五度。

神医华佗齿科秘方

牙疼秘方

【用法】巴豆（去心皮熬研如膏）十枚，大枣（取肉）二十枚，细辛一两，此三味，先将细辛研末，和前二味为丸，以绵裹着所痛处咬之。如有涕唾吐却，勿咽入喉中，日三，瘥。

齿疼秘方

【用法】附子一分，胡椒、荜拨各二分，捣末，着齿疼上。又以散用蜡和为丸，置齿疼孔上，瘥止。

齿痛秘方

【用法】川芎、细辛、防风、矾石（烧令汁尽）、附子

（炮）、藜芦、莽草，以上七味各等分为末，以绵裹弹丸大，酒渍，熨所患处含之，勿咽汁。又将木鳖子去壳，研细入荜拨同研匀，随左右鼻内嗜之。每用一豆许，奇效。

风火牙痛秘方

【用法】白芷焙末，蜜丸，朱砂为衣。每服一粒，荆芥汤下。

阴虚牙痛秘方

【用法】生附子研末，口津调敷两足心，极效。

肾虚牙痛秘方

【用法】破故纸二两，青盐五钱，炒研擦牙，神效。

虫蚀牙痛秘方

【用法】雄黄末以枣膏和为丸，塞牙孔中，以膏少许，置齿，烧铁箅烙之，令彻热，以瘥止。

风齿根出秘方

【用法】先以石黛五分，细辛、棘刺、菖蒲、香附子、当归、青木香、胡桐律、干姜各四分，青葙子六分，共捣为散，以半钱匕，绵裹，就齿痛处含之，勿停，瘥止。再以：苦参八分，大黄、黄芩、枳实、地骨皮各六分，玄参、黄连各八分，捣为散，蜜和小丸。食后少时，以浆水服一十五丸，日再服。至二十丸，增减自量之。忌蒜、面、猪肉。

牙根肿痛秘方

【用法】山慈姑枝根煎汤，漱吐极效。

齿根欲脱秘方

【用法】取生地黄捣，以绵裹贴齿根，常含之甚妙。

牙痛面肿秘方

【用法】蒴藋五两，以水五升煮取四升去滓，蜀椒、吴茱萸、独活、乌贼鱼骨、桃胶各一两，桂心半两，酒一合，先将蜀椒等六味，以水二升，煮取八合，投蒴藋汁及酒，更煎取一小升，去滓含之，就病。日三，以瘥为度。

齿龈腐烂秘方

【用法】生地黄一斤，食盐二合，二物捣和成团，用湿面包煨令烟尽，去面入麝香一分研匀，日夜贴之，不久自愈。

齿龈黑臭秘方

【用法】苦参煎汤，漱口，续用数日，必有奇效。

龋齿秘方

【用法】蛤蟆（烧作灰）、石黛、甘皮、细辛、麝香、干姜、熏黄（静山按：熏黄即雄黄）七味各等分，以薄绵裹少许，纳虫齿孔中，日三易之，瘥。或用：白附子、知母各一分，细辛五分，川芎三分，高良姜三分，五味研为末，以绵裹少许，着龋上，勿咽汁。日二三次，亦效。

龋齿根肿出脓秘方

【用法】白矾（烧）、熊胆各一分，蟾酥、雄黄、麝香各半分，研为散，每用半钱，敷牙根。

风齿秘方

【用法】蜀椒二十粒，枳根皮、莽草、细辛、菖蒲、牛膝各二两，以上六味，以水四升煮取二升，去滓细细含之，以瘥为度。未瘥更作，取瘥。又单煮独活一味，含之良。

风齿口臭秘方

【用法】川芎、当归各三两，独活、细辛、白芷各四两，以水五升，煮取二升，去滓含，日三五度，取瘥。

牙齿风龋秘方

【用法】郁李根白皮四两，细辛一两，盐一合，上以水四升，煮取二升半，去滓，纳盐含之，取瘥。

齿痛有孔秘方

【用法】莨菪子数粒，纳齿孔中，以蜡封之，即瘥。

牙齿挺出秘方

【用法】羊肾脂、泔淀各二合，甘草（生用末之）半两，青黛、熏黄（末之）各半两，五味相和，铜器中微火，煎五六沸，取东引桃枝如箸大六枝，以绵缠头，点取药，更互热，烙断龈际。隔日又烙之，不两三日，看好肉生，以瘥乃止。欲烙时，净刮齿牙根上，然后为之。不尔肉不生。十余日，忌生冷、醋、酒、肉、陈臭，一年禁油。

牙齿脱落秘方

【用法】青黛二两，雄黄、朱砂、莨菪子（熬）、青矾石、黄矾石、白矾石并烧令汁尽，附子（炮）、苦参、甘草（炙）、藜芦（炙）、细辛、麝香（研）各一两，捣筛为散，以薄绵裹如枣核大，着患处，日三，瘥止。

齿间出血秘方

【用法】竹叶浓煮，着盐含之，冷吐。血即止。

齿血不止秘方

【用法】刮生竹皮，以苦酒渍之，令其人解衣坐，使人含噀其背，三遍。仍取竹茹浓煮汁含之漱咽，终日为之。或用矾石一两烧末，以水二升煮之。先拭血，乃含之，冷吐。

牙缝出脓秘方

【用法】明雄黄二两为末，用脂麻油四两调匀，含漱片时，吐出再漱，数次即愈。

中医养生宝典

中医名方灵方

于向阳 / 主编

江西科学技术出版社

图书在版编目（CIP）数据

中医养生宝典 . 2，中医名方灵方 / 于向阳主编 . ——
南昌：江西科学技术出版社，2020.12
ISBN 978-7-5390-7520-4

Ⅰ . ①中… Ⅱ . ①于… Ⅲ . ①验方－汇编 Ⅳ .
① R212 ② R289.5

中国版本图书馆 CIP 数据核字（2020）第 175721 号

国际互联网（Internet）地址：http://www.jxkjcbs.com
选题序号：ZK2020274
图书代码：B20293-101

责任编辑　宋　涛
责任印制　夏至寰
封面设计　书心瞬意

中医养生宝典 . 2，中医名方灵方　　　　　　　　　　　　于向阳　主编
ZHONGYI YANGSHENG BAODIAN.2，ZHONGYI MINGFANG LINGFANG

出版 发行	江西科学技术出版社
社址	江西省南昌市蓼洲街 2 号附 1 号
	邮编：330009　电话：（0791）86623491　86639342（传真）
印刷	北京一鑫印务有限责任公司
经销	全国各地新华书店
开本	880mm×1230mm　1/32
字数	96 千字
印张	5
版次	2020 年 12 月第 1 版　2023 年 5 月第 2 次印刷
书号	ISBN 978-7-5390-7520-4
定价	168.00 元（全 5 册）

赣版权登字 -03-2020-313

前／言

　　在世界医学史上，中医是唯一历经2000余年仍能焕发生命力的医学技术。中医药方神奇的疗效便是这一传统医术科学、高明的集中体现。在这些有效、实用的药方里，包含着历朝历代诸多名医名家的智慧和心血，他们为我国人民乃至世界人民做出了不可磨灭的贡献。

　　众所周知，大多古医药方多散见于各种医学典籍之中，难以查找。为了解决这个难题，编者从上百种古医典籍或名医专著中摘取了大量的名方、验方，经科学的分类统筹，编辑成书，以方便读者参考验用。

　　本书集录了从春秋战国到明清年间的多个朝代的名医名方，既具有实用价值又极具收藏价值。通过阅读本书，读者不但可以快速找到解决病痛的良方要略，同时还能够更多地了解中医、中草药，对祖国医学有一个全面的、深刻的认识。

　　本书仅为抛砖引玉之作，希望借此引起医界同仁的重视，共同发掘、继承、光大中医之名方灵方。由于笔者学识浅薄，水平有限，其中难免有不当之处，恳请行家里手不吝垂教斧正！

目／录

唐代名医方

宋代名医（著）方

孙思邈方

骆龙吉方

洪遵方

王焘方

春秋战国名医（著）方

《黄帝内经》方

方一　左角发酒

【组成】左角之发6克。

【用法】燔烧制为末，饮以美酒1杯，不能饮者亦可灌。

【功效】通经络，消瘀利窍，和畅气血。

【主治】邪气侵犯，五络闭塞不通，而突然神志昏迷，不省人事，状如尸厥，但全身血脉皆在搏动者。

【来源】《黄帝内经·素问·缪刺论》。

方二　泽泻饮

【组成】泽泻、白术各5克，麋衔2克。

【用法】上药混合研末，每次3指撮，饭前空腹服，温开水送下。

【功效】利水，渗湿，泄热。

【主治】酒风。症见全身发热，身体倦怠无力，大汗如浴，恶风，少气。

【来源】《黄帝内经·素问·病能论》。

方三　四乌贼骨一蔍茹丸

【组成】乌贼骨2克，蔍茹（即茜草）0.5克。

【用法】上药研为细末，和以雀卵为丸，如小豆大，每服5丸，食前鲍鱼汁送下。

【功效】补血填精，调气通经。

【主治】血虚精亏气伤而致的血枯经闭，胸胁胀满，不思饮食，发病时常可闻及腥臊气味，鼻流清涕，唾血，四肢清冷，视物眩晕，时时大小便出血。

【来源】《黄帝内经·素问·腹中论》。

方四　半夏秫米汤

【组成】半夏9克，秫米适量。

【用法】取甘澜水1000毫升（长流水1600毫升，多次扬之，取在上的清水），以苇薪燃火煮之，水沸后，放入秫米适量，和炮制过的半夏9克，以文火继煎至汤300毫升，去滓，每次服1小杯，每日服3次，逐次加量，以发生药效为度。如是病初起，服完药后应静卧，汗出后即愈。病程较长的，服至3次也可痊愈。

【功效】和胃化浊。

【主治】不眠症。

【来源】《黄帝内经·灵枢·邪客》。

方五　寒痹熨法

【组成】醇酒10升，蜀椒500克，干姜500克，桂心500克。

【用法】四种皆㕮咀，渍酒中，用棉絮500克，细白布12米，并纳酒中，置酒马矢之中，盖封涂勿使泄，5日5夜，出布棉絮，曝干之，干复渍，以尽其汁，每渍必晬其日，乃出干，并用滓与其棉絮，复布为复巾，长2米左右，为六七巾，用生桑炭，炙巾以熨寒痹所刺之处，令热入至于病所。寒，复炙巾以熨之，30遍而止。汗出以巾拭身，亦30遍而止。起步内中，无见风。每刺必熨。

【功效】补命门火，益肝心血，通经络，调和营卫。

【主治】寒痹。症见肢体疼痛或麻木不仁等。

【来源】《黄帝内经·灵枢·寿夭刚柔》。

汉魏晋名医方

张仲景方

厥阴病

方一　乌梅丸

【组成】乌梅300枚，细辛18克，干姜30克，黄连48克，附子（炮，去皮）18克，当归12克，蜀椒（出汗）12克，桂枝（去皮）18克，人参18克，黄柏18克。

【用法】上10味药，捣筛，合治之。以苦酒渍乌梅1晚，去核，蒸熟捣成泥，和其他药与蜜和成丸，丸如梧桐子大，先食饮服10丸，日3服。稍加至20丸，禁生冷、滑物、臭食等。

【功效】温脏，补虚，安蛔。

【主治】蛔厥。症见烦闷呕吐，时发时止，得食则吐，常自吐蛔，手足厥逆，腹痛时作。又主久痢。

【来源】《伤寒论·辨厥阴病脉证并治》。

方二　白头翁汤

【组成】白头翁6克，黄柏9克，黄连9克，秦皮9克。

【用法】上4味药，以水1400毫升，煮取400毫升，去滓，温服200毫升。不愈，再服200毫升。

【功效】清热解毒，凉血止痢。

【主治】痢疾。症见腹痛，里急后重，肛门灼热，泻下脓血，赤多白少，渴欲饮水，舌红苔黄，脉弦数。

【来源】《伤寒论·辨厥阴病脉证并治》。

方三　四逆散

【组成】甘草（炙）、枳实（破，水渍，炙干）、柴胡、芍药各10克。

【用法】上4味药，捣筛，加水和服6克，日3服。咳者，加五味子、干姜各1.5克，并主下痢；悸者，加桂枝1.5克；小便不利者，加茯苓1.5克；腹中痛者，加附子9克，炮令坼；泻痢下重者，先以水1000毫升，煮薤白600毫升，煮取600毫升，去滓，以散18克，纳汤中，煮取300毫升，分温再服。

【功效】透解郁热，疏肝理脾。

【主治】热厥证。症见手足厥冷，或脘腹疼痛，或泻痢下重，脉弦。

【来源】《伤寒论·辨少阴病脉证并治》。

方四　瓜蒂散

【组成】瓜蒂（熬黄）、赤小豆各等份。

【用法】上2味药，分别捣筛为散剂，再混合。取1.5~3克，以香豉9克，用热汤1400毫升，煮作稀糜，去滓，取汁和散，温顿服之。不吐者，要少加，得快吐乃止。血虚者，不可用瓜蒂散。

【功效】涌吐痰食。

【主治】痰涎宿食，填塞上脘，胸中痞硬，烦懊不安，气上冲咽喉不得息，或胸脘胀满等。

【来源】《伤寒论·辨太阳病脉证并治（下）》《伤寒论·辨厥阴病脉证并治》。

方五　干姜黄芩黄连人参汤

【组成】干姜、黄芩、黄连、人参各9克。

【用法】上4味药，以水1200毫升，煮取400毫升，去滓，分温再服。

【功效】苦寒泄降，辛温通阳。

【主治】下寒上热，寒热相悖。症见呕吐，或食入即吐，下痢，或胸膈痞闷，舌淡苔薄黄，脉虚数等。

【来源】《伤寒论·辨厥阴病脉证并治》。

痉湿暍病

方一　栝楼桂枝汤

【组成】栝楼根6克，桂枝（去皮）9克，芍药9克，甘草（炙）6克，生姜（切）9克，大枣（擘）12枚。

【用法】上6味药，以水1800毫升，煮取600毫升，分温3

服，微取汗，汗不出，食顷，啜热粥发之。

【功效】祛风解肌，润燥缓急。

【主治】太阳表虚，阴津不足。症见身体疼痛，伴头痛，恶寒（恶风），发热，汗出，脉沉迟。

【来源】《金匮要略·痉湿暍病脉证第二》。

方二　葛根汤

【组成】葛根12克，麻黄（去节）9克，桂枝（去皮）6克，芍药6克，甘草（炙）6克，生姜（切）9克，大枣（擘）12枚。

【用法】上7味药，以水2000毫升，先煮麻黄、葛根，减400毫升，去白沫，纳诸药，煮取600毫升，去滓，温服200毫升。覆取微似汗，余如桂枝汤法将息及禁忌。

【功效】发汗解表，两解太阳阳明表邪。

【主治】邪在太阳表实之刚痉。症见无汗，小便反少，气上冲胸，口噤不得语等。

【来源】《金匮要略·痉湿暍病脉证第二》。

方三　大承气汤

【组成】大黄（酒洗）12克，厚朴（炙，去皮）15克，枳实9克，芒硝9克。

【用法】上4味药，以水2000毫升，先煮2物，取1000毫升，去滓，纳大黄，煮取400毫升，去滓，纳芒硝，更上微火一二沸，分温再服，得下，余勿服。

【功效】泻热存阴。

【主治】痉病。症见胸满口噤，卧不着席，脚挛急，必齘齿等阳明热盛，风邪内动，化燥成实之症。

【来源】《金匮要略·痉湿暍病脉证第二》。

方四　麻黄加术汤

【组成】麻黄（去节）9克，桂枝（去皮）6克，甘草（炙）6克，杏仁（去皮、尖）9克，白术12克。

【用法】以水1800毫升，先煮麻黄，减400毫升，去上沫，纳诸药，煮取500毫升，去滓，温服160毫升，覆取微似汗。

【功效】发汗解表，散寒祛湿。

【主治】外感寒湿，身烦疼者。

【来源】《金匮要略·痉湿暍病脉证第二》。

方五　麻黄杏仁薏苡甘草汤

【组成】麻黄（去节，汤泡）6克，甘草（炙）3克，薏苡仁5克，杏仁（去皮尖，炒）9克。

【用法】上药剉麻豆大，每服6~12克，水煎，去滓。温服，有微汗，避风。

【功效】发汗解表，祛风利湿。

【主治】汗出当风，或久伤取冷所致之风湿病。症见一身尽痛，发热。

【来源】《金匮要略·痉湿暍病脉证第二》。

方六　桂枝附子汤

【组成】桂枝（去皮）12克，生姜（切）9克，附子（炮，去皮）9克，甘草（炙）6克，大枣（擘）12枚。

【用法】上5味药，以水1200毫升，煮取400毫升，去滓，分温3服。

【功效】祛风除湿，温表阳。

【主治】身体疼烦，不能自转侧，脉浮虚而涩。

【来源】《金匮要略·痉湿暍病脉证第二》。

疟　病

方一　鳖甲煎丸

【组成】鳖甲90克，射干（炮）、黄芩、鼠妇（即地虱）、干姜、大黄、桂枝、石韦（去毛）、厚朴、瞿麦、紫葳、阿胶各22.5克，柴胡、蜣螂（熬）各45克，芍药、牡丹（去心）、䗪虫（熬）各37克，蜂窠（炙）30克，赤硝90克，桃仁15克，人参、半夏、葶苈各7.5克。

【用法】取灶下灰1.5千克，黄酒5升，浸灰内滤过取汁，煎鳖甲成胶状，其余22味共研为细末，将鳖甲胶放入炼蜜中和匀为小丸，每服3克，每日3次。

【功效】行气活血，祛湿化痰，软坚消散。

【主治】疟疾日久不愈，胁下痞硬成块，结成疟母。以及积结于胁下，推之不移，腹中疼痛，肌肉消瘦，饮食减少，时有寒热，女子月经闭止等。

【来源】《金匮要略·疟病脉证并治第四》。

方二　白虎加桂枝汤

【组成】知母9克，炙甘草3克，石膏30克，粳米9克，桂枝（去皮）9克。

【用法】上药，每15克，加水500克，煎至八分，去滓，温服，汗出愈。

【功效】清热生津，解肌发表。

【主治】温疟，其脉如平，身无寒但热，骨节疼烦，时呕。亦可用风湿性关节炎属热痹证者。

【来源】《金匮要略·疟病脉证并治第四》。

方三　蜀漆散

【组成】蜀漆（洗去腥）、云母（烧2日夜）、龙骨各适量。

【用法】上3味药杵为散，未发前以浆水服1.5克，发时服3克。

【功效】祛痰截疟，镇定安神。

【主治】牝疟。症见寒多热少，或身痛头痛，欲呕。

【来源】《金匮要略·疟病脉证并治第四》。

血痹虚劳病

方一　黄芪桂枝五物汤

【组成】黄芪、芍药、桂枝各9克，生姜6克，大枣（一方有人参）12枚。

【用法】原方5味药，以水1200毫升，煮取400毫升，温服140毫升，日3服。

【功效】益气温经，和营通痹。

【主治】血痹，肌肤麻木不仁，脉微涩小紧者。

【来源】《金匮要略·血痹虚劳病脉证并治第六》。

方二　桂枝龙骨牡蛎汤

【组成】桂枝、芍药、生姜各9克，甘草6克，大枣6枚，龙骨、牡蛎各15~30克。

【用法】上7味药，以水1400毫升，煮取600毫升，分温3服。

【功效】调和阴阳，涩精止遗。

【主治】阴阳失调，遗精，梦交，少腹弦急，下部觉冷，目眩发落，脉极虚芤迟或芤动微紧者。

【来源】《金匮要略·血痹虚劳病脉证并治第六》。

方三　小建中汤

【组成】桂枝（去皮）9克，甘草（炙）9克，大枣12枚，芍药18克，生姜9克，胶饴200毫升。

【用法】上6味药，以水1400毫升，煮取600毫升，去滓，纳胶饴，更上微火消解，温服200毫升，日3服。

【功效】调补脾胃，建立中气。

【主治】阴阳气血俱虚所致衄血，手足烦热，咽干口燥，里急，腹中痛，梦失精，四肢酸痛，心悸等。

【来源】《金匮要略·血痹虚劳病脉证并治第六》。

方四　肾气丸

【组成】干地黄240克，山药、山茱萸各120克，泽泻、丹皮、茯苓各90克，桂枝、附子（炮）各30克。

【用法】上8味药，研末，炼蜜和丸，如梧桐子大。下酒15毫升，日再服。

【功效】温补肾阳，滋阴化气利水。

【主治】虚劳腰痛，少腹拘急，小便不利。

【来源】《金匮要略·血痹虚劳病脉证并治第六》。

肺痿肺痈咳嗽上气病

方一　甘草干姜汤

【组成】甘草（炙）12克，干姜（炮）6克。

【用法】上2味药，以水600毫升，煮取300毫升，去滓，分温再服。

【功效】温肺补气。

【主治】肺痿。症见吐涎沫（不咳不渴），目眩，伴遗尿，小便频数等。

【来源】《金匮要略·肺痿肺痈咳嗽上气病脉证治第七》。

方二　射干麻黄汤

【组成】射干6克，麻黄9克，生姜9克，细辛、紫菀、款冬花各6克，五味子3克，大枣3枚，半夏（大者，洗）9克。

【用法】上9味药，以水2400毫升，先煮麻黄二沸，去上沫，纳诸药，煮取600毫升，分温3服。

【功效】温肺化饮，止咳平喘。

【主治】痰饮，咳而上气，喉中有水鸣声者。

【来源】《金匮要略·肺痿肺痈咳嗽上气病脉证治第七》。

方三　厚朴麻黄汤

【组成】厚朴15克，麻黄12克，石膏30克，杏仁10克，半夏10克，干姜6克，细辛6克，小麦30克，五味子10克。

【用法】上9味药，以水2400毫升，先煮小麦粥，纳诸药，煮取600毫升，温服200毫升，日3服。

【功效】温肺清热，除满补虚。

【主治】寒饮蕴肺，久郁化热，上迫于肺，肺气不宣所致咳嗽气喘，喉中痰鸣，胸闷痰多，汗多，口干渴，甚则倚息不得卧，苔腻脉浮等。

【来源】《金匮要略·肺痿肺痈咳嗽上气病脉证治第七》。

方四　麦门冬汤

【组成】麦门冬18克，半夏6克，人参9克，甘草6克，粳米15克，大枣4枚。

【用法】上6味药，以水2400毫升，煮取1200毫升，温服200毫升，隔3日服1剂。

【功效】益胃生津，降逆下气。

【主治】肺痿。症见咳唾涎沫，气喘短气，咽干，口燥，舌干红少苔，脉虚数。

【来源】《金匮要略·肺痈肺痿咳嗽上气病脉证并治第七》。

方五　桔梗汤

【组成】桔梗3克，甘草6克。

【用法】上2味药，以水600毫升，煮取200毫升，待温时服。

【功效】排脓解毒。

【主治】肺痈。症见咳而胸满，振寒脉数，咽干不渴，时出浊唾腥臭，久久吐脓如米粥等。

【来源】《金匮要略·肺痿肺痈咳嗽上气病脉证治第七》。

五脏风寒积聚病

方一　旋覆花汤

【组成】旋覆花9克，葱14根，新绛少许（或用茜草9克代）。

【用法】以水600毫升，煮取200毫升，顿服之。

【功效】下气散结，活血通络。

【主治】肝脏气血郁滞所致肝着病。症见胸胁满痛，或胀闷不舒，欲手揉敲其胸部等。

【来源】《金匮要略·五脏风寒积聚病脉证并治第十一》。

方二　麻子仁丸

【组成】麻子仁60克，芍药15克，大黄30克，厚朴（炙，去皮）30克，杏仁（去皮尖，熬）30克，枳实（炙）15克。

【用法】上6味药，以蜜和丸，如梧桐子大，饮服10丸，日3次。渐加，以愈为度。

【功效】清热润燥通腑。

【主治】大便秘结，小便多，脉细涩，或经常性便秘，或腹微满不痛，或便秘10日之久，无所苦。

【来源】《金匮要略·五脏风寒积聚病脉证并治第十一》。

方三　甘草干姜茯苓白术汤

【组成】甘草、白术各6克，干姜、茯苓各12克。

【用法】以水800毫升，煮取600毫升，待温3次服。

【功效】健脾利水，温中散湿。

【主治】寒湿着于肾府。症见身重，腰中冷，如坐水中，形如水状，腹重如带五千钱等。

【来源】《金匮要略·五脏风寒积聚病脉证并治第十一》。

痰饮咳嗽病

方一　茯苓桂枝白术甘草汤

【组成】茯苓12克，桂枝、白术各9克，甘草（炙）6克。

【用法】上4味药，以水1200毫升，煮取600毫升，待温3次分服，小便则利。

【功效】温脾化饮。

【主治】心下有痰饮。症见短气，眩晕，胸胁支满，小便少，精疲力倦，食少便溏。

【来源】《金匮要略·痰饮咳嗽病脉证并治第十二》。

方二　甘遂半夏汤

【组成】甘遂末（冲）0.6克，半夏12克，芍药15克，甘草（炙）3克。

【用法】除甘遂末外，其余3味药，以水400毫升，煮取100毫升，去滓，纳甘遂末，以蜜100毫升，和药汁煮取160毫升，顿服之。

【功效】攻遂水饮，因势利导。

【主治】留饮。症见虽下利，心下续坚满。

【来源】《金匮要略·痰饮咳嗽病脉证并治第十二》。

方三　木防己汤

【组成】木防己9克，石膏15克，桂枝6克，人参12克。

【用法】以水1200毫升，煮取400毫升，去滓，待温服。

【功效】通阳行水，扶正散结。

【主治】水饮停胃，内伤肺肾（心），内有郁热所致微热喘满，心下痞坚，面色黧黑，水肿，小便不利，或关节肿痛。

【来源】《金匮要略·痰饮咳嗽病脉证并治第十二》。

方四　泽泻汤

【组成】泽泻30克，白术10~15克。

【用法】以水400毫升，煮取200毫升，分温再服。

【功效】健脾利水。

【主治】心下有支饮，眩晕头昏等症。

【来源】《金匮要略·痰饮咳嗽病脉证并治第十二》。

方五　防己椒目葶苈大黄丸

【组成】防己、椒目、葶苈（熬）、大黄各30克。

【用法】上药共研为末，炼蜜和丸如梧桐子大，先食饮服1丸，日3服，稍增，口中有津液。渴者加芒硝15克。

【功效】分消水饮，导邪下行。

【主治】肠间有水气。症见腹满，口舌干燥，发热，便秘，小便不利，肢体水肿，舌苔黄腻，或出现黄疸。

【来源】《金匮要略·痰饮咳嗽病脉证并治第十二》。

消渴小便不利淋病

方一　肾气丸

【组成】干地黄240克，山茱萸、山药各120克，泽泻、茯苓、牡丹皮各90克，桂枝、附子（炮）各30克。

【用法】上8味药，研末，炼蜜和丸，如梧桐子大。下酒15毫升，隔日服。

【功效】温补肾阳。

【主治】消渴。症见饮一溲一，伴腰酸膝软，精疲力倦，头眩耳鸣，舌质淡，苔白，脉虚大不数或沉细无力。

【来源】《金匮要略·消渴小便不利淋病脉证并治第十三》。

方二　栝楼瞿麦丸

【组成】栝楼根30克，茯苓、薯蓣各90克，附子（炮）9克，瞿麦30克。

【用法】上药共研为末，炼蜜丸，如梧桐子大，饮服丸，日3服；不愈，增至七八丸，以小便利，腹中温为度。

【功效】温阳化气，润燥生津。

【主治】小便不利，常感若渴。

【来源】《金匮要略·消渴小便不利淋病脉证并治第十三》。

方三　茯苓戎盐汤

【组成】茯苓12克，白术9克，戎盐弹丸大1枚。

【用法】先将茯苓、白术煎剂，入戎盐再煎，待温3次分服。

【功效】温肾健脾利湿。

【主治】肾虚不能化水，脾虚生湿所致少腹胀满，小便淋漓不尽等症。

【来源】《金匮要略·消渴小便不利淋病脉证并治第十三》。

方四　猪苓汤

【组成】猪苓（去皮）、茯苓、阿胶、骨石、泽泻各9克。

【用法】上5味药，以水800毫升，先煮4物取400毫升，去滓，纳阿胶烊尽，温服140毫升，日3服。

【功效】利水滋阴。

【主治】脉浮发热，渴欲饮水，小便不利。

【来源】《金匮要略·消渴小便不利淋病脉证并治第十三》。

黄疸病

方一　硝石矾石散

【组成】硝石、明矾各等份。

【用法】上药共研为末，胶囊装服，每服1~3克，大麦粥送下，日服2~3次。

【功效】燥湿化瘀。

【主治】黄疸日晡所发热，反恶寒，膀胱急，少腹满，额上黑，足下热，其腹胀如水状，大便黑、时溏等。

【来源】《金匮要略·黄疸病脉证并治第十五》。

方二　栀子大黄汤

【组成】栀子6~12克，大黄6~9克，枳实9克，香豉6克。

【用法】以水1200毫升，煮取40毫升，分温3服。

【功效】清热除湿通腑。

【主治】湿热内蕴，积于肠胃，上冲于心所致心中懊侬，发热，胁痛，大便秘结，小便黄赤，脉滑数，舌苔黄燥。

【来源】《金匮要略·黄疸病脉证并治第十五》。

方三　大黄硝石汤

【组成】大黄、黄柏、硝石各12克，栀子12克。

【用法】以水1200毫升，煮大黄、黄柏、栀子取400毫升，去滓，钠硝石，再煮取20毫升，顿服。

【功效】清热破结通便。

【主治】表和里实所致黄疸腹满，小便不利而赤，自汗出，胁痛，发热，神昏，谵语，舌苔焦黄或芒刺，脉沉数或沉迟，大便秘结。

【来源】《金匮要略·黄疸病脉证并治第十五》。

呕吐哕下利病

方一　橘皮竹茹汤

【组成】橘皮12克，竹茹12克，大枣5枚，生姜9克，甘草6克，人参3克。

【用法】上6味药，以水2000毫升，煮取600毫升，温服100毫升，日3服。

【功效】理气降逆，补虚清热。

【主治】久病体弱，或吐下后，胃虚有热气逆不降所致的呃逆或呕哕，舌嫩红，脉虚数。

【来源】《金匮要略·呕吐哕下利病脉证治第十七》。

妇人妊娠病

方一　桂枝茯苓丸

【组成】桂枝、茯苓、丹皮、桃仁（去皮尖）、芍药各等份。

【用法】上5味药研为末，炼蜜和丸，如兔屎大，每日食前服1丸，不愈，加至3丸。

【功效】活血化瘀，缓消硬块。

【主治】妇人小腹宿有硬块，按之痛，腹挛急，脉涩。

【来源】《金匮要略·妇人妊娠病脉证并治第二十》。

方二　胶艾汤

【组成】川芎、阿胶、甘草各6克，艾叶、当归各9克，芍药12克，干地黄18克。

【用法】除阿胶外，其他6味药，以水1000毫升，清酒600

毫升，合煮取600毫升去滓，纳阿胶令消尽，温服200毫升，日3次服。

【功效】养血安胎止血。

【主治】妇人崩漏，月经过多，产后出血，血小板减少等。

【来源】《金匮要略·妇人妊娠病脉证并治第二十》。

方三　当归芍药散

【组成】当归9克，芍药15克，川芎9克，茯苓12克，泽泻9克，白术12克。

【用法】上6味药，杵为散，取5毫升，以酒和，日3次服，亦可作汤剂。

【功效】养血疏肝，健脾利湿。

【主治】肝气郁结，脾气虚弱所致腹拘急，绵绵作痛，面色萎黄，足水肿，小便不利等。

【来源】《金匮要略·妇人妊娠病脉证并治第二十》。

方四　干姜人参半夏丸

【组成】干姜6克，人参6克，半夏9克。

【用法】上药研为末，以生姜汁和糊为丸，如梧桐子大。饮服3~6丸，日3次服。

【功效】温中补虚止呕。

【主治】妊娠及虚寒呕吐。

【来源】《金匮要略·妇人妊娠病脉证并治第二十》。

方五　葵子茯苓散

【组成】葵子60克，茯苓90克。

【用法】杵为散，饮服5毫升，日3次服，小便利则愈。

【功效】通窍利水。

【主治】小便不利，身重，恶寒，起则头眩等症。

【来源】《金匮要略·妇人妊娠病脉证并治第二十》。

妇人产后病

方一　下瘀血汤

【组成】大黄9克，桃仁9克，䗪虫（熬，去足）9克。

【用法】上3味研为末，炼蜜和为4丸，以酒200毫升，煎1丸，取160毫升，顿服之，新血下如豚肝。

【功效】破血下瘀。

【主治】产妇腹痛，因干血内结，着于脐者。

【来源】《金匮要略·妇人产后病脉证治第二十一》。

方二　竹叶汤

【组成】竹叶12克，葛根9克，防风、桔梗、桂枝、人参、甘草各6克，附子（炮）9克，大枣5枚，生姜6克。

【用法】以水1200毫升，煮取500毫升，待温3次服，覆被使汗出。颈项强，用大附子12克，破之如豆大，煎药扬去沫；呕者，加半夏9克（洗）。

【功效】补气温阳，解表祛风。

【主治】产后中风，身热头痛，面赤，气喘等产后阳虚，风寒外感，正虚邪实之症。

【来源】《金匮要略·妇人产后病脉证治第二十一》。

方三　白头翁加甘草阿胶汤

【组成】白头翁、甘草、阿胶（烊化）各6克，秦皮、黄连、黄柏各9克。

【用法】除阿胶外，其他5味药以水1400毫升，煮取500毫升，纳阿胶令消尽，待温3次服。

【功效】清热解毒，养血止利。

【主治】产后血虚而患热利下垂，下利脓血便，腹痛里急者。

【来源】《金匮要略·妇人产后病脉证治第二十一》。

华佗方

麻醉　解麻

方一　麻沸散

【组成】羊踯躅9克，茉莉花根3克，当归30克，菖蒲0.9克。

【用法】水煎，温服。

【功效】麻醉止痛。

【主治】用于外科手术麻醉等。

【来源】《华佗神医秘传》。

方二　解麻药神方

【组成】人参15克，生甘草9克，陈皮1.5克，半夏3克，白薇3克，菖蒲1.5克，茯苓1.5克。

【用法】上药以水煎成1碗，温服。

【功效】益气祛邪醒神。

【主治】使用华佗麻醉剂后，换皮后3日，诸症平复，急宜用该剂解之使醒。

【来源】《华佗神医秘传》。

方三　外敷麻药神方

【组成】川乌尖、草乌尖、生南星、生半夏各15克，胡椒30克，蟾酥12克，荜拨15克，细辛12克。

【用法】上药研为细末。用温酒调敷。

【功效】麻醉止痛。

【主治】本剂专为施割症时，外部调敷之用，能令人知觉麻木，任割处之。

【来源】《华佗神医秘传》。

咳　嗽

方一　咳嗽方

【组成】紫菀15克，五味子30克，桂心60克，麻黄（去节）120克，杏仁（去皮尖，捣）70枚，干姜120克，炙甘草60克。

【用法】水煎，分3次温服，日3次。

【功效】宣肺化饮止咳。

【主治】咳嗽。

【来源】《华佗神医秘传》。

方二　五嗽方

【组成】皂荚（炙）、干姜、桂心等份。

【用法】研为末，炼蜜为丸，如梧桐子大。每服3丸，日3次。

【功效】温肺化饮，豁痰止咳。

【主治】五嗽：气嗽、饮嗽、燥嗽、冷燥、邪嗽。

【来源】《华佗神医秘传》。

伤　寒

方一　伤寒血结方

【组成】海蛤、滑石、甘草各30克，芒硝15克。

【用法】上共研为末，每服6克，日2服，鸡蛋白调服。

【功效】清热利湿，活血破结。

【主治】血结，胸膈胀满，痛不可近。

【来源】《华佗神医秘传》。

方二　五胜散神方

【组成】甘草、石膏、白术、五味子各30克，炮姜0.9克。

【用法】上药研为细末。每服药6克，生姜2片，枣1枚，水煎，去滓，温服。

【功效】寒热并调，祛邪解表。

【主治】四时伤寒冒风，身热头痛，昏倦寒痰，咳嗽及中满。伤寒3日以前，服无不效。

【来源】《华佗神医秘传》。

方三　伤寒腹胀方

【组成】桔梗、半夏、陈皮各9克，生姜5片。

【用法】水煎，温服。

【功效】化痰理气除胀。

【主治】伤寒腹胀。

【来源】《华佗神医秘传》。

方四　伤寒厥逆方

【组成】大附子2枚（炮制，去皮、脐）。

【用法】上药研为末，每服9克，姜汁送调服，以脐下如火暖为度。

【功效】温阳散寒。

【主治】伤寒厥逆，面青，四肢厥冷，腹痛身冷。

【来源】《华佗神医秘传》。

呕吐　呃逆

方一　经来呕吐方

【组成】白术3克，丁香、干姜各1.5克。

【用法】上药捣筛为散，空腹米汤调服。

【功效】健脾、温中，降逆。

【主治】月经呕吐。

【来源】《华佗神医秘传》。

方二　呃逆方

【组成】黄连3克，紫苏叶2.4克。

【用法】水煎，温服。

【功效】辛开苦降，和胃降逆。

【主治】呃逆。

【来源】《华佗神医秘传》。

痢　疾

方一　冷痢方

【组成】黄连60克，炙甘草、炮附子、阿胶各15克。

【用法】水煎，分2次温服。

【功效】辛开苦降，和胃降逆。

【主治】冷痢。

【来源】《华佗神医秘传》。

方二　热毒痢方

【组成】苦参、橘皮、独活、炙阿胶、蓝青、黄连、鬼箭羽、黄柏、甘草各适量。

【用法】上药捣为末，蜜烊胶为丸如梧桐子大。开水下10丸，每日3次。

【功效】清热燥湿，杀虫，利尿。

【主治】热毒痢。

【来源】《华佗神医秘传》。

方三　久痢方

【组成】地榆、鼠尾草各30克。

【用法】水煎，分2次温服。

【功效】凉血止血，清热解毒，消肿敛疮。

【主治】久患赤痢，连年不愈。

【来源】《华佗神医秘传》。

便　秘

方一　通便神方

【组成】熟地、玄参、当归各30克，川芎15克，火麻仁3克，大黄3克，桃仁10枚，红花0.9克。

【用法】上诸药加蜂蜜200毫升，和水煎，去渣温服。

【功效】滋阴润肠，行血通便。

【主治】久病之后，大便闭结。

【来源】《华佗神医秘传》。

方二　大便秘涩方

【组成】大黄90克，黄芩60克，炙甘草30克，栀子14枚。

【用法】水煎，分3次服。

【功效】清热泻火，通腑导滞。

【主治】便秘。

【来源】《华佗神医秘传》。

中 风

方一　中风颈项直硬方

【组成】宣木瓜（去瓤）、乳香、没药、生地汁各适量。

【用法】将乳香、没药装入木瓜中，以线缚定，饭锅上蒸三四次，研成膏，入生地汁，热酒冲服。

【功效】舒筋通络。

【主治】中风颈项直硬。

【来源】《华佗神医秘传》。

方二　中风发热方

【组成】大戟、苦参各120克。

【用法】用白醋浆煮沸，趁热外洗。

【功效】清热燥湿。

【主治】中风，发热。

【来源】《华佗神医秘传》。

方三　中风不语方

【组成】人乳汁3毫升，著名美酒30毫升。

【用法】混合，分3次服。

【功效】祛风通络开窍。

【主治】中风不语。

【来源】《华佗神医秘传》。

方四　产后中风神方

【组成】独活240克，葛根180克，生姜150克，炙甘草60克。

【用法】水煎。分3服，微汗佳。

【功效】祛风化湿，舒筋通络。

【主治】产后中风。

【来源】《华佗神医秘传》。

腰　痛

方一　产后腰痛神方

【组成】败酱、当归各1.8克，川芎、白芍、桂心各1.8克。

【用法】水煎。分2次服之。忌葱。

【功效】养血活血通络。

【主治】产后腰痛。

【来源】《华佗神医秘传》。

方二　骨软风方

【组成】何首乌、牛膝各300克。

【用法】上药以酒60毫升，浸7日取出曝干，捣为末，枣肉和丸，如梧桐子大。每服30~50丸，空腹酒调服。

【功效】补肝肾，壮筋骨。

【主治】腰膝痛，不能行，且遍体瘙痒。

【来源】《华佗神医秘传》。

方三　肾虚腰痛方

【组成】丹皮（去心）0.6克，萆薢、白术各0.9克。

【用法】上药为散。以酒服6~9克。也可作汤服之。

【功效】健脾补肾。

【主治】肾虚腰痛。

【来源】《华佗神医秘传》。

水　肿

方一　五皮散

【组成】生姜皮、桑白皮、陈橘皮、大腹皮、茯苓皮各等份。

【用法】上药研为细末，每服9克，水500毫升，煎至300毫升，去滓，不计时候温服，忌生冷油腻硬物。

【功效】利湿消肿，理气健脾。

【主治】水肿。症见一身悉肿，肢体沉重，心腹胀满，上气促急，小便不利，舌苔白腻，脉象沉缓，以及妊娠水肿等。

【来源】《华氏中藏经》。

淋　症

方一　血淋方

【组成】白茅根、芍药、木通、车前子各90克，滑石、黄芩各45克，乱发灰、冬葵子（微炒）各15克。

【用法】上8味药捣筛。每服9克，水煎，温服，日3次。

【功效】清热通淋，凉血止血。

【主治】血淋。

【来源】《华佗神医秘传》。

方二　劳淋方

【组成】滑石0.9克，王不留行、冬葵子、车前子、桂心、甘遂、通草各0.6克，石韦（去毛）1.2克。

【用法】上药为散，蓖麻子粥和服6~9克，日3次服。

【功效】清热通淋。

【主治】劳淋，其状尿留茎内，数起不出，引少腹痛，小便不利，劳倦即发。

【来源】《华佗神医秘传》。

小便不通　尿多

方一　利气散

【组成】黄芪、陈皮、甘草各适量。

【用法】上药等份，研为末，水煎服，自然通。

【功效】健脾益气利水。

【主治】老人小便秘涩不通。

【来源】《华佗神医秘传》。

方二　小便不通方

【组成】人参、莲心、茯苓、车前子、王不留行各9克，甘草3克，肉桂0.9克，白果20枚。

【用法】水煎温服，1剂即如注。

【功效】健脾益气，利尿。

【主治】小便不通。

【来源】《华佗神医秘传》。

方三　小便过多效方

【组成】补骨脂（酒蒸）300克，茴香（盐炒）300克。

【用法】共研为末，酒糊为丸，如梧桐子大。盐汤下100丸。

【功效】温补肾阳固摄。

【主治】小便过多。

【来源】《华佗神医秘传》。

妇产科病

方一　漏下不止神方

【组成】鹿茸、阿胶各90克，乌贼骨、当归各60克，蒲黄30克。

【用法】上药研为末。空腹酒服6~9克，日3次，夜2次。

【功效】培元固体，补血止血。

【主治】崩漏不止。

【来源】《华佗神医秘传》。

方二　妊娠霍乱神方

【组成】白术、紫苏、茯苓各4.5克，藿香、橘皮、甘草各3克，砂仁末15克。

【用法】姜枣引，水煎，温服。

【主治】妊娠霍乱。

【来源】《华佗神医秘传》。

方三　阴挺神方

【组成】蜀椒、乌梅、白及各0.6克。

【用法】上药捣末过筛。以6~9克药粉，棉布裹纳阴中，入9厘米。

【功效】温中散寒，收敛止血，消肿生肌。

【主治】阴挺。

【来源】《华佗神医秘传》。

方四　阴肿神方

【组成】熬白矾0.6克，大黄0.3克，炙甘草0.15克。

【用法】上药捣筛。取枣大绵裹导阴中，20日即愈。

【功效】祛风化湿。

【主治】消炎，燥湿，止泻，止血，解毒，杀虫。

【来源】《华佗神医秘传》。

方五　产后阴肿神方

【组成】羌活、防风各30克。

【用法】煎汤熏洗。

【功效】祛风化湿，解热止痛。

【主治】产后阴肿。

【来源】《华佗神医秘传》。

方六　白带神方

【组成】苍术15克，茯苓、红鸡冠花各9克，车前子4.5克。

【用法】水煎，温服。

【功效】健脾，清热利湿。

【主治】妇人白带。

【来源】《华佗神医秘传》。

方七　胞衣不下神方

【组成】牛膝、瞿麦各30克，当归、通草各45克，桂心60克，葵子240克。

【用法】水煎。分3次服。

【功效】活血通络，清热利湿。

【主治】胞衣不下。

【来源】《华佗神医秘传》。

方八　产后泻血神方

【组成】炙干艾叶15克，老姜15克。

【用法】水煎浓汁，顿服。

【功效】温经止血。

【主治】产后泻血。

【来源】《华佗神医秘传》。

方九　产后遗溺神方

【组成】白薇、芍药各30克。

【用法】上药共捣为末，酒下3克。

【功效】活血敛涩。

【主治】产后遗溺。

【来源】《华佗神医秘传》。

疬

方一　疬疡风神方

【组成】硫黄90克，硇砂、生附子各60克，雄黄30克。

【用法】共捣成末，以苦酒和如泥，涂疡处，干即更涂，以瘥为度。

【功效】解毒消疮。

【主治】疬疡风。

【来源】《华佗神医秘传》。

方二　大疬风神方

【组成】凌霄花15克，焙地龙、炒僵蚕、炒全蝎各7只。

【用法】上药研为末。每服6克，温酒下，或以药煎汤浴身俟出臭汗为度。

【功效】活血散结消疮。

【主治】大疬风。

【来源】《华佗神医秘传》。

咽喉齿病

方一　实火喉蛾方

【组成】山豆根、黄连、半夏、柴胡、甘草、桔梗、天花粉各6克。

【用法】水煎，凉服，2剂自愈。

【功效】清热泻火利咽。

【主治】实火喉蛾。

【来源】《华佗神医秘传》。

方二　声哑方

【组成】硼砂30克，诃子肉6克，元明粉、胆星各3克，龙脑0.9克，大乌梅30克。

【用法】前5味药共研为末，以大乌梅捣烂和丸，如弹丸子大。含于口中，经宿即愈。

【功效】清热泻火利咽。

【主治】声哑。

【来源】《华佗神医秘传》。

方三　荜拨散神方

【组成】荜拨、木鳖子（去壳）各适量。

【用法】先研木鳖子，研细，后入荜拨同研混匀。左右鼻吸入粉末，每用一豆大。

【功效】清热泻火利咽。

【主治】牙痛。

【来源】《华佗神医秘传》。

眼　病

方一　肝热眼赤神方

【组成】黄连、秦皮各90克。

【用法】水煎去滓，饭后温服，分2次。

【功效】清热明目。

【主治】肝热眼赤。

【来源】《华佗神医秘传》。

方二　白龙散神方

【组成】白鳝粉30克，铜绿3克。

【用法】上药各先研成细末，再混研匀。每用1.5克，百沸汤化开，以手指洗眼。

【功效】解毒祛风、扶睫消疮。

【主治】风毒赤烂，眼眶倒睫，冷热泪不止。

【来源】《华佗神医秘传》。

方三　伤寒目翳方

【组成】秦皮、升麻、黄连各30克。

【用法】水煮，去渣，取清液，待冷，滴眼。忌猪肉、冷水。

【功效】胜火消翳。

【主治】伤寒目翳。

【来源】《华佗神医秘传》。

唐代名医方

孙思邈方

头　痛

方一　菊花茶调散

【组成】川芎、荆芥、细辛、甘草、防风、白芷、薄荷、羌活、菊花、僵蚕、蝉蜕各适量。

【用法】上药研为末，茶水调服。

【功效】疏散风热，清利头目。

【主治】风热上攻，头晕目眩，及偏正头痛等。

【来源】《银海精微》。

方二　痰饮头痛方

【组成】常山30克，云母粉60克。

【用法】为散，开水服9克，吐之止；若吐不尽，再服。忌生葱、生蒜。

【功效】催吐化痰。

【主治】痰饮头痛，往来寒热。

【来源】《千金翼方》。

胸痹　心痛

方一　卒中恶心痛方

【组成】苦参（切）90克，好醋90毫升。

【用法】以醋煮苦参，取50毫升，强人顿服，老、小2服。

【功效】顺气理气。

【主治】卒中恶心痛。

【来源】《备急千金要方》。

方二　桂心三物汤

【组成】桂心60克，胶饴250克，生姜60克。

【用法】上药切，以水240毫升，煮2味，取180毫升，去渣，入胶饴，分3服。禁忌：生葱。

【功效】温阳，缓急，止痛。

【主治】心下痞，诸逆悬痛。

【来源】《备急千金要方》。

方三　疗膈散

【组成】瓜丁28枚，赤小豆20枚，人参0.3克，甘草0.3克。

【用法】捣为散，酒服3克，日2次服。禁忌：海藻、菘菜。

【功效】补脾益气，清热解毒。

【主治】心上结痰实，寒冷心闷。

【来源】《备急千金要方》。

方四　乌头丸

【组成】乌头7.5克，附子1.5克，蜀椒15克，干姜、赤石脂各30克。

【用法】蜜丸麻子大。先食服3丸，日3次服。不愈稍增。

【功效】温经散寒止痛。

【主治】心痛彻背，背痛彻心。

【来源】《备急千金要方》。

痰食积

方一　松萝方

【组成】松萝60克，乌梅14枚，常山90克，甘草（炙）30克。

【用法】以酒180毫升渍1宿，合水180毫升，煮取150毫升，去渣，顿服，亦可再服，得快吐止。禁忌：海藻、菘菜、生葱。

【功效】消食化积。

【主治】胸中痰积热。

【来源】《备急千金要方》。

方二　葱白汤

【组成】葱白5茎，乌头（炮）0.6克，甘草（炙）0.6克，珍珠（研）0.3克，常山0.6克，桃叶1把。

【用法】除珍珠，其余5味药以酒240毫升，水240毫升，合煮取180毫升，去渣，纳珍珠，服60毫升，得吐止。禁忌：海藻、菘菜、猪肉、冷水、生葱、生菜、生血等物。

【功效】催吐除痰。

【主治】冷热咳痰，头痛闷乱欲吐。

【来源】《千金翼方》。

方三 盐汤探吐方

【组成】盐适量。

【用法】以水600毫升，煮取300毫升，分2服，得吐即愈。

【功效】涌吐宿食。

【主治】宿食停滞不消或霍乱，致脘腹胀痛不舒，欲吐不得吐，欲泻不得泻者。

【来源】《备急千金要方》。

血 症

方一 犀角地黄汤

【组成】犀角1.5~3克，生地黄30克，芍药12克，牡丹皮9克。

【用法】上4味药，㕮咀，以水1800毫升，煮取600毫升，分3服。

【功效】清热解毒，凉血散瘀。

【主治】热入血分症。

（1）热甚动血。出现吐衄、尿血、便血，斑色紫黑，舌绛起刺等。

（2）蓄血发斑。漱水不欲咽，腹不满，但自信痞满，大便黑而易解者。

【来源】《备急千金要方》。

方二　尿血方

【组成】牡蛎（熬）、车前、桂心、黄芩各适量。

【用法】上药等份捣筛为散，饮服9克，日3服不效加至18克。禁忌：生葱。

【功效】清热利湿止血。

【主治】房损伤中尿血。

【来源】《备急千金要方》。

黄　疸

方一　地黄汁汤方

【组成】生地黄汁50毫升，大黄（末）1.8克，芒硝30克。

【用法】上3味药令和，1服15毫升，日2服。

【功效】养阴攻下退黄。

【主治】急黄热气骨蒸，两目赤脉。

【来源】《备急千金要方》。

方二　女劳疸方

【组成】滑石（研）150克，石膏（研）150克。

【用法】为散，以大麦粥汁服9克，日3服，大便极利则瘥。

【功效】清热利湿退黄。

【主治】黄疸，日晡所发热，恶寒，小腹急，体黄，额黑，大便黑、溏泻，足下热。

【来源】《千金翼方》。

虚 劳

方一　虚劳尿精验方

【组成】韭子60克，糯米30克。

【用法】以水1000毫升，煮如粥，取汁360毫升，分为3服。

【功效】补肾气，强筋骨，健脾胃。

【主治】虚劳尿精。

【来源】《千金不易简便良方》。

方二　羊骨粥

【组成】羊骨1千克左右，粳米或糯米60克，细盐、葱白、生姜各适量。

【用法】羊骨洗净捶碎，加水煎汤，然后取汤代水，同米煮粥，粥将成时，加入细盐、姜、葱，稍煮即可食用。本粥以秋冬季早晚餐湿热空腹食用为宜，10~15天为一疗程。

【功效】补肾气，强筋骨，健脾胃。

【主治】虚劳羸瘦，肾脏虚冷，脾胃虚弱，以及血小板减少性紫癜，再生不良性贫血。

【来源】《千金翼方》。

病状毛发病

方一　长发方

【组成】麻子1.5千克，白桐叶1把。

【用法】麻子碎，白桐叶切。上2味，以米泔汁1200毫升，煮五六沸，去滓。以此洗沐。

【功效】以此洗沐，则发不落而长。

【主治】毛发脱落。

【来源】《备急千金要方》。

方二　生眉毛方

【组成】墙上青衣、铁生衣各适量。

【用法】上2味药等份研为末，以水和涂即生。

【功效】涂发上，黑发。

【主治】眉毛脱落。

【来源】《备急千金要方》。

方三　发黄方

【组成】腊月猪膏、羊矢灰、蒲灰各适量。

【用法】3药和匀，敷之，3日1次，变黑为止。

【功效】涂于发上，光泽头发。

【主治】头发黄。

【来源】《千金翼方》。

方四　瓜子散

【组成】瓜子500克，白芷、当归、芎䓖、甘草各60克。

【用法】白芷去皮，甘草炙。上5味捣碎为散。食后服15克，1日3次，酒浆汤饮任性服之。

【功效】补气，黑发。

【主治】头发早白，又主虚劳及忧愁早白。

【来源】《千金翼方》。

流泪症

方一　吹云丹

【组成】细辛、升麻、蕤仁各0.6克，青皮、连翘、防风各120克，柴胡1.5克，甘草、当归各18克，黄连9克，荆芥穗（绞取浓汁）3克，生地黄4.5克。

【用法】上药研为粗末，除连翘外，用净水400毫升，先熬余药，熬至100毫升入连翘同煎，至50毫升许去渣，入银石器内，文、武火熬至滴水成珠不散为度，炼熟蜜少许熬用之。

【功效】清热祛风明目。

【主治】目中泪及迎风，并羞明怕日，常欲闭目在暗室，塞其户牖，翳成久遮睛，此药多点神效。

【来源】《银海精微》。

翳膜内障

方一　省味金花丸

【组成】栀子、黄芩、黄柏、桑白皮、地骨皮、桔梗、知母、甘草各适量。

【用法】上药研为细末，炼蜜为丸，清茶调下。

【功效】清泻胃火。

【主治】脾胃积热，致生黄膜。

【来源】《银海精微》。

方二　泻肝散

【组成】防风（去芦）、黄芩、桔梗、芍药、大黄（炒）各适量。

【用法】上药每服入芒硝0.15克，临卧温服。

【功效】柔肝泻火明目。

【主治】肝虚雀目，恐变成白内障。

【来源】《银海精微》。

眼目昏花

方一　明目固本丸

【组成】生地黄、熟地黄、天门冬、麦门冬、枸杞子、甘菊花各适量。

【用法】上药研为末，炼蜜为丸，如梧桐子大，每服30丸，空腹盐汤调服。

【功效】补肾生精，清心明目。

【主治】心热，肾水不足，少精光者。

【来源】《银海精微》。

目痛目痒

方一　五黄膏

【组成】好黄连、黄芩、黄柏、大黄、黄丹各适量。

【用法】上药研为细末，以芙蓉叶用冷水，或煎茶调，贴两太阳穴。

【功效】清热解毒明目。

【主治】目肿痛涩，欲以冷洗应验。

【来源】《银海精微》。

方二　灵妙应痛膏

【组成】蕤仁（去皮油）100粒，朱砂（飞）3克，片脑0.3克，乳香（如枣核大）、硼砂各3克。

【用法】上药俱研为细末，调蜂蜜为膏子。以铜筋点，一两次其痛即止。

【功效】活血止痛。

【主治】以膏治眼疼痛，暴发不可忍者。

【来源】《银海精微》。

方三　神仙碧雪丹

【组成】铜绿30克，当归6克，没药（制过）0.6克，麝香0.6克，马牙硝1.5克，乳香（制过）1.5克，黄连末6克，片脑0.6克，白丁香0.6克。

【用法】上药俱研为末，熬黄连膏子为丸，如龙眼核大。用时将1丸凉水化开，日点1次，6次见效。

【功效】养血活血，清热止痛。

【主治】眼疼痛。

【来源】《银海精微》。

方四　三霜丸

【组成】姜粉、枯矾、白硼砂各适量。

【用法】痒极难忍，用上药研为末，口津液调和如粟大。要用时将1丸放于大眦上。

【功效】散郁止痒。

【主治】目痒极难忍。

【来源】《银海精微》。

王焘方

风　症

方一　热风瘫痪方

【组成】羌活1千克，谷子（水中取沉者）45克。

【用法】捣筛为散。酒服9克，日3服，稍加之。

【功效】祛风清热利湿。

【主治】热风瘫痪常发。

【来源】《外台秘要》。

方二　膏摩之方

【组成】闾茹（去皮）105克，细辛、附子各60克，桂心15克。

【用法】上4味药捣筛，以猪膏勿令中水，去上膜及赤脉，600克捣，令脂销尽，药成。待干以药抹，须令入内，每日须抹，如非12月合，则用生乌麻油和，极好。

【功效】温散风邪。

【主治】疗头一切风，发秃落更不生，主头中20种病，头眩，面中风。

【来源】《外台秘要》。

方三　贴顶膏

【组成】蓖麻（去皮）、杏仁、石盐、川芎、松脂、防风各适量。

【用法】上药等份，先捣石盐和后3味为末，另捣蓖麻、杏仁，以蜡纸裹。有病先灸百会3壮，去发将膏贴灸处，3日一换。

【功效】祛风开窍。

【主治】头风闷乱鼻塞，头眩眼暗。

【来源】《外台秘要》。

温病（毒）

方一　黄连汤

【组成】小豆30克，黄连30克，吴茱萸30克。

【用法】上3味药，水煎取60毫升，尽服不瘥，复作有效。禁忌：猪肉、冷水。

【功效】清热燥湿，泻火解毒。

【主治】天行毒病，或下不止，喉咽痛。

方二　小品茅根汤

【组成】茅根、葛根各15克。

【用法】以水240毫升，煮取120毫升，温饮之，哕止则停。

【功效】清热利尿。

【主治】温病有热、饮水暴冷哕。

【来源】《外台秘要》。

方三　黄连橘皮汤

【组成】黄连12克，橘皮6克，杏仁6克，枳实（炙）3克，麻黄（去节）6克，葛根6克，厚朴（炙）3克，甘草（炙）3克。

【用法】以水480毫升煎，分3次服尽。

【功效】清热解毒，理气和中。

【主治】冬湿毒始发出肌中，心闷呕吐清汁，眼赤口疮，下部亦生疮，得下利。

【来源】《外台秘要》。

方四　茅根橘皮汤

【组成】白茅根（切）30克，橘皮90克，桂心60克，葛根60克。

【用法】以水360毫升，煮取180毫升，温服20毫升，连服数剂。微有热，减桂心30克。

【功效】凉血止血，清热解毒。

【主治】春夏天行伤寒，温病胃冷变暖。

【来源】《外台秘要》。

方五 前胡汤

【组成】前胡30克，麦门冬（去心）90克，竹茹60克，橘皮30克，甘草（炙）30克，生姜60克，生地黄（切）120克。

【用法】以水450毫升，煮取150毫升，绞去滓，待温3次服。禁忌：海藻、菘菜、芜荑、热面、猪肉、犬肉、油腻。

【功效】宣肺养阴，理气降逆。

【主治】天行恶寒壮热，食则呕逆。

【来源】《外台秘要》。

疟 疾

方一 竹叶常山汤

【组成】常山90克，淡竹叶20克，小麦30克。

【用法】以水300毫升渍1宿，第二天早晨起煮取120毫升，分温3服。忌生菜、生葱。

【功效】清热截疟。

【主治】温疟壮热微寒，手足烦热，干呕。

【来源】《外台秘要》。

方二 知母鳖甲汤

【组成】知母90克，鳖甲90克，常山60克，地骨皮90克，竹叶30克，石膏（碎）120克。

【用法】以水400毫升，煮取150毫升，去滓，分3次服。禁忌：蒜、猪肉、苋菜、生葱、生菜。

【功效】清热保津，截疟祛邪。

【主治】温疟，壮热，不能食。

【来源】《外台秘要》。

方三　常山大黄汤

【组成】常山90克，甘草90克，前胡60克，大黄90克。

【用法】以水600毫升，煮常山、甘草、前胡取200毫升，下大黄，煎取180毫升，分盛令冷。初服40毫升，中服50毫升，欲发服55毫升。

【功效】清热攻下，解毒除疟。

【主治】疟疾，结实积热，烦扰目赤，寒热痰多。

【来源】《外台秘要》。

黄　疸

方一　麦门冬饮子方

【组成】麦门冬12克，栝楼9克，竹叶3克，茯苓12克，升麻6克，生芦根3克，甘草3克（炙）。

【用法】以水420毫升，煎取150毫升，绞去滓，待温3次服。

【功效】养阴生津，润肺清心

【主治】黄疸，呕吐，口干。

【来源】《外台秘要》。

方二 苦参丸

【组成】苦参90克，龙胆草60克，栀子仁21枚。

【用法】捣筛为散，若病甚，取猪胆和为丸，如梧桐子大。1服5丸，日三四次服。

【功效】清热泻火退黄。

【主治】劳疸、谷疸。

【来源】《外台秘要》。

方三 苦参汤

【组成】苦参30克，黄连30克，葶苈子（熬）30克，瓜蒂20克，黄芩30克，黄柏30克，大黄30克。

【用法】捣为散，饮服9克，当大吐者，日1服，不吐日2服，亦得服，服药5日，知可好转。

【功效】清热利湿。

【主治】卒然阵寒便发黄，皮肤黄，小便赤少，大便时闭，食欲不佳。

【来源】《外台秘要》。

内伤发热

方一 阿胶汤

【组成】阿胶9克，干姜6克，麻子30克，远志12克，附子（炮）3克，人参3克，甘草（炙）9克。

【用法】除阿胶外，其他6味药以水400毫升，煮取150毫升，去渣，纳阿胶令烊，分3次服。禁忌：海藻、菘菜、猪肉、冷水。

【功效】滋肾清热。

【主治】久虚热，小便利而多，脉细弱。

【来源】《外台秘要》。

方二 骨汁淋方

【组成】枯朽骨碎（一切骨）150克，柳枝300克，棘针300克，桃枝（锉）300克。

【用法】以清水2000毫升煮之减半，乃滤出汁，另取清浆4000毫升投釜中，和骨重煮二三沸，然后滤出，取前后汤相和，待温随意取用。使患者解发令散，以此汤泼顶淋之。

【功效】滋阴、清虚热。

【主治】骨蒸。

【来源】《外台秘要》。

方三 虚劳骨蒸验方

【组成】苦参6克，青葙子6克，艾叶3克，甘草（炙）3克。

【用法】以水240毫升，煮取90毫升，分为3份，用羊胞盛之，以苇灌下部。禁忌：海藻、松果。

【功效】养阴、退虚热。

【主治】虚劳骨蒸，早起体凉，日晚便热，烦躁不安，小便赤黄。

【来源】《外台秘要》。

小便不利

方一　瞿麦汤

【组成】瞿麦9克，甘草9克，滑石12克，葵子9克，石韦9克。

【用法】以水180毫升，煮取150毫升，分3次服。禁忌：海藻、菘菜。

【功效】清热利湿。

【主治】小便不利。

【来源】《外台秘要》。

方二　水病方

【组成】黄连末适量。

【用法】以蜜和，捣数杵，丸如梧桐子。饮服2丸，可至三四丸。禁忌：饮水、冷物。

【功效】清热燥湿。

【主治】小便不利，水肿。

【来源】《外台秘要》。

方三　秘传水病身肿方

【组成】鲤鱼1尾（去头、尾骨，取肉）。

【用法】以水1200毫升，赤小豆60克，和鱼肉煮，可取120毫升，以上汁生布绞去渣。顿服尽，或分为2服。禁忌：牛肉、白酒、生冷、猪、鱼、油、酪。

【功效】淡渗水湿。

【主治】水病，小便不利，身肿。

【来源】《外台秘要》。

痢　疾

方一　黄连汤方

【组成】黄连120克，黄柏90克，当归90克，厚朴60克，石榴皮120克，干姜90克，地榆120克，阿胶120克。

【用法】以水540毫升，煮取180毫升，去渣，下阿胶更煎取烊，分3次服。禁忌：猪肉、冷水。

【功效】清热燥湿，和中止痢。

【主治】中焦洞泻下痢，或因霍乱后泻黄白无度，腹中虚痛。

【来源】《外台秘要》。

方二　地肤散方

【组成】地肤子150克，地榆根60克，黄芩60克。

【用法】捣筛为散，以水服9克，日服3次。

【功效】清热祛风，燥湿止痢。

【主治】下血痢。

【来源】《外台秘要》。

风疹　隐疹

方一　风疹方

【组成】蛇床子60克，防风90克，生蒺藜1千克。

【用法】500毫升水，煮取300毫升，渍棉拭。

【功效】祛风止痒。

【主治】风疹。

【来源】《外台秘要》。

方二　隐疹粉散方

【组成】乌头（炮）30克，桔梗30克，细辛30克，白术30克。

【用法】捣筛，以铅朱为色，粉120克和调，涂身。

【功效】辛温散风止痒。

【主治】风疹，身体隐疹。

【来源】《外台秘要》。

宋代名医（著）方

骆龙吉方

头　痛

方一　三五七散

【组成】附子90克，山茱萸150克，山药210克。

【用法】上药研为细末，每服6克，生姜红枣汤食后调服。

【功效】温中散寒。

【主治】脑风头痛。

【来源】《增补内经拾遗方论》。

方二　羌活散

【组成】羌活4.2克，苍术4.2克，白茯苓3克，防风3克，枳壳3克，桔梗3克，甘草0.9克。

【用法】上药用水1500毫升，姜3片，葱1根，煎至1200毫升，不拘时服。

【功效】祛风散寒。

【主治】遇风头痛。

【来源】《增补内经拾遗方论》。

胁　痛

方一　栝楼汤

【组成】栝楼（大者1枚，连皮捣烂）60克，甘草（蜜炙）6克，红蓝花1.5克。

【用法】上药用水1000毫升，煎至800毫升。温服，不拘时。

【功效】润肺化痰，活血止痛。

【主治】左胁气痛。

【来源】《增补内经拾遗方论》。

方二　推气散

【组成】枳壳（去瓤，麸炒）15克，桂心15克，姜黄15克，甘草（蜜炙）9克。

【用法】上药研为细末，每服6克，姜枣煎汤调服，热酒亦可。

【功效】行气活血止痛。

【主治】右胁气痛。

【来源】《增补内经拾遗方论》。

疟　疾

方一　柴平汤

【组成】银柴胡6克，黄芩4.5克，人参（去芦）、半夏（汤泡7次）各3克，甘草1.5克，陈皮4.2克，苍术4.5克，厚朴（姜制）3克。

【用法】上药用水1000毫升，姜3片，红枣2枚，煎至800毫升，未发病先服。

【功效】和解表里，祛邪截疟。

【主治】痎疟，由夏季暑汗不出所致。

【来源】《增补内经拾遗方论》。

方二　仓廪汤

【组成】人参、白茯苓、川芎、甘草、羌活、独活、前胡、柴胡、桔梗、枳壳（麸炒）各适量。

【用法】上药用900毫升水，陈仓米3克，生姜3片，薄荷少许同煎，温服。

【功效】健脾益气，和解达邪。

【主治】疟痢交行，又治禁口。

【来源】《增补内经拾遗方论》。

惊　风

方一　保生锭子

【组成】人参、白术、白茯苓、白芍药各30克，甘草、牛黄各6克，全蝎（去毒）22只，白僵蚕24只，黑牵牛16个，南星

（当年者）20个，白附子12个，代赭石（火煅水飞）、青礞石（火煅，水飞）、蛇含石（火煅，用米醋淬）各120克。

【用法】上药研为细末，糕糊为丸，用火烘干，瓷罐盛之。用好鹿香同置一处熏之。

【功效】益气健脾，化痰祛风，通络镇惊。

【主治】急慢惊风。

【来源】《增补内经拾遗方论》。

方二　吉州醒脾散

【组成】人参、白术、白茯苓、甘草、橘红、半夏、曲木香各3克，全蝎（去毒）15克，白子4枚，南星（炮）2枚。

【用法】上药研为细末，每服6克，生姜3片，红枣2枚，煎汤调服，食前。

【功效】健脾益气，化痰通络镇惊。

【主治】吐泻后生慢惊风。

【来源】《增补内经拾遗方论》。

痿　症

方一　虎龟丸

【组成】虎胫骨30克，败龟板90克，苍术90克，黄柏60克，防己120克，当归梢60克，牛膝45克。

【用法】上药研为末，糊丸梧桐子大。每服9~18克，空腹加盐、姜汤服。

【功效】补肝肾，壮筋骨。

【主治】足膝痿弱。

【来源】《增补内经拾遗方论》。

方二　清燥汤

【组成】苍术（泔浸）、白术、黄芪、白茯苓、黄连、橘皮、当归各3克，生地、人参各2.1克，甘草、黄柏（酒炒）、麦门冬、神曲（炒）、猪苓、泽泻各1.5克，升麻、柴胡各0.9克，五味子9粒。

【用法】上药作1服，水1000毫升，煎至800毫升，食前温服。

【功效】清热利湿，健脾益气。

【主治】足膝痿弱，不能行立。

【来源】《增补内经拾遗方论》。

闭　经

方一　蚕沙酒

【组成】蚕沙（炒牛黄色）120克，无灰酒500毫升。

【用法】上药重汤煮熟，去砂。温饮80毫升。

【功效】通络调经。

【主治】月经久闭。

【来源】《增补内经拾遗方论》。

方二　乌贼鱼骨丸

【组成】乌贼鱼骨（去甲）120克，芦茹30克。

【用法】上2药合之，以雀卵为丸，如小豆大。饭后送下5

丸，后饮鲍鱼汁。

【功效】补血养血。

【主治】血枯经闭。

【来源】《增补内经拾遗方论》。

洪遵方

痢　疾

方一　肉豆蔻散

【组成】肉豆蔻、罂粟壳（用蜜拌匀炒黑）、甘草（炒）、干生姜（炒）各适量。

【用法】捣罗为末，每服18克。若赤痢多加甘草6克（炙）同煎；如白痢多加炒生姜6克同煎，用水150毫升，煎至100毫升，通口服，不拘时。可将2服药渣再煎服，无不愈者。

【功效】温肠除湿止利。

【主治】赤白痢无药可治者，其效如神。上吐下痢者亦可治。

【来源】《洪氏集验方》。

方二　神应乳香丸

【组成】安息香0.3克，诃子3克，乳香0.3克，没药0.3克。

【用法】上药研为细末，滴水为丸，如绿豆大。每服5~7克，乳香汤调服，空腹服，日3次服。

【功效】活血行气，温肠止痢。

【主治】诸般恶痢，腹中搅刺，傍晚频并危恶不瘥。

【来源】《洪氏集验方》。

方三　盲肠丸

【组成】当归30克，肉豆蔻15克，诃子皮15克，黄连0.3克，乌梅肉0.3克，罂粟壳15克。

【用法】上药研为细末，蜜炼熟，丸大如绿豆。每服15丸，食前温陈米汤调服。

【功效】实肠胃，进饮食。

【主治】远近一切赤白痢。

【来源】《洪氏集验方》。

中　暑

方一　龙须散

【组成】炙甘草30克，乌梅30克，白矾15克，五倍子30克。

【用法】上药研为细末，入白面120克，同和匀。每服15克，新汲水调下。

【功效】祛暑热，生津液。

【主治】中暑迷闷，不省人事。暑月代一切暑药。

【来源】《洪氏集验方》。

方二　乌金散1号方

【组成】不蛀皂角90克，炙甘草30克。

【用法】上药研为细末，以新汲水或温熟水调10克服立瘥。此药神妙。

【功效】清暑化痰。

【主治】冒暑闷乱，不省人事欲死，及发燥引饮无度，咽中痰涎不下。

【来源】《洪氏集验方》。

妇产科病

方一 乌金散2号方

【组成】棕榈皮、乌梅、干姜各适量。

【用法】上药研为细末，每服9~12克，水煎，乌梅汤调，温服，不拘时。

【功效】固摄止崩。

【主治】血崩漏下，最治产后血崩，并小产血崩漏下。

【来源】《洪氏集验方》。

方二 乌金散3号方

【组成】血余炭15克，鲤鱼皮30克，没药15克，红花0.3克，伏龙肝0.3克，凌霄花15克，好香墨15克，干柏木0.3克，当归15克。

【用法】上药研为细末。以酒250毫升，煎取200毫升，调药6克，空心频服之。用无灰酒调服大妙。

【功效】消瘀，止血，利小便。

【主治】妇人产后百病。

【来源】《洪氏集验方》。

方三　滑胎易产神效八味散

【组成】炙甘草60克，黄芩、大豆黄卷、干姜、吴茱萸、麻子仁、大麦芽（炒）各120克，桂心1克。

【用法】上药研为细末，酒调服6克，汤饮亦得。动作宜谨，勿上厕，恐不觉堕地。

【功效】温经，固冲，安胎。

【主治】滑胎易产，神效。

【来源】《洪氏集验方》。

痈　疽

方一　灵宝膏

【组成】大栝楼10枚（研细如粉），新胡桃10枚（研细如粉），滴乳香10块（如大拇指大，研细如粉）。

【用法】上药用白砂蜜300毫升，同煎药于银石器内极慢火3小时，其稠如饧，多合少合准此。每服2匙，无灰酒调服，不拘时。甚者不过二三服，其效如神。

【功效】润肠通便。

【主治】一切痈疽，如脑疽、发背等疾，甚有神验。

【来源】《洪氏集验方》。

方二　痈疽经验方

【组成】横纹甘草（炙干，碾为细末）30克。

【用法】上药分为3次服，无灰热酒调服。

【功效】清热解毒。

【主治】肿毒发背，一切痈疽。

【来源】《洪氏集验方》。

喉 痹

方一　救生散

【组成】白僵蚕15克，生甘草3克。

【用法】上2味，各取研末，和匀。每服1.8克，以生姜汁，调药令稠，灌下，便急以温茶清冲服。

【功效】祛风解毒。

【主治】急喉闭，产前、产后有此疾，皆可服。

【来源】《洪氏集验方》。

方二　急风散

【组成】青胆矾。

【用法】每次少服，研细，新汲水调少许。含咽，吐痰为妙。

【功效】祛风解痉，化痰散结。

【主治】小儿喉闭咽痛，大人亦治。

【来源】《洪氏集验方》。

严用和方

疟 疾

方一　清脾饮

【组成】青皮（去白）、厚朴（姜制，炒）、白术、草果仁、柴胡（去芦）、茯苓（去皮）、半夏（汤泡7次）、黄芩、甘草（炙）各等份。

【用法】上药吹咀，每服12克，水90毫升，姜5片，煎至七分，去滓温服，不拘时候。

【功效】和肝健脾，化湿浊。

【主治】疟疾，因于痰湿阻遏所致。症见热多寒少，胸膈痞满，不思饮食，口苦口干，心烦渴饮，小便黄赤，脉弦数等。

【来源】《济生方》。

方二　驱邪散

【组成】高良姜（锉，炒）、白术、草果仁、橘红、藿香叶、缩砂仁、白茯苓（去皮）各30克，甘草（炙）15克。

【用法】上药研为粗末，每服12克，水75毫升，生姜5片，枣子1枚，煎至八分，去滓温服，不拘时。

【功效】理气化痰和中。

【主治】妊娠疟疾。

【来源】《济生方》。

伏　暑

方一　冷香饮子

【组成】草果仁90克，附子（炮，去皮、脐）、橘红各30克，炙甘草15克。

【用法】上药研为粗末，每服30克，以水400毫升，生姜10片，煎至100毫升，去滓，沉冷，不拘时服。

【功效】温中散寒。

【主治】老人、虚人，伏暑烦躁，引饮无度，恶心疲倦，服凉药不得者。

【来源】《济生方》。

方二　地仙散

【组成】地骨皮（去术）60克，防风（去芦）30克，炙甘草15克。

【用法】上药研为粗末，每服12克，水875毫升，生姜5片，煎至八分，去滓温服，不拘时候。

【功效】祛风养阴清虚热。

【主治】伤寒后、伏暑后烦热不安，及虚劳烦热。

【来源】《济生方》。

痰　饮

方一　茯苓饮子

【组成】赤茯苓、半夏、茯神、麦门冬各30克，沉香、炙甘草、槟榔各15克。

【用法】上药研粗末12克，水50毫升，姜5片，煎至35毫升温服，不拘时。

【功效】行气化痰。

【主治】痰饮蓄于心胃，怔忡不已。

【来源】《济生方》。

方二　玉液汤

【组成】大半夏（炮）12克，沉香（磨汁）45毫升。

【用法】以生姜10片，水500毫升，煎250毫升，食后温服。

【功效】顺气化痰。

【主治】七情气郁生涎，随气上逆，头目昏眩、心悸，眉痛。

【来源】《济生方》。

方三　寿星丸

【组成】天南星（生用）300克，琥珀（另研）30克。

【用法】上药研为细末，和匀，用生姜自然汁打面糊为丸，如绿豆大。每服40丸，不拘时。用人参、石菖蒲煎汤送下，淡姜汤亦得。

【功效】化痰镇惊。

【主治】治因病惊扰，涎留心胞，精神不守，谵言妄语，不得安卧。

【来源】《济生方》。

遗　精

方一　猪苓丸

【组成】半夏30克，猪苓30克。

【用法】上药半夏锉如豆大，猪苓为末，半夏炒令黄色不令焦，地上去火毒半日，取半夏研为末，以一半猪苓末调匀和丸，如梧桐子大，候干，更用余猪苓末同炒微裂，剩余下油炒，瓶中养之。每服和丸，空心，温酒、盐汤调服。如常服，于申、未之间冷酒送下。

【功效】利水渗湿。

【主治】年壮气盛，情欲动心，所愿不得，意淫于外，梦遗白浊。

【来源】《济生续方》。

方二　三白丸

【组成】龙骨（生用）30克，牡蛎（煅）30克，鹿角霜60克。

【用法】上药研为细末，酒煮面糊为丸，如梧桐子大。每服40丸，食前空腹服，用盐汤送下。

【功效】温肾。

【主治】遗精白浊，及滑泄盗汗。

【来源】《济生续方》。

小便不通

方一　宣气散

【组成】甘草、木通各9克，栀子6克，葵子、滑石各3克。

【用法】上药研为末，每服1.45克，灯芯调服。

【功效】清热利水。

【主治】小便不通，脐腹急痛。

【来源】《济生方》。

方二　木通散

【组成】木通、滑石各30克，黑牵牛（研末）15克。

【用法】上药研为末，每服3克，水25毫升，灯芯10茎，葱白1根，煎至3分，食前温服。

【功效】清热利水。

【主治】小便不通，小便腹痛不可忍。

【来源】《济生方》。

方三　赤茯苓汤

【组成】木通（去节）、赤茯苓（去皮）、槟榔、生地黄（洗）、黄芩、赤芍药、甘草（炙）、麦门冬（去心）各适量。

【用法】上药研为粗末，每服12克，水75毫升，生姜5片，煎至60毫升，去滓温服。

【功效】清热利湿，通利小便。

【主治】小肠实热，面赤多汗，小便不通。

【来源】《济生方》。

虚　证

方一　济生肾气丸

【组成】炮附子2个，茯苓、泽泻、山茱萸、炒山药、车前子（酒蒸）、牡丹皮各30克，官桂、川牛膝（酒浸）、熟地黄各15克。

【用法】上药研为细末，炼蜜为丸，如梧桐子大，每服6~9克，空腹米汤送服。

【功效】湿补肾阳，化气利水。

【主治】肾虚腰重，脚肿，小便不利。

【来源】《济生方》。

方二　十补丸

【组成】附子（炮，去皮、脐）、五味子各60克，山茱萸（取肉）、山药（锉，炒）、牡丹皮（去木）、鹿茸（去毛，酒蒸）、熟地黄（洗，酒蒸）、肉桂（去皮，不见火）、白茯苓（去皮）、泽泻各30克。

【用法】上药研为细末，炼蜜为丸，如梧桐子大，每服6~9克，空腹盐酒、盐汤任意调服。

【功效】温补肾阳。

【主治】肾脏虚弱，面色黧黑，足冷足肿，耳鸣耳聋，肢体羸瘦，足膝软弱，小便不利，腰脊疼痛等。

【来源】《济生方》。

方三　助阳升

【组成】炒牡蛎、炒川小椒各60克，硫黄30克。

【用法】上药研为细末，酒糊为丸，如梧桐子大。每服6~9克，食前好酒调服。

【功效】明目，暖五脏，健阳事，去冷病。

【主治】肾气虚损，四肢少力，面色萎黄，脐腹冷痛。

【来源】《济生方》。

方四　太仓丸

【组成】陈仓米（用黄土炒米热，去土不用）180克，白豆蔻60克，丁香30克，缩砂仁60克。

【用法】上药研为细末，用生姜自然汁制丸，如梧桐子大。每服6~9克，食后，用淡姜汤送下。

【功效】健脾和胃。

【主治】脾胃虚弱，不进饮食，翻胃不食，亦宜服。

【来源】《济生续方》。

方五　茸朱丸

【组成】鹿茸（去毛，酒蒸）30克，朱砂（研细，水飞；炒蜜尤佳）适量。

【用法】上药研为细末，煮枣肉为丸，如梧桐子大。每服40丸，炒酸枣仁煎汤送下，午前、临卧服。

【功效】益精补血，镇心安神。

【主治】心虚血少，神志不宁，惊惕恍惚，夜多异梦，睡卧不安。

【来源】《济生续方》。

妊娠诸疾

方一　人参半夏丸

【组成】半夏（浸泡7次），人参、干姜各15克。

【用法】上药研为细末，以生地黄汁浸，蒸饼为丸，如梧桐子大。每服6克，用米汤送服，不拘时。

【功效】温中和胃降逆。

【主治】妊娠恶阻，病卒心，胸中冷，腹痛，吐逆，不喜饮食。

【来源】《济生方》。

方二　杜仲丸

【组成】杜仲（去皮，锉，姜汁浸，炒去丝）、川续断（酒浸）各30克。

【用法】上药研为细末，枣肉煮烂，杵和为丸，如梧桐子大。每服9~12克，空心，用米饮送下。

【功效】调补冲任，养胎。

【主治】下血腹痛，盖由于子宫久虚，令胎堕甚危，可服此丸以养胎。

【来源】《济生方》。

方三　芎苏散

【组成】紫苏叶、川芎、白芍药、白术、麦门冬（去心）、陈皮（去白）、干葛各30克，甘草（炙）15克。

【用法】上药研为粗末，每服12克，加水75毫升，生姜5片，葱白6厘米，同煎，去滓温服，不拘时候。

【功效】和血疏风散寒。

【主治】妊娠外感风寒，浑身壮热，头晕眼花。

【来源】《济生方》。

方四　大腹皮散

【组成】枳壳（去瓤，麸炒）、大腹皮、炙甘草各3克，赤茯苓（去皮）9克。

【用法】上4味药研为细末，每服6克，浓煎，葱白汤调服，不拘时。

【功效】行滞通便。

【主治】妊娠大小便赤涩。

【来源】《济生方》。

方五　冬葵子散

【组成】冬葵子9克，赤茯苓（去皮）6克。

【用法】上药研为细末，每服9克，米饮调服，不拘时。利则止服，如不通恐是转胞，加发灰少许，神效。

【功效】淡渗通利。

【主治】妊娠小便不利，身重恶寒，起则眩晕，及水肿。

【来源】《济生方》。

方六　香桂散

【组成】麝香（另研）1.5克，官桂（为末）9克。

【用法】和匀，只作1服，温酒调服，须臾，如手推下。

【主治】下死胎。

【来源】《济生方》。

产后诸疾

方一　当归羊肉汤

【组成】当归（去芦，酒浸）、人参各21克，黄芪（去芦）30克，生姜15克。

【用法】上药研为粗末，用羊肉300克，煮清汁250毫升，去肉，入药煎200毫升，去滓，作6~7服，早、晚3~4服。

【功效】甘温除热。

【主治】产后发热，自汗，肢体痛，名曰褥劳。

【来源】《济生方》。

方二　增损四物汤

【组成】当归（去芦，酒浸）、白芍药、川芎、干姜（炮）、人参各30克，炙甘草15克。

【用法】上药研为粗末，每服12克，水50毫升，姜3片，同煎，去滓，微热服，不拘时。

【功效】扶正祛邪。

【主治】产后乍寒乍热。

【来源】《济生方》。

方三　麻仁丸

【组成】麻子仁（另研）、枳壳（去瓤，麸炒）、人参、大黄各15克。

【用法】上药研为细末，炼蜜为丸，如梧桐子大。每服50丸，温汤，米饮任意调下。未通加数丸。

【功效】扶正宽肠通便。

【主治】产后大便秘涩。

【来源】《济生方》。

方四　清魂散

【组成】泽兰叶、人参（去芦）各30克，荆芥穗120克，川芎60克，炙甘草24克。

【用法】上药研为细末，每服3克，热汤、温酒各20毫升调匀，急灌，下喉则眼开气定，省人事。

【功效】益气养血。

【主治】产后血晕。

【来源】《济生方》。

方五　夺命丹

【组成】附子（炮去皮、脐）15克，牡丹皮30克，牛膝30克。

【用法】上药研为细末，用酸醋60毫升，大黄末30克，同熬成膏，和药丸，如梧桐子大。温酒吞下5~7丸，不拘时。

【功效】清热凉血、活血化瘀。

【主治】胎衣不下。

【来源】《济生方》。

金元时期名医方

朱丹溪方

头　痛

方一　不卧散

【组成】猪牙皂角3克，玄胡1.5克，青黛适量。

【用法】上药研为末。吹鼻中取涎。

【功效】开窍利头目。

【主治】头痛。

【来源】《丹溪心法》。

方二　羌活汤

【组成】羌活、防风、黄芩（酒）、黄连（酒）各30克，柴胡21克，栝楼根（酒）、茯苓各3克，甘草3克。

【用法】水煎服。

【功效】疏风清热。

【主治】风热壅盛，上攻头目，昏眩疼痛及脑痛。

【来源】《丹溪手镜》。

腰　痛

方一　摩腰紫金膏

【组成】附子尖、乌头尖、南星各7.5克，蜀椒、雄黄、樟脑、丁香各1.5克，吴茱萸、肉桂、干姜各3克，麝香0.6克。

【用法】上药研为末，炼蜜丸，龙眼大。每日饭后1丸，生姜汁化开如稠粥，烘热，放掌中摩腰上，候药尽粘腰上，烘棉衣包敷定，日易1次。

【功效】温阳散寒，除湿止痛。

【主治】老人、虚人腰痛，妇女白带清多。

【来源】《丹溪心法》。

方二　挫气丹

【组成】山楂30克，北茴香（炒）4.5克。

【用法】酒下。

【功效】活血祛瘀止痛。

【主治】挫气腰痛，腿软。

【来源】《丹溪手镜》。

痰　饮

方一　滚痰丸

【组成】大黄（酒蒸）、片黄芩（酒，洗净）各240克，沉香15克，礞石30克（捶碎），焰硝30克（入小砂罐内盖之，铁线炼定，盐泥固济，晒干火煅红，候冷取出，适量加朱砂60克研为末为衣）。

【用法】上药研为细末，和丸如梧桐子大，每服6~9克，日2次，量虚实加减服，茶清、温水任下，临卧食后服。

【功效】降火逐痰。

【主治】实热老痰，发为癫狂惊悸，或怔忡昏迷，或咳喘痰稠，或胸脘痞闷，或眩晕痰多，大便秘结，舌苔黄厚而腻，脉滑数有力者。

【来源】《丹溪心法》。

方二　寒水石散

【组成】寒水石（煅）、滑石（水飞）各30克，甘草30克，龙胆各适量。

【用法】水煎，热则水下，寒则姜汤下。

【功效】清热泻火。

【主治】因惊，心气不行，郁而生涎，结为饮。

【来源】《丹溪手镜》。

便　秘

方一　紫苏麻仁粥

【组成】紫苏子10~15克，麻子仁10~15克，粳米60克。

【用法】先将紫苏子、麻子仁捣烂如泥，然后加水慢研，滤汁去渣，同粳米煮为粥。每天分2次服，2~3日为1疗程。禁忌：脾虚腹泻的患者忌用。

【功效】润肠通便。

【主治】老人、产妇体质虚弱，大便不通，燥结难解等症。

【来源】《丹溪心法》。

方二　厚朴汤

【组成】厚朴、半夏、甘草各90克，白术150克，枳实、陈皮各30克。

【用法】水煎服，每日1剂。

【功效】燥湿除满、下气消积、消痰平喘。

【主治】大便不通。

【来源】《丹溪手镜》。

伤　食

方一　保和丸

【组成】山楂180克，神曲60克，半夏、茯苓各90克，陈皮、连翘、萝卜子各30克。

【用法】上药研为末，炊饼为丸，如梧桐子大，每服6~9克，白汤下。

【功效】消食和胃。

【主治】食积停滞。症见胸脘痞满，腹胀时痛，嗳腐吞酸，厌食嗳恶，或大便泄泻，舌苔厚腻而黄，脉滑。

【来源】《丹溪心法》。

方二　胃苓汤（又名对金饮子）

【组成】甘草、茯苓、苍术、陈皮、白术、官桂、泽泻、猪苓、厚朴各适量。

【用法】上药研为粗末，每服15克，加生姜5片，大枣2枚，水煎服。

【功效】健脾利湿。

【主治】湿滞伤食，脘腹胀满，泄泻，小便短少者。

【来源】《丹溪心法》。

方三　黄栝楼丸

【组成】栝楼仁、半夏、山楂、神曲（炒）各适量。

【用法】上药研为粗末，栝楼水丸。竹沥送上45~60克。

【功效】化痰消食。

【主治】食积，痰壅滞，喘急。

【来源】《丹溪心法》。

危亦林方

头　痛

方一　偏头痛方

【组成】羌活（去芦）3克，独活（去芦）3克，川芎3克，白芷3克，细辛3克，藁本（去芦）3克，防风（去芦）3克，黄芩（酒炒）3克。

【用法】上药锉，以水100毫升煎，每日1剂，食后热服。

【功效】祛风散寒，止痛。

【主治】偏头疼，至妙之药。

【来源】《世医得效方》。

中　暑

方一　濯热散

【组成】白矾、五倍子、乌梅（去核）、甘草各30克。

【用法】上药研为末，入飞罗面120克拌匀。每服6克，新汲水调下。虽平日不聚饮冷者，服之不妨，真有奇效。

【功效】祛暑清热解毒。

【主治】伤暑迷闷，及泄泻霍乱作渴，立效。亦能解诸毒。

【来源】《世医得效方》。

方二　泼火散

【组成】青皮（去白）、赤芍药、黄连（去须）、地榆各适量。

【用法】上药研为细末，每服3克，冷水调服。

【功效】清热泻火。

【主治】伤暑烦躁，发渴口干。并治血痢，妇人热崩。

【来源】《世医得效方》。

泄　泻

方一　风下汤

【组成】人参、白术、干姜（炒）、甘草（炒）各30克，茯苓、厚朴（姜制）各60克。

【用法】上药锉散，每服9克，以水70毫升煎，空腹服。

【功效】祛寒温胃。

【主治】肠胃虚弱，腹内痛，身体怯寒，泄泻青黑，兼治伤寒而利，脐下冷，名鹜溏症。

【来源】《世医得效方》。

方二　豆蔻饮

【组成】陈米30克，肉蔻（面裹，煨）、五味子、赤石脂（研）各15克。

【用法】上药研为末，每服6克，粟米调服，日服3次。

【功效】涩肠止泻。

【主治】滑泄，神效。

【来源】《世医得效方》。

疟 疾

方一 争功散

【组成】知母、贝母、柴胡（去芦）、常山、甘草、山栀子、槟榔各15克，蝉蜕10个，地骨皮（去骨）15克。

【用法】上锉散，每服9克，用桃柳枝各15厘米，水煎。未效，用地路草藤15厘米煎服。

【功效】清热解毒，祛邪截疟。

【主治】热疟多效。

【来源】《世医得效方》。

方二 冷附汤

【组成】附子（炮，去皮、脐）30克。

【用法】上药切作片，分2服，以水150毫升，生姜10片，煎至70毫升，露1夜。五更冷服。

【功效】壮脾胃，去痰实，除虚热，降心气。屡用屡效。

【主治】疟疾、无过是痰实痞塞不通，脾胃虚弱，热在上，停于胸膈，不得入于脏腑，所以五更冷服，乃使药下达。

【来源】《世医得效方》。

痢 疾

方一 芍药柏皮汤

【组成】芍药、黄柏各30克，当归、黄连各15克。

【用法】上药研为末，制水丸，如小豆大。温水调服6~9克，及夜5~6服。禁忌：油腻脂肥、发热等物。

【功效】清热利湿，和血行滞。

【主治】一切湿热痢，频并窘痛，无问脓血，并宜服。热痢大效。

【来源】《世医得效方》。

方二　九圣圆

【组成】罂粟壳（去蒂、膜，米醋炒）30克，川乌（炮，去皮）、黄连（火煨）、干姜、白茯苓（去皮）各15克。

【用法】上药研为末，醋煮陈米粉为丸，如梧桐子大。每服9克，空腹米汤调服。腹痛止，当归乳香汤调服。

【功效】清热利湿，和血行滞。

【主治】下痢赤白，日夜无度，里急外重，紧痛，服之特效。

【来源】《世医得效方》。

妇产病

方一　二母散

【组成】知母、贝母、白茯苓、人参各15克，桃仁（去皮尖）各0.3克。

【用法】上药锉散，每服9克，以水150毫升煎。不拘时温服。如觉腹痛，并服之。

【功效】祛痰消炎，消肿止痛。

【主治】产后恶露上攻，流入于肺经，咳嗽宜服。如伤风痰喘，却以寻常伤风药治之。

【来源】《世医得效方》。

方二　芎附散

【组成】大附子1枚，川芎30克。

【用法】醲醋200毫升，用火四面炙透，蘸醋令尽，大附子去皮、脐，川芎30克研为末。每服6克，清茶调服，虚人最效。

【功效】温阳散寒，活血止痛。

【主治】产后败血作梗，头痛，诸药不效者。

【来源】《世医得效方》。

方三　泽兰圆

【组成】当归（去芦，酒浸）、泽兰叶、琥珀（另研）、羚羊角（另研）、牡丹皮（去木）、防风（去芦）各30克，麝香（另研）1.5克，安息香（酒煮，去砂）、生地黄、赤芍药各45克，铁粉、橘红各15克。

【用法】上药研为末，炼蜜为丸，如梧桐子大。每服9~12克，空腹食前服，温酒或米汤调服。

【功效】安神。

【主治】女子血实，七情所感，卒然手足搐搦，状类痫症，却不可作痫治之。

【来源】《世医得效方》。

方四　牡丹散

【组成】牡丹皮、大黄（蒸）、芒硝各30克，冬瓜子50克，桃仁（去皮尖）3~7粒。

【用法】上药锉散，每服15克，水150毫升，煎至80毫升，入芒硝再分2次服。欲产时先煎下，以备缓急。

【功效】清热凉血、活血化瘀。

【主治】产后血晕闷绝，若口噤，则拗开灌之必效。

【来源】《世医得效方》。

方五　龙蜕散

【组成】蝉蜕（烧存性）30克，大蛇蜕（烧存性）1条，滑石15克，葵子（微炒）30克。

【用法】上药研为末，每服3克，顺流水微温暖调下。不可使热汤。

【功效】散风除热。

【主治】催生。

【来源】《世医得效方》。

方六　秘方龙骨圆

【组成】白牡蛎（煅）、北赤石脂（煅）、代赭石（煅）、白龙骨、伏龙、螵蛸、五灵脂、侧柏叶各适量，棕榈（烧灰）不拘多少，蒲黄多加入。

【用法】上药研为末，以醋和糊为丸，如梧桐子大。每服6克，以十全大补汤9毫升，加嫩鹿茸（去毛，酒炙）、阿胶、蚌粉（炒）各4.5克，姜3片，枣2枚，乌梅2个，煎，吞服，立效。

【功效】补益气血，收敛止血。

【主治】产后及体虚，数月崩漏不止。

【来源】《世医得效方》。

明代名医（著）方

王肯堂方

中 暑

方一　玉龙丸

【组成】硫黄、硝石、滑石、明矾各30克。

【用法】用水滴为丸。

【功效】清暑解毒。

【主治】一切暑毒，伏暑腹胀疼痛，神效。

【来源】《证治准绳》。

方二　水葫芦圆

【组成】川百药煎90克，人参6克，麦门冬、乌梅肉、白梅肉、干葛、甘草各15克。

【用法】上药研为细末，面糊为丸，如鸡头实大。含化，每服1丸。

【功效】清暑毒，养阴生津。

【主治】冒暑毒，烦渴。

【来源】《证治准绳》。

咳 嗽

方一 治嗽得效方

【组成】人参、款冬花、白矾、佛耳草、甘草各6克。

【用法】上药锉碎作1服，用水1000毫升，生姜3片，枣1枚，乌梅半个，煎至700毫升。食后服。

【功效】补虚肃肺止咳。

【主治】诸嗽久不瘥。

【来源】《类方准绳》。

方二 白术丸

【组成】南星、半夏各30克，白术45克。

【用法】上药研为细末，汤浸，蒸饼为丸，如梧桐子大。每服9克，食后生姜汤下。

【功效】燥湿化痰止咳。

【主治】湿痰咳嗽。

【来源】《类方准绳》。

胸　痹

方一　枳实散

【组成】枳实、白茯苓、前胡、陈皮各30克，木香15克。

【用法】上药研为粗末，每服15克，用水50毫升，姜3片，煎至35毫升，去渣。食前温服。

【功效】通阳化痰，行气消痞。

【主治】胸痹心下坚痞，胸背拘急，心腹不利。

【来源】《类方准绳》。

方二　熨背散

【组成】乌头、细辛、附子、羌活、蜀椒、桂心各30克，川芎37.5克。

【用法】上药捣筛以少醋拌，帛裹，微火炙，令暖。以熨背上，取瘥乃止。禁忌：生冷如常法。

【功效】温阳散寒，活血止痛。

【主治】胸痹，心背疼痛、心闷。

【来源】《证治准绳》。

泄　泻

方一　四神丸

【组成】肉豆蔻60克，补骨脂120克，五味子60克，吴茱萸（炒）30克。

【用法】上药研为末。用生姜240克，红枣100枚，煮熟取枣肉，和末丸，如梧桐子大，每服6~9克，空腹或食前白汤送服。

【功效】温肾暖脾止泻。

【主治】脾肾虚寒，症见五更泄泻，不思饮食，食不消化，或腹痛，腰酸肢冷，神疲乏力，舌质淡，苔薄白，脉沉迟无力。

【来源】《证治准绳》。

方二　龙骨散

【组成】龙骨、炒当归、肉豆蔻（面裹，煨）、木香各30克，厚朴60克。

【用法】上药研为细末，每服6克，食前用粥调服。

【功效】行气燥湿，活血止痛。

【主治】水泻腹痛，不纳饮食。

【来源】《类方准绳》。

口　臭

方一　地骨皮丸

【组成】地骨皮、黄芪、桑白皮、山栀子、马兜铃各适量。

【用法】上药研为细末，甘草膏和丸，如芡实大，每服1丸，食后含化。

【功效】清热泻热除臭。

【主治】肺热口臭，口中如胶，舌干发渴，小便多。

【来源】《类方准绳》。

目 痒

方一　祛风一字散

【组成】炮川乌、川芎、荆芥各15克，羌活、防风各7.5克。

【用法】上药研为末，每服6克，食后薄荷汤调服。

【功效】疏风活血止痒。

【主治】目痒极难忍。

【来源】《类方准绳》。

方二　杏仁龙胆草泡散

【组成】龙胆草、当归尾、黄连、滑石（另研，取末）、杏仁、赤芍药各3克。

【用法】以白沸汤泡炖，蘸洗，冷热任意，不拘时。

【功效】清热养肝，熄风止痒。

【主治】风上攻眊，赤痒。

【来源】《类方准绳》。

翳膜　外障

方一　道人开障散

【组成】蛇蜕、蝉蜕、黄连各15克，绿豆30克，生甘草6克。

【用法】上药锉细，每服6克，食后，临卧新水煎服。

【功效】清热明目退翳。

【主治】诸障翳。

【来源】《类方准绳》。

方二　五退散

【组成】蝉蜕、蛇蜕、蚕蜕、猪蹄蜕、鲮鲤甲、防风、菊花、草决明、石决明、甘草各适量。

【用法】上药等份研为细末，每服6克，食后薄荷煎汤调服。

【功效】疏风开郁，清肝明目。

【主治】眼中翳障。

【来源】《类方准绳》。

外科诸疾

方一　黑虎膏

【组成】大黄、黄芩、黄连、黄柏、当归各30克，木鳖子15克，乱发1丸，蛇蜕1条，麻油500克，黄丹（水飞炒）240克，乳香30克，没药15克，阿魏4.5克。

【用法】将前9味锉碎入油浸5~7日，煎熬微黑，滤去渣，入黄丹慢火熬成膏，候冷入乳香、没药、阿魏末搅匀，油纸摊贴。

【功效】清热解毒，活血散结。

【主治】瘰疬诸疮。

【来源】《证治准绳》。

方二　桑皮饮

【组成】桑白皮6克，干葛、柴胡、枯黄芩、元参各3克，地骨皮、天门冬、麦门冬各4.5克，甘草、木通各1.2克。

【用法】上药以水150毫升，姜3片，葱3厘米，煎至50毫升。食远服，取微汗。

【功效】养阴泻肺。

【主治】皮肤痛不可以手按。

【来源】《类方准绳》。

方三　立消散

【组成】全蝎（炒）、核桃（去壳、肉，只用隔膜，炒）各适量。

【用法】上药研为末，空腹酒调服9克，下午再服，3日痊愈。

【功效】消便毒痈肿如神。

【主治】便毒，痈肿。

【来源】《证治准绳》。

张景岳方

虚　证

方一　举元煎

【组成】人参10~20克，黄芪（炙）10~20克，炙甘草3~6克，升麻4克，白术3~6克。

【用法】水煎，温服。

【功效】益气升提。

【主治】气虚下陷，血崩血脱，亡阳垂危等症。

【来源】《景岳全书》。

方二　泰山磐石散

【组成】人参3~5克，黄芪15克，当归8克，川续断5克，黄芩5克，川芎4克，白芍药6克，熟地10克，白术10克，炙甘草、砂仁各4克，糯米5克。

【用法】水煎，食远服。但觉有孕，3~5日常用1服，4月之后，方无虑也。

【功效】益气养血安胎。

【主治】妇人气血两虚，倦怠少食，屡有堕胎之患。

【来源】《景岳全书》。

方三　左归丸

【组成】大怀熟地240克，山药（炒）120克，枸杞120克，山茱萸肉120克，川牛膝（酒洗，蒸熟）90克，菟丝子（制）120克，鹿胶（敲碎，炒珠）120克，龟胶（切碎，炒珠）120克（无火者不必用）。

【用法】先将熟地蒸烂，杵膏，加炼蜜丸，如梧桐子大，每食前用滚汤或淡盐汤送下6~9克。

【功效】填补肝肾真阴。

【主治】真阴肾水不足，不能滋阴营卫，渐至衰弱，或虚热往来，自汗盗汗，或神不守舍，血不归源，或虚损伤阴，或遗淋不禁，或气虚昏晕，或眼花耳聋，或口燥舌干，或腰酸腿软。凡精髓内亏、津液枯涸等。

【来源】《景岳全书》。

方四　右归饮

【组成】熟地6~8克，山药（炒）6克，山茱萸3克，枸杞6克，甘草（炙）6克，杜仲（姜制）6克，肉桂6克，制附子9克。

【用法】水煎，食远温服。

【功效】温肾填精。

【主治】真阳虚衰。症见气怯神疲，腹痛腰酸，肢冷，舌淡苔白，脉沉细，或阴盛格阳，真寒假热。

【来源】《景岳全书》。

方五　一阴煎

【组成】生地6克，熟地9~12克，芍药6克，麦门冬6克，甘草3克，牛膝4.5克，丹参6克。

【用法】水煎，温服。

【功效】滋肾养阴。

【主治】水亏火胜。

【来源】《景岳全书》。

方六　大补元煎

【组成】人参15克，炒山药6克，熟地18克，杜仲6克，当归9克，山茱萸3克，枸杞9克，炙甘草6克。

【用法】水煎温服。

【功效】益气养血。

【主治】男、妇气血大坏，精神失守之危剧等症。

【来源】《景岳全书》。

咳 嗽

方一 罂粟丸

【组成】罂粟壳60克（新者30克，去蒂，切，焙干；陈者30克，泡去筋膜，炒）。

【用法】上药研为末，炼蜜为丸，弹子大。临睡嚼服1丸。

【功效】润肺止咳。

【主治】一切久嗽劳嗽，一服即愈。

【来源】《景岳全书》。

方二 安眠散

【组成】款冬花、麦门冬、乌梅肉、佛耳草各1.2克，橘红1.5克，炙甘草0.9克，粟壳（蜜炙）3克。

【用法】上药研为末，以水600毫升，煎至500毫升，入黄蜡如枣核大煎化，临睡温服。

【功效】润肺止咳。

【主治】咳嗽久而不止。

【来源】《景岳全书》。

方三 六安煎

【组成】陈皮4.5克，半夏6~9克，茯苓9克，甘草、杏仁（去皮尖）各3克，白芥子（老年气弱者不用）1.5~2克。

【用法】加生姜3~7片，水煎，食远服。

【功效】燥湿化痰，降气平喘。

【主治】咳喘痰黏，不易咳出者。

【来源】《景岳全书》。

方四　星香丸

【组成】南星（矾水泡一宿）、半夏、香附（皂角水浸1小时）各60克，陈皮（去白）120克。

【用法】上药不见火研为末，姜汁糊丸。每服9克，临卧姜汤送服。

【功效】理气化痰宁嗽。

【主治】诸般气嗽生痰。

【来源】《景岳全书》。

方五　双玉散

【组成】石膏、寒水石各适量。

【用法】上药研为极细末，每服9克，人参汤或随症用引调下。

【功效】清热化痰。

【主治】热痰咳嗽，喘急，烦渴，头痛。

【来源】《景岳全书》。

气　症

方一　四磨饮

【组成】沉香、乌药、枳实、槟榔各适量。

【用法】上药4味，用白汤共磨服。

【功效】理气降逆。

【主治】诸逆气。

【来源】《景岳全书》。

方二　十香丸

【组成】木香、沉香、泽泻、乌药、陈皮、丁香、小茴香、香附（酒）、荔核（煨焦）、皂角（微火烧烟尽）各适量。

【用法】上药研为末，酒糊丸弹子大或梧桐子大。丸弹子大者磨化服，丸梧桐子大者汤引服。

【功效】理气，散寒，导滞。

【主治】气滞、寒滞，诸痛。

【来源】《景岳全书》。

胁　痛

方一　柴胡疏肝散

【组成】柴胡9克，枳壳4.5克，白芍9克，川芎4.5克，制香附9克，炙甘草3克。

【用法】水煎服，每日1剂。

【功效】疏肝解郁，活血止痛。

【主治】肝气郁结，胁肋疼痛，胸脘胀闷，往来寒热等。

【来源】《景岳全书》。

方二　化肝煎

【组成】青皮、陈皮各6克，芍药6克，丹皮、栀子、炒泽泻各4.5克，土贝母6~9克。

【用法】加水煎，空腹温服。如大便下血者加地榆4.5克，小便下血者加木通4.5克。如兼寒热加柴胡3克。如火盛加黄芩3~6克。如胁腹胀痛加白芥子3克。胀滞多者勿用芍药。

【功效】疏肝理气，解郁清火。

【主治】怒气伤肝，因而气逆动火，致为烦热胁痛、胀满、动血等症。

【来源】《景岳全书》。

方三　解肝煎

【组成】陈皮4.5克，半夏4.5克，厚朴4.5克，茯苓4.5克，苏叶3克，芍药3克，砂仁2克。

【用法】加生姜几片，水煎温服。

【功效】顺气调肝，化温除满。

【主治】暴怒伤肝，气逆胀满等症兼肝火旺者。

【来源】《景岳全书》。

腹　痛

方一　排气饮

【组成】陈皮、藿香、枳壳各4.5克，香附、乌药各6克，厚朴、泽泻各3克，木香3克。

【用法】水煎服，每日1剂。

【功效】理气除满。

【主治】气机不畅，兼有湿阻食滞，症见脘腹胀满疼痛。

【来源】《景岳全书》。

方二　安胃散

【组成】白术、茯苓各30克，人参、甘草、食盐各15克，砂仁9克，广陈皮（去白，晒干）10克。

【用法】上药加水2000毫升煎至1000毫升，滤去渣澄清，然后入橘红煮干，研为末。每服3克，饮清汤。

【功效】养胃。

【主治】胃痛、腹泻。

【来源】《景岳全书》。

方三　祛痛散

【组成】青皮、五灵脂（去石）、川楝子、大茴香各6克，良姜（香油炒）、延胡索、没药、槟榔各1.5克，沉香3克，木香3.6克，砂仁适量。

【用法】上药研为粗末，用木鳖子仁3.6克同前药炒，令焦躁，去木鳖子不用，其余共研为细末。每服3克加盐少许，用酒或滚水送服。

【功效】祛滞消痛。

【主治】诸般心气痛，或气滞不行，攻刺心腹，痛连胸胁，小肠吊疝及妇人血气刺痛。此方屡用无不神效。

【来源】《景岳全书》。

泄　泻

方一　苍术丸

【组成】云苓30克，白术（炒）120克，炙甘草30克，川椒、炒小茴香各30克，厚朴90克，苍术240克，补骨脂120克。

【用法】上药研为末，糯米糊丸，如梧桐子大。食远清汤送服12~15克。

【功效】健脾化湿，温阳止泻。

【主治】寒湿在脾，泄泻久不能愈者。

【来源】《景岳全书》。

伤　寒

方一　秘传走马通圣散

【组成】麻黄、炙甘草各30克，雄黄6克。

【用法】上药研为细末，每服3克，热酒调服即汗。

【功效】祛风散寒。

【主治】伤寒阴邪初感等症。此方宜用仓促之时，其有质强而寒甚者俱可用。

【来源】《景岳全书》。

方二　伤寒效方

【组成】胡黄连30克，山栀子60克（去皮，入蜜30毫升拌和，炒令微焦）。

【用法】2味捣为末，用猪肠子和丸，如梧桐子大。每服用生姜2片、乌梅1个、黄酒250毫升浸半日，去渣，食后，下10丸立效。

【功效】清热燥湿，凉血解毒。

【主治】伤寒身热，大小便赤如血色者。

【来源】《景岳全书》。

方三　神术散

【组成】苍术6克，川芎、藁本、甘草各3克。

【用法】水1200毫升，姜3片，煎至600毫升，不拘时服。

【功效】疏风散寒，健脾燥湿。

【主治】伤寒头痛身热等症。

【来源】《景岳全书》。

遗　精

方一　固真丸

【组成】菟丝子500克，牡蛎、金樱子、茯苓各120克。

【用法】上药研为末，和蜜为丸。空腹好酒送服9克，盐汤亦可。

【功效】补肾固精。

【主治】梦遗精滑。

【来源】《景岳全书》。

方二　蟠桃果

【组成】大怀熟地（取极甘者，烘晒干）12克，沉香3克或白檀香1克，枸杞12克。

【用法】上药用烧酒3升浸之，不必煮，浸10日后可用，服完加酒2升再浸半日，仍可用。

【功效】补肾固精。

【主治】遗精虚弱，补脾滋肾。

【来源】《景岳全书》。

方三　秘元煎

【组成】远志2.4克，山药（炒）6克，芡实（炒）6克，枣仁（炒，捣碎）6克，白术（炒）、茯苓各4.5克，炙甘草3克，人参3~6克，五味子14粒，金樱子（去核）6克。

【用法】水1200毫升，煎至840毫升，食远服。

【功效】补肾固精。

【主治】遗精带浊。此方专主心脾。

【来源】《景岳全书》。

滑　胎

方一　滑胎煎

【组成】当归12克，川芎2克，杜仲6克，熟地9克，枳壳2克，山药6克。

【用法】水煎服。

【功效】补肾益精，养血安胎。

【主治】胎气临月，宜常服数剂，以便易生。

【来源】《景岳全书》。

方二　固胎煎

【组成】黄芩6克，白术9克，白芍、阿胶各4.5克，陈皮3克，砂仁6克。

【用法】水煎服。

【功效】养血安胎。

【主治】肝脾多火、多滞而屡堕胎者。

【来源】《景岳全书》。

疝　气

方一　三层茴香丸

【组成及用法】第一料：舶上茴香（用盐15克同炒焦黄，和盐称用）30克，沙参（洗）、川楝子（炮，去核）、木香各30克，共研为细末，米糊为小丸，如绿豆大，每服6克，空腹温酒或盐汤送服，日服2次。小病1料可安；病深者，1料服尽，便可用第二料。

第二料：如前方加荜拨30克，槟榔15克，6味共重165克，依前糊丸，服如前，若未愈，再服第三料。

第三料：如前方加白茯苓120克，附子（炮，去皮、脐）15~30克，8味共重300克，丸服如前，渐加至9~12克。

【功效】温肾祛寒，行气疏肝，消疝止痛。

【主治】寒疝，脐腹疼痛，睾丸偏大，阴囊肿胀重坠，有妨行步，或外肾冷硬如石，日以渐大。凡一应小肠气寒疝之疾，久新不过3料。

【来源】《景岳全书》。

方二　暖肝煎

【组成】当归6~9克，枸杞9克，小茴香6克，肉桂3~6克，乌药6克，沉香3克（或木香亦可），茯苓6克。

【用法】加水，生姜3~5片，同煎，空腹温服。

【功效】温补肝肾，行气逐寒。

【主治】肝肾阴寒，小腹疼痛，疝气等。

【来源】《景岳全书》。

虫　症

方一　芜荑散

【组成】芜荑25克，雷丸25克，炒干漆50克。

【用法】上药均捣为末。1日3次，1次9克，温服。小儿每服1.5克。

【功效】驱虫。

【主治】大小儿虫咬心，痛不可忍，或吐青黄绿水涎沫，或吐虫出，时有时无。

【来源】《景岳全书》。

方二　圣效方

【组成】槟榔25克，南木香6克。

【用法】药捣为细粉，每服9克，浓米汤送下。

【功效】顺气导滞杀虫。

【主治】寸白虫。

【来源】《景岳全书》。

龚延贤方

咳嗽　哮喘

方一　清金膏

【组成】天门冬（去心）240克，麦门冬（去心）120克，贝母120克，杏仁（去皮）120克，半夏（姜制）120克。

【用法】上药5味切片，水煎去渣，取汁1000毫升，入白粉葛末120克，蜜500毫升，共煎汁入坛内，重汤煮1日，成膏取出。每日不定时，频频服之。

【功效】养阴润肺，化痰止咳。

【主治】咳嗽。

【来源】《寿世保元》。

方二　一秤金（一名金珠化痰丸）

【组成】半夏5千克，粉草5千克。

【用法】半夏米泔水浸10日，换水3次取出，切作两半晒干，将白矾2.5千克、水1桶入铁锅内化开，将半夏入矾水内，浸20日取出，切作4份晒干，用生姜5千克另研取汁，再入半夏20日取出，晒干研为细末待用。粉草加水煮数沸，取出以布滤去渣，将净水仍入锅内，熬成膏子，和成剂。每病重者用药7.5克，轻者6克，金箔10张，和1大丸，含化。禁忌房事。

【功效】化痰宁嗽。

【主治】治痰嗽如神，又治劳嗽。此药神效，不可轻忽。

【来源】《寿世保元》。

头　痛

方一　芎归汤

【组成】川芎、当归各适量。

【用法】每服15克，水煎服。

【功效】养血活血。

【主治】血虚头痛。

【来源】《医学入门万病衡要》。

方二　六神通解散

【组成】麻黄3克，甘草0.9克，黄芩2.1克，石膏2.4克，苍术2.4克，川芎2.4克，羌活2.2克，细辛1.5克。

【用法】水200毫升，姜3片，豆豉50克，葱白3根，加上药水煎，热服。

【功效】发汗散寒，宣肺平喘，利水消肿。

【主治】头痛，身热，恶寒，脉洪数。

【来源】《医学入门万病衡要》。

方三　清空膏

【组成】川芎、防风、羌活、黄芩、柴胡、黄连各适量。

【用法】上药等份研为末，每以3克用茶清调如膏，临卧以抹口内，少用白汤送服。

【功效】疏风清热。

【主治】风热上壅，头目作痛。

【来源】《医学入门万病衡要》。

伤　寒

方一　玄参升麻汤

【组成】玄参、升麻、甘草（炙）各适量。

【用法】上药研为粗末，每服12克，水100毫升，煎至70毫升。

【功效】清泻胃火。

【主治】伤寒失下，热毒在胃，发斑或汗吐下后余毒不散，表虚里实发于外，甚则烦躁、谵妄。

【来源】《医学入门万病衡要》。

方二　伤寒行军散秘方

【组成】绿豆、麻黄各80克，雄黄9克。

【用法】共研为末，每服3克，重者6克，无根水下，走出汗愈。

【功效】祛风清热。

【主治】伤寒。

【来源】《寿世保元》。

胸痹心痛

方一　清热解郁汤

【组成】山栀仁、川芎、枳壳、黄连、苍术、陈皮、干姜、甘草各适量。

【用法】同煎服，每日1剂。

【功效】清热解郁，活血止痛。

【主治】心痛，稍久属热宜。

【来源】《云林医师》。

方二 三仙丹

【组成】白信（煨）、巴豆（去皮油）、黄蜡各适量。

【用法】上药共研为末，熔黄蜡为丸，如黍米大。每服3丸，酒调服。忌醋。

【功效】发汗散寒，宣肺平喘，利水消肿。

【主治】活血止痛。

【来源】《万病回春》。

呕 吐

方一 加味理中汤

【组成】人参、白术、干姜（炮）、甘草（炙）各3克，丁香10粒。

【用法】上药研为粗末，生姜10片，水煎服。

【功效】温中散寒止呕。

【主治】胃感寒，呕吐不止。

【来源】《医学入门万病衡要》。

方二 病机和中桔梗方

【组成】白术9克，茯苓3克，桔梗2.1克，半夏1.8克，陈皮

6克，枳实2.4克，厚朴3克。

【用法】水400毫升，煎至250毫升，调木香末3克服。

【功效】和中降逆。

【主治】上焦气郁不舒，上冲呕逆不下。

【来源】《医学入门万病衡要》。

疟　疾

方一　疟母方

【组成】青皮30克，香附60克，神曲30克，麦芽45克，三棱21克，白术24克，海粉30克，红花30克，桃仁24克，鳖甲（醋炙）30克。

【用法】共研为末，神曲糊丸，如梧桐子大。每服白汤调服9克。

【功效】消宿积，疏郁滞。

【主治】疟母（疟疾久延不愈）。

【来源】《医学入门万病衡要》。

方二　清脾饮

【组成】青皮、厚朴（姜制）、白术、半夏、黄芩、草果仁、柴胡、茯苓、甘草（炙）各适量。

【用法】上药研为粗末，每服12克，以水400毫升，姜5片，煎至250毫升，温服不拘时。

【功效】和解表里，温阳达邪。

【主治】瘅疟，脉来弦数，但热不寒或热多寒少，口苦咽热，小便赤涩。

【来源】《医学入门万病衡要》。

方三　治疟效方

【组成】番大鳖（即马钱，去壳、荚，炒至黑色）30克，雄黄3克，朱砂3克，甘草3克。

【用法】上药共研为细末，每服1.2克，其疟将发，预先吃饭250克，将药水酒调服，盖被卧即愈。

【功效】祛邪截疟。

【主治】疟疾，不问新久虚实寒热，诸般鬼疟、邪疟、温疟、瘴疟，1服立愈，其效如神。

【来源】《寿世保元》。

黄　疸

方一　黄疸秘方

【组成】大蛤蟆1个，黑矾9克，猪肚1个。

【用法】将蛤蟆和黑矾装入猪肚内煮烂，蛤蟆去骨，用煮汤洗令肚净，吃之即愈。

【功效】清热利湿退黄。

【主治】黄疸。

【来源】《寿世保元》。

方二　退黄散

【组成】柴胡、升麻、茵陈、龙胆草、黄连、黄芩、栀子、黄柏、木通、滑石、甘草各适量。

【用法】上药锉，灯芯草1团，水煎服。外用生姜捣烂，时时于黄处擦，其黄自退。

【功效】清热利湿退黄。

【主治】伤寒发黄，身目俱黄如金色，小便如浓黄柏汁，诸药不效。

【来源】《万病回春》。

方三　茯苓渗湿汤

【组成】白术15克，苍术9克，青皮2.1克，橘红3克，枳实2.4克，黄芩2.1克，黄连3克，栀子1.5克，赤茯苓3克，猪苓6克，泽泻6克，茵陈9克。

【用法】水100毫升，煎至50毫升，温服。

【功效】清热渗湿退黄。

【主治】湿热壅成黄疸，小便不利，不思饮食。

【来源】《医学入门万病衡要》。

眩　晕

方一　六合汤

【组成】当归9克，地黄6克，川芎6克，芍药6克，秦艽2.1克，羌活3克。

【用法】水煎，食后服。

【功效】养血祛风。

【主治】血虚挟风，眩晕。

【来源】《医学入门万病衡要》。

方二　加味六君子汤

【组成】人参3克，白术3克，茯苓2.4克，炙草1.5克，大枣2枚，橘红2.1克，生姜3片，半夏2.4克，荆芥穗2.4克。

【用法】水煎，食后服。

【功效】豁痰补中。

【主治】气虚夹痰作眩。

【来源】《医学入门万病衡要》。

醉　酒

方一　神仙不醉丹

【组成】白葛花、白茯苓（去皮）、小豆花、葛根、木香、天门冬（去心）、缩砂仁、牡丹皮、人参（去芦）、官桂、枸杞、陈皮、泽泻、海盐、甘草各适量。

【用法】上药研为细末，炼蜜和丸，如弹子大。每服1丸，细嚼，热酒送下。

【功效】饮酒不醉。1丸可饮10盏，10丸可饮百盏。

【主治】酒醉。

【来源】《万病回春》。

方二　神仙醒酒丹

【组成】葛花1.5克，赤小豆花、绿豆花各60克，家葛花（捣碎，水澄粉）240克，真柿霜120克，白豆蔻15克。

【用法】上取细末和匀，用生藕汁捣和作丸，如弹子大。每用1丸，嚼而咽之，立醒。

【功效】醒酒。

【主治】酒醉。

【来源】《寿世保元》。

伤 食

方一 曲麦枳术丸

【组成】白术60克，枳实、神曲（炒）、麦叶（面炒）各30克。

【用法】上药研为细末，荷叶烧饭，丸如梧桐子大。每服10丸，温水下。

【功效】行气消食。

【主治】多食后心腹满闷不快。

【来源】《医学入门万病衡要》。

方二 三黄枳术丸

【组成】黄芩60克，黄连、大黄（煨）、神曲、白术、橘皮各30克，枳实（炒）15克。

【用法】上药研为末，汤浸蒸饼，丸如绿豆大。每服9克，白汤调服，量依所伤服。

【功效】清热燥湿，泻火解毒。

【主治】伤肉食、湿面、辛辣、味厚，胸膈满闷不安。

【来源】《医学入门万病衡要》。

腰　痛

方一　腰痛方

【组成】雄黄6克，黄丹3克，焰硝3克。

【用法】上药研为细末。令患者仰睡，以银簪蘸药，点眼大角头少许，1~2次神效。

【功效】祛瘀止痛。

【主治】腰痛不能转侧，点药后，少顷复发，神妙。

【来源】《寿世保元》。

方二　腰痛秘方

【组成】当归（酒洗）、杜仲（酒炒）、大茴香（酒炒）、小茴香（酒炒）各适量。

【用法】上药锉一大剂，用头生酒浸1夜，次早滤汁。温热服。用渣入酒再煎，温服立效。

【功效】活血、补肾、祛风、散寒止痛。

【主治】腰痛。

【来源】《寿世保元》。

噎　膈

方一　栝楼实丸

【组成】栝楼实、枳壳、制半夏、桔梗、姜汁各适量。

【用法】上药共研为末，姜汁糊为丸。每次蜜糖汤调服9~12克。

【功效】宽胸化痰畅膈。

【主治】痰噎膈。

【来源】《医学入门万病衡要》。

方二　七伤通老散

【组成】牙皂（火炙）60克，大黄（面包烧熟）60克，硇砂6克，巴豆（去油）18克，当归7.5克。

【用法】上药研为末，每服0.3克或0.6克，量人大小虚实加减用之。

【功效】宽胸化痰畅膈。

【主治】十膈五噎，腹内久积气块，伤力呕吐膨胀，此散诸病皆治。

【来源】《万病回春》。

遗　精

方一　妙香散

【组成】白茯苓30克，茯神30克，远志21克，人参30克，麝香9克，黄芪30克，山药30克，木香60克，甘草15克，桔梗15克。

【用法】上药研为细末。每服6克，温酒调服，不拘时。

【功效】补肾固涩。

【主治】遗精，恍惚惊悸。

【来源】《医学入门万病衡要》。

方二　珍珠粉丸

【组成】真蛤粉500克，黄柏（新瓦上烧赤）500克。

【用法】上药研为末，滴水为丸，如梧桐子大。每服18克，空腹温酒送服。

【功效】补肾固涩。

【主治】白浊梦泄，遗精及滑而不收。

【来源】《医学入门万病衡要》。

胎动不安

方一　固胎饮

【组成】人参6克，白术6克，甘草1.5克，橘红2.1克，黄芩2.4克，砂仁1.8克，归身4.5克，熟地3克，白芍、川芎各2.1克。

【用法】水200毫升，煎至100毫升，口服。如血虚胎动加阿胶。

【功效】补气养血，行气安胎。

【主治】孕妇气血不充以致胎元不安。

【来源】《医学入门万病衡要》。

方二　胶艾汤

【组成】熟地黄（洗）、艾叶（炒）、白芍药、川芎、黄芪、阿胶珠、当归、甘草（炙）各30克。

【用法】上药研为粗末。每服12克，水100毫升，姜5片，枣3枚，同煎去滓，空腹服。

【功效】益气养血安胎。

【主治】妊娠或因倒仆胎动不安，腰腹疼痛。

【来源】《医学入门万病衡要》。

痔 漏

方一 痔漏神方

【组成】花椒、艾叶、葱白、五倍子、皮硝、马齿苋、茄根各适量。

【用法】上药各等份锉碎，水煎。先熏后洗，当时痛止，指日可愈。

【功效】清热祛风，除湿活血。

【主治】痔漏。

【来源】《万病回春》。

方二 痔漏秘方

【组成】当归2.4克，川芎1.5克，芍药2.4克，生地黄3克，荆芥2.1克，乌梅1个，防风、条芩、枳壳（去穰）、槐角、黄连、升麻各1.5克。

【用法】上药锉1剂，水煎。空腹温服。

【功效】清热祛风，除湿活血。

【主治】痔漏。

【来源】《万病回春》。

方三 猬皮丸

【组成】刺猬皮1个（连刺酒浸炙干），当归（酒洗）60克，槐角（酒浸，炒）60克，黄连（酒炒）60克，地骨皮（酒炒干）60克，甘草（蜜炙）60克，乳香6克，核桃（内取膈36片）10个。

【用法】上药研为细末，醋糊为丸，如梧桐子大，每服6克，白汤或酒送服，早、晚分2次服，1月后停服。

【功效】清热祛风，补气止血。

【主治】痔漏。

【来源】《寿世保元》。

方四　痔漏效方

【组成】极嫩木耳适量。

【用法】初服4.5克，用蜜水调服。1日加0.3克加至9克，然后每服倒退0.3克，服至1个月为好。要忌口，服前用温水略煮，取出晒干研为细末。

【功效】润肠，除热。

【主治】痔漏。

【来源】《万病回春》。

脚　气

方一　立患丹

【组成】艾叶60克，葱头（捣烂）1根，生姜（捣烂）45克。

【用法】上药用布共为1包，蘸极热烧酒擦患处，以痛止为度。

【功效】温阳除湿。

【主治】温气两腿作痛。

【来源】《万病回春》。

方二　秘传药酒方1号

【组成】白芷、桔梗、白芍、川芎、麻黄（连根）、茯苓、半夏、肉桂、甘草各30克，陈皮、川厚朴（姜汁炒）、枳壳（炒）、牛膝各60克，杜仲（酒炒）60克，木瓜45克，槟榔45克，乌药60克，防己30克，独活45克，当归45克，苍术（米泔浸炒）120克。

【用法】上药各锉，以麻布袋盛，用无灰好酒2400毫升，将药袋悬浸于坛内，密封坛口，放锅内煮1小时，然后取出，过3日后去药。渣晒干研为末，酒糊为丸，如梧桐子大。每服15克，空腹温酒调服。酒随量饮之。

【功效】祛风湿，壮筋骨。

【主治】脚气。

【来源】《寿世保元》。

方三　脚气止痛奇方

【组成】乳香、没药、天麻、白附子、僵蚕各适量。

【用法】上药各等份研为极细末，每服1.5克，空腹，酒调服。

【功效】活血祛风，通络止痛。

【主治】脚气。

【来源】《寿世保元》。

无名肿毒

方一　祛毒汤

【组成】大黄10.5克，贝母6克（炒），僵蚕6克。

【用法】水煎，用好酒50毫升搅匀，空腹服渣，渣再煎服，以利为度。

【功效】清热解毒。

【主治】一切无名肿毒初起。

【来源】《万病回春》。

方二 三白散

【组成】白及30克，白蔹30克，白矾15克。

【用法】上药研为末，入水碗中即沉底，外用桑皮纸拖水，搭于患处，直待肿处冰冷，将药敷上立消。

【功效】清热解毒，消肿止痛。

【主治】一切肿毒，诸疮疼痛。

【来源】《万病回春》。

皇甫中方

眩 晕

方一 芎术除眩散

【组成】附子（生）15克，白术15克，川芎15克，桂枝5克，炙草7.5克。

【用法】上药研为末，每服9克，姜3片，水120毫升，煎至60毫升，温服。

【功效】温中散寒。

【主治】风寒上厥眩晕。

【来源】《明医指掌》。

方二　痰火眩晕方

【组成】半夏、白茯苓、川芎、甘草、羌活、白芷、枳实、南星、防风、细辛、酒黄芩各适量。

【用法】上药各等份，姜3片，水煎服。以此作丸，每日下2~3丸，极效。

【功效】温化寒痰。

【主治】痰火眩晕。

【来源】《明医指掌》。

疟　疾

方一　柴胡养阴汤

【组成】柴胡12克，当归6克，陈皮6克，知母3克。

【用法】水煎服。

【功效】养阴。

【主治】阴分虚，邪气盛，无汗而疟者。

【来源】《明医指掌》。

方二　黄芪鳖甲汤

【组成】黄芪（蜜炙）6克，陈皮（炒）3克，鳖甲（炙）3克，何首乌（蒸熟）9克。

【用法】水煎服。

【功效】益气养阴，扶正祛邪。

【主治】阴阳俱虚，正不胜邪，多汗而疟者。

【来源】《明医指掌》。

方三　鳖甲丸

【组成】鳖甲（酒炙）250克，莪术（醋煮）90克，青皮（醋煮）90克。

【用法】上药研为末，用醋煮当归为膏，拌前药和丸，如黍米大。每服6克，煎药送下。

【功效】软坚散结，祛瘀化痰。

【主治】久疟不愈，胁下有块，俗称疟母。

【来源】《明医指掌》。

痢　疾

方一　痢疾秘方

【组成】苍术30克，防风、白术、芍药、羌活各3克。

【用法】用苍术30克，水1500毫升，煎至1000毫升，去苍术、防风、白术、芍药、羌活各3克，煎至500毫升，温服。

【功效】祛风胜湿，和血止痢。

【主治】疫毒痢，一人有病，他人即是传染者。

【来源】《明医指掌》。

方二　香连丸

【组成】黄连420克（用吴茱萸300克同拌，以沸汤少许倾入碗内，泡1小时，取出同炒，去茱萸，用黄连），木香（不见火）135克。

【用法】上药，俱研为末，用鸡蛋清少许，入醋糊丸。每服6丸。

【功效】清热利湿。

【主治】妊娠痢疾，久而不已，此方甚验。

【来源】《明医指掌》。

方三　噤口痢秘方

【组成】香连丸、石莲肉各适量。

【用法】2味等份，研为末，米饮调下。

【功效】清热利湿。

【主治】噤口痢。

【来源】《明医指掌》。

噎　膈

方一　快气饼子

【组成】炒莱菔子60克，紫苏子30克，橘红30克，白豆蔻30克，白茯苓30克。

【用法】上药研为细末，炼蜜和姜汁为饼子，时时噙嚼。

【功效】调气解郁，消食畅膈。

【主治】气郁不快，食上则胸膈噎塞疼痛。

【来源】《明医指掌》。

方二　通幽汤

【组成】生地、熟地各1.5克，甘草（炙）、红花各0.9克，升麻1.5克，当归身、桃仁泥各30克。

【用法】上药锉，水煎，调槟榔末1.5克，稍热服。

【功效】辛润通幽。

【主治】幽门不通，上冲吸门，噎塞不开。

【来源】《明医指掌》。

呕　吐

方一　和中桔梗汤

【组成】茯苓3克，半夏（炮）2.1克，陈皮2.4克，炒白术2.4克，生姜5片，炒枳实2.4克，厚朴（姜炒）2.4克，桔梗2.4克。

【用法】上药锉末，水200毫升，煎至150毫升。空腹温服。

【功效】和中化湿，降逆止吐。

【主治】气热上冲，食后暴吐，脉洪数。

【来源】《明医指掌》。

方二　荆黄散

【组成】荆芥6克，人参3克，甘草1.5克，大黄1.8克。

【用法】上药锉末，水煎。调槟榔末3克，磨木香1.5克，温服。

【功效】祛风解表，降逆止吐。

【主治】上焦气热所冲，暴吐。

【来源】《古今医鉴》。

瘿　瘤

方一　昆布丸

【组成】昆布（洗）（小麦醋煮干）30克，海藻（小麦醋煮干）30克。

【用法】上药研为末，炼蜜为丸，如弹子大，每服1丸含化。

【功效】化痰，软坚散结。

【主治】一切瘤瘿，不拘久近。

【来源】《明医指掌》。

方二　神效开结散

【组成】沉香6克，木香9克，陈皮120克，珍珠49颗，海藻6克，猪靥肉子（瓦上焙干）49个。

【用法】上药研为末，每服6克。

【功效】行气化痰，散结。

【主治】五瘿。

【来源】《明医指掌》。

清代名医方

傅山方

带　下

方一　易黄汤

【组成】山药（炒）30克，芡实（炒）30克，黄柏（盐水炒）6克，车前子（酒炒）3克，白果（碎）10枚。

【用法】水煎服，每日1剂。

【功效】健脾燥湿，清热止带。

【主治】脾虚湿热，清稀量多，连绵不断，腰酸体乏，舌淡苔白，脉细缓而沉者。

【来源】《傅青主女科》。

方二　完带汤

【组成】白术（土炒）30克，山药（炒）30克，人参6克，白芍（酒炒）15克，车前子（酒炒）9克，苍术（制）9克，甘草3克，陈皮1.5克，黑芥穗1.5克，柴胡1.8克。

【用法】水煎服，每日1剂。

【功效】补中健脾，化湿止带。

【主治】白带。症见带下色白或淡黄，清稀无臭，面色㿠白，倦怠便溏，舌淡苔白，脉缓或濡弱。

【来源】《傅青主女科》。

方三　清肝止淋汤

【组成】白芍（醋炒）30克，当归（酒炒）30克，生地（酒炒）15克，阿胶（白面炒）9克，粉丹皮9克，黄柏6克，牛膝6克，香附（酒炒）3克，红枣10个，小黑豆30克。

【用法】水煎服，每日1剂。

【功效】清肝凉血。

【主治】妇人带下色红，似血非血，淋漓不断，所谓赤带也。

【来源】《傅青主女科》。

乳　痈

方一　回脉散

【组成】大黄9克，白芷2.4克，乳香1.5克，木香1.5克，没药1.5克。

【用法】上药共研为末，人参6克煎汤，调药末服。虚人不宜用。

【功效】破气活血消痈。

132

【主治】乳痈未溃时。

【来源】《傅青主女科》。

方二　栝楼散

【组成】栝楼1个，生甘草1.5克，当归9克，乳香1.5克，金银花9克，白芷3克，没药1.5克，青皮1.5克。

【用法】水煎，温服。

【功效】清热解毒，活血消肿。

【主治】乳痈，乳房臃肿，结核色红，数日后肿痛溃稠脓。

【来源】《傅青主女科》。

月经前后诸症

方一　顺经汤

【组成】当归（酒洗）15克，大熟地（酒蒸）15克，白芍（酒炒）6克，丹皮15克，白茯苓9克，沙参9克，黑芥穗9克。

【用法】水煎服，1剂吐血止，2剂经顺，10剂不再发。经前腹疼此方极妙，不可加减。

【功效】补肾调经，引血归经。

【主治】经前腹痛吐血。

【来源】《傅青主女科》。

方二　调肝汤

【组成】山药（炒）15克，阿胶（白面炒）9克，当归（酒洗）9克，白芍（酒炒）9克，山萸肉（蒸熟）9克，巴戟（盐水浸）3克，甘草3克。

【用法】水煎服。此方极妙，不可加减。

【功效】补肝养血，调经止痛。

【主治】行经后少腹疼痛。

【来源】《傅青主女科》。

方三　清海丸

【组成】大熟地（酒蒸）500克，山萸（蒸）300克，山药（炒）300克，丹皮300克，北五味（炒）60克，麦门冬肉300克，白术（土炒）500克，白芍（酒炒）500克，龙骨60克，地骨皮300克，干桑叶500克，元参500克，沙参300克，石斛300克。

【用法】上药各研为细末，合一处，炼蜜为丸，如梧桐子大。早、晚每服15克，白开水送服，半载痊愈。

【功效】滋阴清热，凉血止血。

【主治】女人有每行人道，经水即来，一如血崩，人以为胞胎有伤，触之以动其血也。

【来源】《傅青主女科》。

堕　胎

方一　利气泻火汤

【组成】人参9克，白术（土炒）30克，甘草3克，熟地（酒蒸）15克，当归（酒洗）9克，白芍（酒炒）15克，芡实（炒）9克，黄芩（酒炒）6克。

【用法】水煎。服60剂胎不堕。

【功效】顺气泻火。

【主治】妊娠多怒堕胎。

【来源】《傅青主女科》。

方二　引气归血汤

【组成】白芍（酒炒）15克，当归（酒洗）15克，白术（土炒）9克，甘草3克，黑芥穗9克，丹皮9克，姜炭1.5克，香附（酒炒）1.5克，麦门冬（去心）9克，郁金（醋炒）3克。

【用法】水煎服，每日1剂。

【功效】调气活血止痛。

【主治】孕妇大怒之后，突然腹疼吐血，因而堕胎，及堕胎之后，腹疼仍未止者。

【来源】《傅青主女科》。

难　产

方一　送子丹

【组成】生黄芪30克，当归（酒洗）30克，麦门冬（去心）30克，熟地（酒蒸）15克，川芎9克。

【用法】水煎。服2剂而生。

【功效】补益气血。

【主治】血虚难产。妊娠腹疼数日，不能生产。

【来源】《傅青主女科》。

方二　降子丹

【组成】当归30克，人参15克，川芎15克，红花3克，川牛膝9克，柞木枝30克。

【用法】水煎服，每日1剂。

【功效】调经止痛，润燥滑肠。

【主治】交骨不开难产。

【来源】《傅青主女科》。

横　产

方一　催生方1号

【组成】当归9克，紫苏9克。

【用法】长流水煎服，即下。

【功效】发表、散寒、理气、和营。

【主治】横产者，胎儿居母腹，头上足下，产时则头向下，产母若用力逼之，胎转至半横位。

【来源】《傅青主女科》。

方二　催生方2号

【组成】益母草240克，黄酒100毫升。

【用法】益母草浓煎，黄酒加入调，口服即下。

【功效】活血化瘀，利尿消肿，清热解毒。

【主治】横产。

【来源】《傅青主女科》。

产后诸症

方一　生化汤

【组成】当归25克，川芎9克，桃仁（去皮尖，研）6克，黑姜2克，炙甘草2克。

【用法】用黄酒煎服。

【功效】活血化瘀，温经止痛。

【主治】产后恶露不行，小腹冷痛。

【来源】《傅青主女科》。

方二　趁痛散

【组成】当归3克，甘草2.4克，黄芪2.4克，白术2.4克，独活2.4克，肉桂2.4克，桑寄生3克，牛膝2.4克，薤白5根，姜3片。

【用法】水煎服，每日1剂。

【功效】益气活血，温经止痛。

【主治】产后遍身疼痛。

【来源】《傅青主女科》。

方三　生津益液汤

【组成】人参30克，麦门冬30克，茯苓30克，大枣3枚，竹叶30克，浮小麦30克，炙草12克，栝楼根30克。

【用法】水煎服，每日1剂。

【功效】益气生津。

【主治】产后虚弱，口渴气少。

【来源】《傅青主女科》。

方四　安心汤

【组成】当归6克，川芎30克，生地（炒）15克，丹皮（炒）15克，生蒲黄6克，干荷叶（引）1片。

【用法】水煎服。1剂狂定，恶露亦下。

【功效】养血祛瘀清热。

【主治】妇人产后2~3日，发热，恶露不行，败血攻心，狂言呼叫，甚欲奔走，拿提不定。

【来源】《傅青主女科》。

胎死不下

方一　疗儿散

【组成】人参30克，当归（酒洗）60克，川牛膝15克，乳香（去油）6克，鬼臼（研，水飞）9克。

【用法】水煎，每日1剂。

【功效】补气补血。

【主治】妇人生产6~7日，胞衣已破，而子不见下，子死腹中难产。

【来源】《傅青主女科》。

方二　救母丹

【组成】人参30克，当归（酒洗）60克，川芎30克，益母草30克，赤石脂3克，芥穗（炒黑）9克。

【用法】水煎服，每日1剂。

【功效】补益气血。

【主治】妇人生产3~4日，儿已到产门，交骨不开，儿不得下，子死而母未亡者。

【来源】《傅青主女科》。

汪昂方

虚　证

方一　斑龙丸

【组成】鹿角胶、鹿角霜、菟丝子、柏子仁、熟地黄各适量。

【用法】研为末，酒化胶为丸。

【功效】补阳。理百病，驻颜益寿。

【主治】虚损。

【来源】《医方集解》。

方二　百合固金汤

【组成】生地黄6克，熟地黄9克，麦门冬5克，百合、芍药（炒）、当归、贝母、生甘草各3克，元参、桔梗各3克。

【用法】水煎服，每日1剂。

【功效】养阴清热，润肺化痰。

【主治】肺肾阴亏，虚火上炎。症见咽喉燥痛，咳喘气喘，痰中带血，手足烦热，舌红少苔，脉细数。

【来源】《医方集解》。

方三　黑地黄丸

【组成】苍术、熟地黄各500克，五味子250克，干姜（春冬）30克、干姜（秋）21克、干姜（夏）15克。

【用法】制如枣丸，米饮或酒下。

【功效】健脾补肾。

【主治】脾肾不足，房室虚损，形瘦无力，面色青黄。亦治血虚久痔。

【来源】《医方集解》。

方四　十四味建中汤

【组成】黄芪（蜜炙）、人参、白术（土炒）、茯苓、甘草（蜜炙）、半夏（姜制）、当归（酒洗）、熟地、川芎、麦门冬、肉苁蓉、附子、肉桂、白芍（酒炒）各适量。

【用法】加姜枣煎服。

【功效】益气养血。

【主治】气血不足，虚损劳瘠，短气嗜卧，欲成劳瘵，及阴证发斑，寒甚脉微。

【来源】《医方集解》。

内伤发热

方一　人参清肌散

【组成】人参、白术、茯苓、甘草（炙）、半夏、当归、赤芍药、柴胡、干葛各适量。

【用法】加姜枣煎服。

【功效】益气养阴，清虚热。

【主治】午前潮热，气虚无汗。

【来源】《医方集解》。

方二　清骨散

【组成】银柴胡1.5克，胡黄连、秦艽、鳖甲（酒炙）、地骨皮、青蒿、知母各3克，甘草（炙）1.5克。

【用法】研为散，每服9克。

【功效】滋阴清热。

【主治】骨蒸劳热。

【来源】《医方集解》。

遗　精

方一　金锁固精丸

【组成】沙苑蒺藜（炒）、芡实（蒸）、莲须各60克，龙骨（酥炙）、牡蛎（盐水煮1日1夜，煅粉）各30克。

【用法】研为细末，莲肉煮粉糊丸，每服9克，空腹时淡盐汤调服。

【功效】固肾涩精。

【主治】肾虚不固。症见遗精滑泄，神疲乏力，四肢软，腰痛耳鸣，舌苔白，脉细弱。

【来源】《医方集解》。

方二　龟鹿二仙膏

【组成】鹿角5千克，龟板2.5千克，枸杞1千克，人参500克。

【用法】先将鹿角、龟板锯截刮净，水浸，桑火熬炼成胶，再将人参、枸杞熬膏和入。每晨酒服9克。

【功效】补肾填精止遗。

【主治】瘦弱少气，梦遗泄精，目视不明，精极之症。

【来源】《医方集解》。

方三　茯菟丹

【组成】菟丝子300克，五味子240克，石莲肉、白茯苓各90克，山药180克。

【用法】将菟丝子用酒浸，浸过余酒煮山药为糊，其余3味药共研为末，与山药糊和为丸。漏精盐汤下，赤浊灯芯汤下，白浊茯苓汤下，消渴米饮下。

【功效】滋肾益精，健脾泄浊。

【主治】遗精白浊及强白消渴。

【来源】《医方集解》。

痹　症

方一　扶桑丸

【组成】嫩桑叶（去蒂洗净曝干为末）500克，巨胜子（即黑芝麻，淘净）120克，白蜜500毫升。

【用法】将芝麻擂碎熬浓汁，和蜜炼至滴水成珠，入桑叶末为丸，每服3克。

【功效】除风湿，起羸尫，驻容颜，乌髭发，却病延年。

【主治】肾虚，全身骨节风湿痹痛。

【来源】《医方集解》。

方二 上中下通用痛风丸

【组成】黄柏（酒炒）、苍术（泔洗）、南星（姜制）各60克，神曲（炒）、川芎、桃仁（去皮尖，捣）、龙胆草（下行）、防己（下行）、白芷各30克，羌活、威灵仙（酒拌上下行）、桂枝（横行）各9克，红花6克。

【用法】和面糊为丸，如梧桐子大，每服3克。

【功效】祛风散寒，除湿通络。

【主治】痛风有寒、有湿、有热、有痰、有血之不同，此为通治。

【来源】《医方集解》。

陈士铎方

头 痛

方一 定风去晕丹

【组成】熟地27克，山茱萸12克，山药9克，北五味6克，麦门冬6克，元参9克，川芎9克，当归9克，葳蕤21克。

【用法】煎服，每日1剂。

【功效】补肾养阴。

【主治】头痛者，肾水不足而邪火冲入于脑，终朝头晕，似头痛而非头痛也，当大补肾水，而头痛头晕自除。

【来源】《石室秘录》。

方二　清脑平酒丹

【组成】黄酒80毫升，辛夷9克，柴胡15克，白芍27克，郁李仁15克，麦门冬15克，桔梗9克，甘草3克。

【用法】水700毫升煎汤，入前酒酌量饮之，一醉而愈；量好者，再饮之以酒，必以醉为度。

【功效】疏风开窍，清利头目。

【主治】头脑痛。

【来源】《石室秘录》。

方三　救脑汤

【组成】辛夷9克，川芎30克，细辛3克，当归30克，蔓荆子6克。

【用法】水煎服，每日1剂。

【功效】疏散风寒。

【主治】人有头痛连脑，双目赤红，如破如裂者，所谓真正头痛也。

【来源】《辨证录》。

咳嗽　喘症

方一　归气汤

【组成】麦门冬90克，北五味9克，熟地90克，白术60克。

【用法】水煎服。1剂而汗止，10剂痊愈。

【功效】益气润肺，化痰宁嗽。

【主治】人有久嗽之后，忽然大喘不止，痰出如泉，臭汗如油。

【来源】《辨证录》。

方二　止咳神丹

【组成】人参3克，白芍9克，酸枣仁6克，北五味子3克，麦门冬15克，苏子3克，益智仁1.5克，白芥子3克。

【用法】水煎服，每日1剂。

【功效】益气润肺，化痰宁嗽。

【主治】久嗽。

【来源】《石室秘录》。

方三　肺脾双解汤

【组成】人参3克，麦门冬9克，茯苓9克，六曲1.5克，车前子3克，甘草3克，薏苡仁15克。

【用法】水煎服，每日1剂。

【功效】健脾益肺化湿。

【主治】人或咳嗽不已，吐泻不已，此肺脾之伤。

【来源】《石室秘录》。

方四　壮气汤

【组成】人参9克，麦门冬30克，甘草0.9克，百合30克，贝母0.6克。

【用法】水煎服，每日1剂。

【功效】壮气润肺。

【主治】伤气。人有多言伤气，咳嗽吐痰，久则气怯，肺中生热，短气嗜卧，不进饮食，骨脊拘急，疼痛发酸，梦遗精滑，潮热出汗，脚膝无力。

【来源】《辨证录》。

方五 夜露饮

【组成】熟地、麦门冬、芡实各30克，山茱萸15克，贝母1.5克。

【用法】水煎服，10剂痊愈。

【功效】润肺。

【主治】人有久喘而不愈者，口吐白沫，气带血腥，人以为肺经之湿也，而不知实肺金之燥。

【来源】《辨证录》。

方六 灭邪汤

【组成】柴胡3克，茯苓6克，当归3克，黄芩3克，麦门冬6克，射干3克，桔梗6克，甘草、半夏各3克。

【用法】水煎服，每日1剂。

【功效】祛除风邪。

【主治】人忽感风邪，寒入于肺经，以致一时喘急，抬肩大喘，气逆痰吐不出，人不能卧。

【来源】《石室秘录》。

伤　寒

方一　脾肾至资汤

【组成】熟地27克，麦门冬9克，五味子1.5克，白芍9克，肉桂0.9克，白术9克，薏苡仁9克，白芥子3克。

【用法】水煎服，每日1剂。

【功效】温补脾肾。

【主治】伤寒。

【来源】《石室秘录》。

方二　退邪消食饮

【组成】陈皮3克，甘草1.5克，白芍9克，六曲1.5克，枳壳1.5克，厚朴1.5克，栀子3克，茯苓3克，麦芽6克。

【用法】水煎服，每日1剂。

【功效】疏风散寒。

【主治】伤寒邪火初退之时，虫痛枵腹，胃空之候。

【来源】《石室秘录》。

方三　伤寒汤

【组成】桂枝3克，甘草3克，陈皮3克，干葛3克。

【用法】水煎服，每日1剂。

【功效】疏风散寒祛邪。

【主治】伤寒之初起，鼻塞目痛，项强头亦痛，脉浮紧。

【来源】《石室秘录》。

汗　症

方一　敛汗汤

【组成】黄芪30克，麦门冬15克，北五味6克，桑叶14片。

【用法】水煎服，每日1剂。

【功效】益气固表，敛阴止汗。

【主治】汗症。人有大病之后，无过而遍身出汗。

【来源】《辨证录》。

方二　止汗神丹

【组成】人参30克，当归30克，北五味3克，桑叶7片。

【用法】煎服，每日1剂。

【功效】益气敛汗。

【主治】大汗之病，阳气尽随汗而外越，若不急为止抑，则阳气立散，即时身死。

【来源】《石室秘录》。

癫　狂

方一　天半神丹

【组成】巴戟天90克，半夏9克。

【用法】水煎服。1剂即止癫，10剂不再发。

【功效】活痰化瘀，调畅气血。

【主治】癫狂。人有素常发癫，久而不效，口中喃喃不已，时时忽忽不知，时而叫骂，时而歌唱，吐痰如蜒蚰之涎。

【来源】《辨证录》。

方二　苦龙汤

【组成】地龙（捣烂）20条，苦参15克。

【用法】水煎服。1剂即止狂，不必再服。

【功效】清心泻火，涤痰醒神。

【主治】癫狂。症见阳明火起发狂，腹满不得卧，面赤而热，妄见妄言。

【来源】《辨证录》。

方三　正心汤

【组成】人参、熟地各30克，玄参、麦门冬各60克，菖蒲3克，白芥子9克。

【用法】水煎服。1剂轻，2剂愈。

【功效】育阴潜阳，交通心肾。

【主治】癫狂。症见人有身热发狂，所言者无非淫乱之语，所喜者无非欢愉之事，一拂其言，一违其事，则狂妄猝发，见神见鬼。

【来源】《辨证录》。

妇科诸疾

方一　宽带汤

【组成】白术60克，杜仲30克，甘草60克。

【用法】水煎服。服4剂无急迫之状。

【功效】益气镇惊。

【主治】妇人小腹之间，自觉有紧迫之状，急而不舒，断难生子。

【来源】《辨证录》。

方二　助气镇心丹

【组成】人参9克，茯神6克，菖蒲15克，朱砂3克，五味子3克。

【用法】水煎含漱，过一会儿咽下。1剂即收，2剂痊愈。

【功效】益气镇惊。

【主治】妇人产子。舌出不能收，多以为舌胀也，其实是难产心惊的原因。

【来源】《辨证录》。

方三　救产止痉汤

【组成】人参15克，当归30克，川芎9克，荆芥（炒黑）3克。

【用法】水煎服。1剂病轻，2剂又轻，3剂痊愈。

【功效】益气养血祛风。

【主治】妇人新产之后，忽然手足牵搐，口眼㖞斜，头摇项强，甚则角弓反张，多以为产后惊风，其实是失血过多而成痉。

【来源】《辨证录》。

中医养生宝典

中医特效偏方

于向阳 / 主编

江西科学技术出版社

图书在版编目（CIP）数据

中医养生宝典.3，中医特效偏方/于向阳主编.—
南昌：江西科学技术出版社，2020.12
ISBN 978-7-5390-7520-4

Ⅰ.①中… Ⅱ.①于… Ⅲ.①土方—汇编 Ⅳ.
① R212 ② R289.2

中国版本图书馆 CIP 数据核字（2020）第 175722 号

国际互联网（Internet）地址：http://www.jxkjcbs.com
选题序号：ZK2020274
图书代码：B20293-101

责任编辑　宋　涛
责任印制　夏至寰
封面设计　书心瞬意

中医养生宝典.3，中医特效偏方　　　　　　　于向阳　主编
ZHONGYI YANGSHENG BAODIAN.3，ZHONGYI TEXIAO PIANFANG

出版 发行	江西科学技术出版社
社址	江西省南昌市蓼洲街 2 号附 1 号
	邮编：330009　电话：（0791）86623491　86639342（传真）
印刷	北京一鑫印务有限责任公司
经销	全国各地新华书店
开本	880mm×1230mm　1/32
字数	96 千字
印张	5
版次	2020 年 12 月第 1 版　2023 年 5 月第 2 次印刷
书号	ISBN 978-7-5390-7520-4
定价	168.00 元（全 5 册）

赣版权登字 -03-2020-313

前/言

　　单偏方疗病是伟大的中华医药宝库中的一朵奇葩，其历史源远流长，"小偏方治大病"之说，几乎有口皆碑，深入民心。

　　单方、偏方指药味不多，但对某些病症具有独特疗效的方剂。例如治风湿性关节炎，用雪莲花15克，黄酒100毫升，将雪莲花浸入黄酒中，7天后饮用，可达到温中散寒，活血通络，祛湿消炎的理想疗效；若不慎皮肤上生有瘊子，可用牛倒嚼沫适量，涂擦患处，连续7天，可以治愈。正因为中华医学的博大精深，使得许多当代著名的中医学家辛勤不倦，遍收古今，广采博引，集腋成裘，荟以成集，为本已浩瀚如海的中医文献添砖加瓦。笔者研习中医多年，独爱单方、偏方，本着"撷取精华、重在实效"的原则编撰此书。

　　本书仅为抛砖引玉之作，希望借此引起医界同仁的重视，共同发掘、继承、光大中医之单方偏方。由于笔者学识浅薄，水平有限，其中难免有不当之处，恳请行家里手不吝垂教斧正！

目 / 录

外科、骨科

皮肤科

常见急症

外感高热

外感高热是由于感受外在致病的因素，导致体温骤然升高，或由低热骤然转成高热为主症的疾病。包括现代医学的急性上呼吸道感染、大叶性肺炎引起的高热征候。

梅翁汤

【组成】岗梅根31克，水翁花15克，倒扣草12克，鱼腥草31克，大青叶15克，野菊花12克，银花叶15克，连翘15克。

【用法】水煎，每日2剂，早、晚各1剂（第1剂煎后的药渣留下，与第2剂药同煎，为第2次服）。

【功效】疏风清热，轻清解毒。

【主治】外感风热所致发热。

清肺六二汤

【组成】活水芦根60克（去节），白茅根30克，桑白皮9克，地骨皮9克，桑叶9克，枇杷叶9克，浙贝母9克，知母9克，北沙参9克，苦杏仁9克，冬瓜仁9克。

【用法】水煎服，每日1剂。

【功效】清宣苦泄，甘润养肺。

【主治】大叶性肺炎（风温外感高热）。

清肺化痰汤

【组成】麻黄6克，生石膏30克（先煎），杏仁9克，甘草9克，桔梗9克，薏苡仁15克，蔻仁2.4克（后下），泽泻30克，蒲公英30克。

【用法】水煎服，每日1剂。

【功效】清热宣肺，化痰去湿。

【主治】外感高热，邪由卫入气，热恋于肺，灼津为痰之高热证。

凉膈增液汤

【组成】连翘8克，银花8克，栀子5克，黄芩5克，生地6克，元参8克，麦门冬8克，芦根8克，蝉衣5克，板蓝根8克，大黄2克，竹叶3克。

【用法】先将上药浸泡20分钟，再以文火煮25分钟，每日1

剂，分3~4次温服。

【功效】清热解毒，养阴润下。

【主治】外感风热之邪引起的发热，咽喉红肿疼痛，便秘溲赤。

四清汤

【组成】锦纹（大黄）8克，炒枳壳9克，生石膏（先煎）30克，葛根、连翘、银花各9克，菊花6克，生黄芩、生山栀、滑石（包）各9克，鲜竹叶40片。

【用法】水煎服，每日1剂。

【功效】解毒清热，通腑泄下。

【主治】温热病高热、停食、神昏惊厥。

清气汤

【组成】淡豆豉9克，连翘9克，生石膏30克，杏仁9克，金荞麦9克，甘草3克。

【用法】水煎，每日2~3剂。

【功效】辛寒清气，透表散邪。

【主治】大叶性肺炎之高热证。

蚤休汤

【组成】蚤休（草河车）30克，败酱草（苦益菜）30克，大青皮30克，鱼腥草30克，黄芩18克，虎杖30克，桃仁12克，茜草12克，瓜蒌29克，芦根30克。

【用法】水煎服，每日1剂。

【功效】清热解毒化痰。

【主治】大叶性肺炎之高热证。

中　风

中风，又名卒中，是以猝然昏仆、不省人事，伴见口眼㖞斜、语言不利、半身不遂，或不经昏仆而仅以半身不遂为主症的一种疾病。相当于现代医学的脑出血、蛛网膜下腔出血、脑血栓形成、脑栓塞等病。

通脉汤

【组成】黄芪30克，当归15克，白芍15克，桃仁10克，生地15克，川芎10克，丹皮10克，桂枝10克，茯苓10克。

【用法】水煎，每日1剂，分3次温服。

【功效】益气活血，逐瘀通络。

【主治】中风，半身不遂，口眼㖞斜，语言蹇涩，口角流涎，脉迟缓或浮弱，舌苔薄白。

两救固脱汤

【组成】赤人参15克，附子10克，龟胶15克，山萸肉20克，玳瑁15克，鹿胶10克，阿胶15克，鸡子黄1个，胆星5克。

【用法】水煎服，每日1剂。

【功效】摄纳真阴，固护元气。

【主治】中风之阴阳两脱证。

发郁通络汤

【组成】羌活3~6克，葛根15~30克，川芎15~30克，地龙10~15克，白附6~12克。

【用法】水煎服。

【功效】发郁化痰，通络祛瘀，熄风解痉。

【主治】风眩、风厥、风瘫等中风各期之症，包括心脑血管系统疾病。

通脉舒络汤

【组成】黄芪30克，红花10克，川芎10克，地龙15克，川牛膝15克，丹参30克，桂枝6克，山楂30克。

【用法】水煎服，每日1剂。

【功效】益气活血、通脉舒络，排滞荡邪，祛瘀生新。

【主治】中风、痹症等偏于气虚血瘀者。

育阴柔肝汤

【组成】生、熟地各15克，赤、白芍各15克，桑寄生30克，木瓜12克，络石藤12克，天麻9克，威灵仙12克，桃、杏仁各9克，地龙12克，鲜九节菖蒲12克（和凉开水捣汁对入，无鲜者可用石菖蒲9克）。

【用法】水煎服，每日1剂。

【功效】育阴柔肝，开窍豁痰，通便达络。

【主治】中风症属阴不敛阳，挟痰上拢清窍者。

偏瘫汤

【组成】当归9克，川芎6克，红花6克，桃仁9克，半夏9克，胆星9克，豨莶草30克，伸筋草10克。

【用法】水煎服，每日1剂。

【功效】活血化瘀通络。

【主治】中风，偏瘫。

化痰开窍汤

【组成】青蒿12克，黄芩12克，陈皮12克，半夏15克，茯苓15克，竹茹（竹皮）12克，枳壳12克，青黛3克，滑石15克，菖蒲15克，白芷12克。

【用法】水煎服，每日1剂。

【功效】化痰开窍，清热利湿。

【主治】中风，肝胆蕴热，蒙蔽清窍。

伸筋草汤

【组成】伸筋草30克，透骨草30克，红花30克。

【用法】上药加清水2升，煮沸10分钟后取用。药液温度以50~60℃为宜，浸泡手足15~20分钟。汤液温度降低后再加热浸泡1遍，同时手足应尽量做自主伸屈活动。1个月为1个疗程，连用2个疗程。

【功效】活血化瘀，舒筋通络。

【主治】卒中后遗症手足拘挛。

通腑化痰汤

【组成】法半夏12克，制南星12克，茯苓15克，陈皮9克，枳实9克，菖蒲9克，栀子6克，黄连6克，远志6克，瓜蒌30克，生大黄9~15克，芒硝6~9克。

【用法】水煎服，每日1剂。

【功效】通腑化痰，清心开窍。

【主治】中风（脑血栓形成）。

豨莶至阳汤

【组成】九制豨莶草50克，黄芪15克，天南星10克，白附子10克，川附片10克，川芎5克，红花5克，细辛2.5克，防风10克，牛膝10克，僵蚕5克，苏木10克。

【用法】水煎，每日1剂，分2次服。

【功效】益气温阳，化瘀通络。

【主治】中风之阳虚证。

桑钩温胆汤

【组成】法半夏9克，陈皮9克，茯苓15克，甘草6克，竹茹12克，炒枳壳9克，桑寄生15克，钩藤9克。

【用法】水煎服，每日1剂。

【功效】除湿化痰，平肝熄风。

【主治】卒中先兆、卒中发作、卒中后遗症。

咯 血

咯血，又称咳血、嗽血。其血由肺系经气道咳嗽而出，或痰中带有血丝，或痰血相兼，或纯血鲜红，间夹泡沫，包括现代医学的肺结核、支气管扩张、某些心血管疾病等引起的咯血。

降火止血汤

【组成】旋覆花9克，代赭石30克（先煎），石决明30克

（先煎），大黄30克（后下），青黛30克，白及30克，三七粉2克（冲服）。

【用法】水煎服。

【功效】抑肝降火，镇痛止血。

【主治】支气管扩张引起的大咯血。

平热止血汤

【组成】焦山栀、桑白皮、生侧柏各9克，黄芩8克，白及、生大黄（后下）各10克，白茅根、生代赭石（先煎）各30克。

【用法】水煎服，每日1剂。

【功效】清胃泻火，降气止血。

【主治】咯血。症属肠胃积热，气火上逆引动营血妄行者。

泻白化血汤

【组成】桑白皮15~20克，地骨皮10克，甘草5克，花蕊石15克，三七粉3克（吞服），血余（人发）炭10克。

【用法】上药除三七粉外，加水浸泡30分钟，煎煮30分钟，每剂煎2次，2次药汁混合。症状较轻者每日1剂，分2次服；症状较重者，每日2剂，每4小时服1次。三七粉用药汤分冲。

【功效】清肺泄热，化瘀止血。

【主治】支气管扩张所致咯血。

小蓟汤

【组成】鲜小蓟草60克（干品15~30克），白及、生蒲黄各15克，参三七、蛤粉（包）各9克。

【用法】水煎服，每日1剂。

【功效】清热、凉营、止血。

【主治】支气管扩张所致咯血。

养阴止血汤

【组成】玄参15克，麦门冬12克，百合30克，桑白皮15克，紫菀12克，旱莲草30克，槐花9克，白芍12克，甘草9克。

【用法】水煎服，每日1剂。

【功效】养阴止血。

【主治】支气管扩张咯血或肺结核咯血。

温阳止血方

【组成】别直参（高丽参）3克，附片9克，黄花15克，五味子9克，桂枝9克。

【用法】水煎服，每日1剂。

【功效】温阳益气。

【主治】阳虚咯血。

益肺止血汤

【组成】南沙参15克，炙百部15克，炒枳壳、陈棕炭、阿胶珠各10克。

【用法】水煎服，每日1剂。

【功效】化痰止咳，滋阴止血。

【主治】咯血久不止者。

尿　血

尿血是指小便中混有血液或血块而无疼痛感的病症。古称"溺血""溲血""小便血"等，现代医学中的肾小球肾炎、肾结核以及全身出血性疾病、感染性疾病出现血尿者，均称为尿血。

栀豉荠菜汤

【组成】豆豉15克，生栀子10克，荠菜30克。

【用法】将上药先用水浸泡30分钟，再煎煮30分钟，每剂煎2次，混合2煎药液，分服。

【功效】清泄三焦，凉血止血。

【主治】尿血。

化瘀止血汤

【组成】桃仁10克，红花10克，怀牛膝15克，川芎10克，柴胡10克，赤、白芍各15克，枳壳10克，东北人参15克（另煎兑入），天门冬、麦门冬各15克，五味子10克，玄参15克，生地30克。

【用法】水煎服，每日1剂。

【功效】益气化瘀止血。

【主治】尿血。症属气虚统摄失权，瘀血内阻，血液离经外溢者。

地参凉血汤

【组成】生地黄、玄参、忍冬藤、板蓝根各15克，棕榈炭、阿胶珠、炒蒲黄、炒地榆各10克。

【用法】水煎服，每日1剂。

【功效】凉血止血。

【主治】尿血。不论实热、虚热或湿热均可用此方。

泽泻血尿汤

【组成】制首乌15克，生地15克，茅根15克，栀子12克，女贞子12克，生地榆15克，知母10克，小蓟15克，旱莲草12克，黄柏12克，泽泻12克，牡丹皮12克，车前子12克。

【用法】水煎服，每日1剂。

【功效】养阴清热止血。

【主治】尿血。

培土益本汤

【组成】炒党参9克，土炒白术6克，炒黄花9克，淮山药12克，炒白芍4.5克，扁豆衣9克，白茯苓9克，建泽泻9克，陈皮4.5克，生、熟薏苡仁各9克，米芸曲9克（包煎），草薢分清丸9克（包煎）。

【用法】水煎服，每日1剂。

【功效】益气健脾，分清化湿。

【主治】久病本元亏损，脾阳虚弱，兼有湿热致清浊不分而成尿血者。

血尿煎

【组成】生地50克，小蓟50克，茅根100克，焦栀子10克，炒蒲黄10克，艾叶炭10克，仙鹤草20克，紫珠草15克，白薇20克，党参15克，熟地15克，陈皮10克，厚朴15克，藿香10克，桑寄生15克，川续断15克。

【用法】水煎服，每日1剂。

【功效】凉血止血，健脾益气。

【主治】血虚血热，脾虚之尿血。

内　科

感　冒

感冒是感受触冒风邪，出现鼻塞、流涕、喷嚏、咳嗽、头痛、恶寒、发热、全身不适等症状的一种疾病，为常见的外感病之一。

现代医学的普通感冒、流行性感冒、病毒性及细菌性感染所引起的上呼吸道急性炎症，与中医学感冒或时行感冒相似。

感冒退热汤

【组成】麻黄5克，玄参9克，葛根9克，生石膏15克，山药18克，钩藤9克，薄荷6克，桔梗6克，射干6克，柴胡6克，生姜3片，大枣（劈）3枚。

【用法】水煎2遍，分2次温服。服第1次药后约15分钟，饮热米汤1碗，取微汗。半小时后再服第2次药。

【功效】解表退热、宣肺气、利咽喉。

【主治】感冒或流感、发热不退、头项强痛、全身酸紧、恶寒、无汗、咽痛、咳嗽等。

风寒感冒简易方

【组成】葱白3节，生姜3片，红糖适量。

【用法】水煎服，每日2次。

【功效】疏风散寒解表。

【主治】风寒感冒。

疏解风寒方

【组成】苏叶4.5克，杏仁6克，桔梗3克，炒枳壳3克，前胡3克，制香附3克，陈皮3克，炒莱菔子4.5克，薄荷（后下）3克，荆芥3克，甘草1.5克，葱白（后下）10克。

【用法】每日1剂，煎2次分服。

【功效】疏风散寒化湿。

【主治】外感风寒兼湿。

辛凉清热汤

【组成】金银花20克，连翘15克，薄荷10克，荆芥穗7克，菊花10克，黄芩10克，知母10克，甘草5克，霜桑叶10克。

【用法】水煎服，每日1剂。若口大渴者加生石膏25克，大青叶15克。

【功效】辛凉解表，泻火清热。

【主治】用于外感发热重、恶寒轻者。

外感风痧冲剂

【组成】苍耳草600克，狗仔花600克，藤苦参300克，山芝麻300克，岗梅300克，两面针300克，蔗糖适量。

【用法】将药制成块状冲剂，每块含生药15克。每次1~2块，开水冲服，每日3次。

【功效】祛风解表。

【主治】外感引起的全身酸痛、头痛、恶寒、发热、咽痛、鼻塞、腹痛、吐泻等。

消食解表汤

【组成】防风9克，荆芥6克，枯黄芩9克，知母9克，焦山楂9克，神曲9克，白芍9克，金铃炭（川楝子炭）9克，银花炭9克，木香6克，甘草3克。

【用法】水煎服，每日1剂。

【功效】祛风清热、消食行气。

【主治】风热感冒。

咳 嗽

　　咳嗽是指肺气上逆作声，咯吐痰液而言，为肺系疾病的主要征候之一。分外感咳嗽和内伤咳嗽两种。西医学的急、慢性支气管炎、支气管扩张、肺炎等，是常以咳嗽为主要症状的疾病，与中医学咳嗽相合。

外感咳嗽方

【组成】麻黄3克，杏仁6克，生石膏15克，五味子5克，干姜5克，薄荷6克，瓜蒌仁6克，炙甘草3克，山药18克，钩藤9克。

【用法】水煎2次，早、晚分2次温服。

【功效】止咳化痰，宣肺解表。

【主治】外感咳嗽、发热、恶寒。

青白止咳方

【组成】青果5枚，白萝卜半个。

【用法】水煎服，每日2次。

【功效】化痰止咳利咽。

【主治】咳嗽，咽部红肿。

止咳汤

【组成】白前、前胡、杏仁、甘草、荆芥、防风、连翘、贝母、桔梗、芦根各适量。

【用法】水煎服，每日1剂。

【功效】止咳化痰。

【主治】外感咳嗽，月经不准而引起慢性支气管炎者。

清肺止咳方

【组成】北沙参9克，炒黄芩9克，麦门冬9克，甜杏仁（打）9克，川贝母（打）9克，白人参5克，川百合9克，冬瓜子9克，瓜蒌皮9克。

【用法】每日1剂，煎2遍，分3次温服。

【功效】清肺热，化痰益气止咳。

【主治】咳嗽痰多，口干自汗。

温阳止咳方

【组成】肉桂粉3克（吞服），制附片3克，炮姜3克，炒潞党（党参）6克，炒白术9克，炙黄芪12克，炙远志4.5克，炒熟地6克，炒山药12克，米炒南沙参9克，夏枯草3克，炒子芩1.5克，熟枣仁18克，煅龙齿15克，法半夏6克，炒秫米30克（煎汤代水煎药）。

【用法】水煎服，每日1剂。

【功效】温脾肾之阳，稍佐清肺。

【主治】脾肾阳虚之咳嗽，痰多、口干不欲多饮，便溏，舌苔灰黑而润，脉象重取沉细无力。

辛凉轻宣方

【组成】冬桑叶、杏仁泥、炒枳壳、前胡、甘草各10克，桔梗6克。

【用法】水煎，分3次服，可续服3~5剂。

【功效】辛凉轻清宣散。

【主治】咳嗽、喉痒、气逆作呛。

清肺定咳汤

【组成】金荞麦20克，鱼腥草（后下）15克，白花蛇舌草20克，天浆壳12克，化橘红6克，苍耳子12克，枇杷叶（去毛包）10克，生甘草5克。

【用法】水煎服，每日1剂。

【功效】清热宣肺，止咳化痰。

【主治】痰热蕴肺，久咳不愈，黏黄质稠，咯唾不爽。

辛润理肺汤

【组成】带节麻黄4克，带皮杏仁（去尖）10克，炙甘草6

克，桔梗5克，佛耳草（包）10克，橘红5克，当归10克，炮姜4克，生姜1片。

【用法】用适量水将药浸泡30分钟，然后煎煮30分钟，每剂煎两次，将2次煎出的药液混合。每日1剂，分2次温服。

【功效】辛润理肺。

【主治】凉燥束肺，气逆干咳。症见：干咳无痰，喉中燥痒，痒甚咳甚，晨晚最剧，甚时咳则遗尿，胸膺隐痛，咳声嘶急。或见咯血，舌净苔薄有津，脉细或弦。

复方蝉衣枇杷叶汤

【组成】蝉衣、桔梗各6克，炙枇杷叶15克，牛蒡子、象贝、前胡、紫苑、车前子、车前草各9克，甘草4.5克，黛蛤散（包）12克。

【用法】水煎服，每日1剂。

【功效】疏散风热，宣肺化痰。

【主治】风热咳嗽。

解郁宣肺止咳方

【组成】柴胡12克，黄芩12克，半夏10克，细辛6克，五味子10克，生姜或干姜10克，杏仁10克，枳壳10克，甘草6克。

【用法】水煎服，每日1剂。

【功效】解郁散邪，宣肺止咳。

【主治】外感咳嗽。症见夜间咳甚或昼夜阵咳，吐泡沫痰或清稀痰，苔薄白或薄黄而润，舌质正常或偏红，脉弦细、弦数或弦，病程1周以上者其效颇佳。

截咳基本方

【组成】百部9克，天浆壳3只，南天竹子6克，马勃3克。

【用法】水煎服，每日1剂。

【功效】截咳清热。

【主治】咳嗽。

支气管哮喘

支气管哮喘（简称哮喘）是在支气管高反应状态下由变应原或其他因素引起的广泛气道狭窄的疾病，为常见的慢性病，其临床特点为发作性胸闷，咳嗽，大多呈典型呼气性困难伴哮鸣者，往往可经平喘药物控制或自行缓解。属中医学的"哮"或"喘"范畴。

宣肺化痰定喘方

【组成】炙麻黄10克，杏仁10克，甘草10克，黄荆子15克，地龙15克，黄芪20克，制半夏15克，知贝母10克，仙灵脾

15克，补骨脂15克。

【用法】每日1剂，煎2次分服。

【功效】化痰宣肺定喘，佐以补肾。

【主治】哮喘，肺肾两虚，宿痰伏肺，肺失宣降，肾不纳气。

清肺化痰汤

【组成】板蓝根20克，黄芩10克，浙贝母10克，橘红10克，天竺黄15克，玄参12克，炒杏仁10克，白前10克，鱼腥草15克，芦根20克，炙紫菀12克，甘草10克。

【用法】轻者日服1剂，早晚2次分服，重者日服2剂，分4次服完。

【功效】清肺化痰。

【主治】风温、春温、冬温温邪犯肺所致的咳喘。

麻黄都气汤

【组成】麻黄3~6克，杏仁、山萸肉、焦楂肉各10克，熟地、炙磁石各12~20克，山药10~20克，茯苓9~12克，泽泻6~9克，丹皮3~9克，五味子5~10克，蛤蚧尾粉1克（分冲）。

【用法】每日1剂，分2次煎服。若面红足寒，冷汗，吸气困难，烦躁不宁，舌苔变黑而润，脉沉细而欲绝者，加肉桂、黑锡丹（另吞）。

【功效】补肾定喘。

【主治】肾虚喘病。

益气定喘汤

【组成】党参9克，黄芪9克，茯苓9克，白术9克，炙紫菀9克，银杏仁9克，橘红9克，甘草6克。

【用法】水煎服，每日1剂。

【功效】益气定喘。

【主治】脾虚哮喘，痰多气短，畏风，自汗，苔薄白，脉虚大。

肺肾同治汤

【组成】麻黄9克，桂枝9克，细辛3克，茯苓30克，炙甘草6克，五味子9克，当归12克，熟地12克，地龙12克。

【用法】水煎服，每日1剂。

【功效】补肾纳气，温化痰饮。

【主治】肺实肾虚之哮喘。

化哮八宝丹

【组成】琥珀2克，珍珠2克，朱砂2克，钟乳石8克，冰片1克，羊胆6克，蜂胶12克，乌贼炭12克。

【用法】将上述药研成极细末，蜂胶糊丸如绿豆大，每服1

克，日服3次，每次以土茯苓30克，煎汤送下。

【功效】化湿泄毒。

【主治】过敏性哮喘。

咳喘合剂

【组成】天竹子12克，黄荆子15克，石苇30克，佛耳草15克。

【用法】上方为1日量，可制成合剂服用。

【功效】清热化痰，平喘止咳。

【主治】支气管炎及痰热哮喘。

二麻四仁汤

【组成】炙麻黄4.5克，麻黄根4.5克，苦杏仁9克，桃仁9克，郁李仁9克，白果仁9克（打），百部9克，款冬花9克，车前草24克，生甘草4.5克，辛夷9克，苍耳子9克。

【用法】水煎服，哮喘大发作每日1剂，甚者1剂半；缓解期隔日1剂或服5剂停2日后再服。

【功效】调气除痰，脱敏平喘。

【主治】哮喘病。

杏仁四子汤

【组成】杏仁10克，苏子10克，莱菔子10克，葶苈子10

克，白芥子3克。

【用法】水煎服，每日1剂。

【功效】祛痰定喘。

【主治】慢性支气管炎，支气管哮喘。

补肾平喘汤

【组成】太子参30克，麦门冬10克，陈皮10克，姜半夏10克，炒苏子15克，地龙15克，五味子10克，补骨脂10克，灵磁石30克，乌梅肉15克，胎盘6克，桃仁10克。

【用法】水煎服，每日1剂。

【功效】补肾益肺，平喘止咳化痰。

【主治】支气管哮喘，慢性喘息性支气管炎。

肺结核

肺结核是由结核杆菌引起的发生于肺部的慢性传染病。以身体逐渐消瘦，症见咳嗽、潮热、盗汗为特征。祖国医学称为"肺痨"。

益肺健脾汤

【组成】炙黄芪9克，炒白术9克，炙甘草3克，杏仁9克，陈皮4.5克，半夏4.5克，蒸百部4.5克，知母9克，青蒿子4.5克，鸡内金4.5克。

【用法】水煎服，每日1剂。

【功效】益肺健脾清热。

【主治】肺痨。咯血，午后潮热、咳嗽，面浮神疲，形瘦色萎、纳呆、大便干结、舌质淡胖，尖有红刺，脉细。

培土生金膏

【组成】太子参、北沙参、明玉竹、怀山药、白茯苓、天门冬、甜杏仁、生地、熟地各120克，生甘草、紫苑、百合各60克，五味子、川贝母各30克，白茅根240克。

【用法】上药多加水浓煎2次，滤去渣。另加冰糖1.5克，先烊化熬到滴水成珠，后加入药汁收成膏，瓷瓶封闭，埋入土中7日后取出。每次服1大匙，滚水化下，日服3次。

【功效】培元固本，补土生金，肺肾双补。

【主治】肺痨。

空洞结核方

【组成】南沙参15克，天门冬、麦门冬各10克，炙百部10克，炙紫苑3克，桔梗3克，肥玉竹15克，茯苓10克，生甘草3克，地骨皮10克，生牡蛎30克（先煎），十大功劳叶10克，母鸡1只（500多克）。

【用法】取母鸡净身之肉，不放盐、酒等作料，文火煮浓汁6杯。余药浸泡30分钟，文火煎煮40分钟，滤取药液，加水再煎30分钟过滤，将2次药液混合成2杯（约400毫升）。每次服中药鸡汁1杯，每日2次。

【功效】养阴清火。

【主治】空洞型肺结核，属阴虚火旺。

托里内消汤

【组成】金银花45克、当归12克、玄参15克、车前子12克、蒲公英30克、甘草6克，肉苁蓉15克。

【用法】水煎服，每日1剂。

【功效】清热解毒，消痈散结。

【主治】阴虚火旺肺痨和热毒壅盛腹皮痈。

腹　泻

腹泻即指大便次数增多，粪质清稀，甚至大便如水样为特征的病症。包括西医学中消化器官发生功能性或器质性病变导致的腹泻，如急、慢性肠炎、肠结核、肠功能紊乱，结肠过敏等以泄泻为主症状者。

二香葛根汤

【组成】广藿香10克，广木香6克，煨葛根10克，橘皮10克，大腹皮10克，炒川朴4克，焦山楂10克，炒神曲12克，茯苓10克，六一散10克，通草5克，生姜3片，荷叶一角，扁豆叶14片。

【用法】水煎服，每日1剂。

【功效】芳香化脓、利湿止泻。

【主治】暑湿泄泻、胸闷欲呕。

葛根健脾汤

【组成】粉葛根3克，炒山药、茯苓、御米壳（罂粟壳）、谷芽、补中益气丸（包煎）各9克，赤石脂12克（先煎），米炒荷蒂3枚。

【用法】水煎服，每日1剂。

【功效】补中益气、健脾止泻。

【主治】腹泻。症见肠鸣泄泻、少气懒言、四肢无力、舌淡苔白、脉虚软无力。

苹果止泻方

【组成】苹果1~2个。

【用法】烤熟、去皮、蘸红糖少许食之，每次可服1~2个，每日2次。

【功效】涩肠止泻。

【主治】用于慢性肠炎、过敏结肠炎以及其他原因引起的慢性腹泻，大便稀溏等症。

沉泻方

【组成】党参10克，山药15克，焦白术10克，煨木香6克，赤白药各10克，补骨脂10克，苦参6克，桔梗6克，仙鹤草24克。

【用法】每日1剂，煎2次，各浓煎成药200毫升，分2次温服。同时取灌肠方（地榆30克，石菖蒲15克，白及15克）浓煎成50毫升趁热调入锡类散0.9克，和匀，于晚8时大便后灌肠。肛管插入不少于15厘米。温度保持50℃。灌完后，腿伸直，臀部垫高10厘米，左侧卧5分钟，平卧5分钟，右侧卧5分钟，然后平卧入睡。要求保留在肠中达8小时以上。

【功效】健脾止泻，佐以清热。

【主治】经常泄泻，腹鸣隐痛，粪检有黏度及脓细胞、红细胞，检查为慢性溃疡性结肠炎者。

温肾健脾止泻方

【组成】台党参18克，炒白术15克，茯苓15克，白扁豆（花尤佳）18克，焦山楂18克，炒故纸（补骨脂）12克，炒神曲12克，炒泽泻12克，炒吴茱萸9克，五味子9克，炒白芍15克，煨诃子肉9克，煨肉豆蔻6~9克，广木香6克，砂仁9克，炙甘草6克。

【用法】水煎服，每日1剂。

【功效】温肾健脾，固肠止泻。

【主治】肾阳虚衰，命门火微，脾失温煦，健运无权，以致胃之关门不固，大肠传导失司，而泄泻经久不愈者。

三味止泻散

【组成】山药150克，诃子肉60克，石榴皮60克。

【用法】上药共研为细面，每次4.5克，日3次，白开水送服。

【功效】滋脾胃，涩肠固泻。

【主治】脾虚久泻。症见，腹泻日久，腹中隐隐作痛、喜按，水谷不化、舌淡苔白、脉细无力。

痢　疾

痢疾是以腹痛、里急后重，痢下赤白脓血为特征的疾病。西医学中的急、慢性菌痢，急、慢性阿米巴痢属本病范畴。一些结肠病变如非特异性溃疡性结肠炎、过敏性结肠炎出现类似痢疾的症状时，也按本病论治。

解毒宽肠汤

【组成】当归12克，杭芍12克，黄连9克（酒炒），莱菔子

9克，广木香4.5克，薤白15克。

【用法】水煎服，每日1剂。

【功效】活血理气，解毒导滞。

【主治】猝发痢疾，日夜数十行，里急后重，腹中绞痛，壮热烦，舌红苔黄，脉沉细而弦。

养阴止痢方

【组成】西洋参3克（另煎冲），枫石解3克，炒白术4.5克，白芍4.5克，茯苓9克，灵甘草2.4克，淮山药9克，麦门冬9克，扁豆9克。

【用法】水煎服，每日1剂。

【功效】扶正养阴，健脾止痢。

【主治】湿蒸热壅，气机失调，纳谷不化，痢下五色，形悴，口温，舌红脉沉微数。

消食利湿方

【组成】煨肉豆蔻10克，广木香9克，槟榔9克，山楂炭12克，建神曲12克，秦皮12克，高良姜12克，黄芩10克，石菖蒲15克，水灯芯（龙须草）30克。

【用法】水煎服，每日1剂。积食甚者去肉豆蔻，加苹果仁9克，水湿甚小便不利者加茯苓12克，苍术9克。

【功效】消食行气止痛，清热利湿止痢。

【主治】积食与湿热兼杂之痢疾，症见腹部微痛，大便泻白色稠黏液汁，坠胀欲解，解便次数多量少，一昼夜达八九次或二三十次不等，小便色微黄不畅，噫气多，无气少，舌苔微白或淡黄。

清热救阴方

【组成】白头翁9克，青蒿梗4.5克，薄荷梗1.5克，黄连、苦参各4.5克，厚朴6克，广木香3克，炒地榆9克，白芍18克，甘草3克。

【用法】水煎服，每日1剂。

【功效】消热救阴扶正止痢。

【主治】赤痢迁延日久，中气败坏，干呕，舌绛津调，脉沉细而数。

阴虚血痢汤

【组成】金银花30克，生地榆10克，干生地15克，枯黄芩10克，杭白芍15克，生首乌24克，生甘草10克，杭麦门冬10克，南沙参15克，明玉竹15克，旱莲草15克，茜草根10克，阿胶15克（另炸冲）。

【用法】水煎，分3次温服。每日1剂。

【功效】养阴增液，败毒泻火，清热凉血。

【主治】阴虚血痢，痢下多日不愈，全为血便，有时带花红冻子，脉沉细数，舌红苔少。口干不欲饮，不欲食，小便短赤。

治痢方

【组成】香薷、青皮、陈皮各6克，苏叶、葛根、黄连、黄芩、焦三仙各10克。

【用法】水煎服，每日1剂。

【功效】清暑利湿、止痢。

【主治】痢疾属暑热外迫，积滞内停者。

胃　痛

凡以胃脘部临近心窝处，经常发生疼痛为主的病症，称为胃痛，是一种常见病。包括西医学中的急、慢性胃炎，和胃、十二指肠溃疡胃癌以及胃神经官能症等疾病。

行气活血止痛汤

【组成】党参12克，厚朴6克，大黄5克，广木香5克，火麻仁15克，当归12克，藿香10克，槟榔10克，枳实10克，桃仁6克，甘草3克。

【用法】水煎服，每日1剂。

【功效】行气活血，祛瘀止痛。

【主治】胃脘疼痛拒按，不能进食，大便燥结，2~3日方解1次，面色黑，伴头晕乏力。

和胃方

【组成】连皮茯苓、冬瓜皮、干百合、浮小麦各30克，法半夏12克，青竹茹24克，生姜、青皮、陈皮、炙甘草、炒枳壳各10克，台乌药15克，大枣8克。

【用法】水煎服，每日1剂。

【功效】清热和胃，理气止痛。

【主治】胃脘胀痛，发无定时，大便秘结，苔白腻或黄腻，脉弦沉。

健中调胃汤

【组成】党参15克，白术10克，姜半夏6克，陈皮6克，降香10克，公丁香6克，海螵蛸15克，炙甘草6克。

【用法】水煎服，每日1剂。

【功效】健中调胃。

【主治】消化性溃疡，慢性胃炎，症见胃痛嘈杂泛酸、苔白滑、脉沉细或弦。

安胃止痛汤

【组成】大党参15克，吴茱萸5克，黄连炭5克，法半夏10克，陈皮10克，乌梅炭10克，白芍10克，炙甘草10克，白茯苓10克，厚朴10克，生姜3片。

【用法】水煎，每剂分数次服，每次服1杯。2日服1剂，可继服10剂为1个疗程。

【功效】安胃和中、止呕定痛。

【主治】胃脘部疼痛，每于食后发作，痛处拒按，有痛剧发呕的，有时止时发多年不愈者。

疏肝和胃散

【组成】制香附9克、甘松5克、沉香曲（包前）9克、九香虫3克、刺猬皮（焙）9克、延胡索9克、降香5克、煅瓦楞子12克、左金丸3克（吞）、生姜汁（半茶匙）、甘蔗汁一杯。

【用法】水煎温服，每日1剂。

【功效】疏肝解郁，行气止痛，活血化瘀，健胃止呕。

【主治】肝气犯胃之胃脘痛。

调气散寒汤

【组成】紫苏梗、姜半夏、青皮、陈皮、广木香、制香附、旋复梗、炒白芍、焦神曲、生姜各9克，炙甘草6克，桂枝4.5克。

【用法】水煎服，每日1剂。

【功效】调气和胃，散寒消食。

【主治】寒实型胃痛，症见胃脘暴痛，痛势较剧，得温则舒，泛吐清水，缠绵不已，苔白滑、脉弦或迟。

三合汤

【组成】高良姜6~10克，制香附6~10克，百合30克，乌药9~12克，丹参30克，檀香6克（后下），砂仁3克。

【用法】水煎服，每日1剂。

【主治】长期难愈的胃脘痛，或曾服用其他治胃痛药无效者，舌苔白或薄白，脉象弦，或沉细弦，或细滑略弦，胃脘喜暖，痛处喜按，但又不能重按，大便干或溏，虚实寒热症状夹杂并见者。包括各种慢性胃炎、胃及十二指肠球部溃疡、胃黏膜脱垂、胃神经官能症、胃癌等所致的胃痛。

理脾愈疡汤

【组成】党参15克，白术10克，茯苓15克，桂枝6克，白芍12克，砂仁8克，厚朴10克，甘松10克，刘寄奴15克，元胡10克，乌贼骨10克，炙甘草6克，生姜10克，大枣3枚。

【用法】每日1剂，文火水煎2次，早、晚各服1次。

【功效】健脾温中，理气活血。

【主治】胃、十二指肠球部溃疡。症见胃脘隐痛，饥饿时痛甚，得食缓解，痛处喜按，喜热恶寒，胃胀嗳气，每在春秋季犯病。

加味乌贝及甘散

【组成】三七粉30克，乌贼骨30克，川贝30克，白及30克，黄连30克，甘草30克，砂仁15克，延胡索30克，川楝肉30克，佛手30克，广木香18克，生白芍45克。

【功效】柔肝和胃，调气活血，制酸止痛，止血生肌。

【主治】胃溃疡、十二指肠溃疡（肝胃不和）胃脘痛、泛酸、呕吐、黑便、呕血等症。

呕　吐

呕吐是指胃失和降，气逆于上，迫使胃中之物从口中吐出的一种病症。包括西医学的神经性呕吐、胃炎、幽门痉挛或梗阻等病以呕吐为主者。

藿香化浊汤

【组成】藿香10克，厚朴10克，法半夏10克，白茯苓15克，陈皮10克，炙甘草10克，黄连5克，吴茱萸5克，苍、白术各10克，紫苏10克，神曲10克，生姜3片。

【用法】水煎，分数次温服，可连服3剂。

【功效】芳香化浊、安胃、理脾、和中。

【主治】脘痞闷胀，次则腹中剧痛，继则呕吐酸馊食物，泻利稀黄水，便中带不消化残渣。精神疲乏。

和降止呕方

【组成】半夏、黄芩、党参、藿香、川朴、炙甘草各10克，干姜6克，生姜3克。

【用法】水煎服，每日1剂。

【功效】和胃降逆止呕。

【主治】呕吐伴头晕胸闷、咳喘。

温经回阳方

【组成】附子6克，干姜、炙甘草各3克，西党参、茯苓各9克，淮小麦30克，红枣6枚。

【用法】水煎服，每日1剂。

【功效】温经回阳止吐。

【主治】恶心呕吐，胃脘痛喜按，受凉后痛甚，四肢厥冷、面色苍白，脉细、舌淡苔薄白。

噎膈

噎膈是指吞咽困难，饮食难下，或纳即复出的病症。包括西医学的食管癌、贲门癌，其他如食道憩室、食管炎、贲门痉挛等。

养阴止噎方

【组成】天门冬9克，麦门冬9克，生地9克，熟地9克，玉竹15克，石斛9克，当归9克，杭芍9克，柿蒂3个，玄参9克，甘草3克。

【用法】水煎服，每日1剂。

【功效】养阴生津止噎。

【主治】老年气结津亏之噎膈，噎膈食不能下，大便干、尿短，消瘦、皮肤干涩，舌质淡红，苔少而干，脉沉数无力。

开道散

【组成】硼砂60克，沉香10克，火硝30克，礞石15克，冰片10克。

【用法】上药共研成细末，每次含化1克。

【功效】软坚散结。

【主治】用于噎膈。

运中涤痰饮

【组成】炙党参、北条参（北沙参）、焦白术、骥半夏、广陈皮、炙甘草各15克，西砂仁、广木香各6克，杭寸冬、白茯苓各15克。

【用法】用水浓煎，分3次温服，每日1剂。

【功效】健运中阳，涤痰饮，补正气，增津液，降逆气。

【主治】中阳不运、痰饮中阻，津液衰竭之噎膈。

呃　逆

呃逆是以气逆上冲，喉间呃呃连声，声短而频，令人不能自制为特征的病症。本病包括西医学中胃神经官能症同时也包括某些胃、肠、腹膜、纵隔、食管、脑部等疾病导致膈肌痉挛而致呃逆。

活血散寒止呃方

【组成】赤芍、桃仁、红花各9克，老葱3根，川芎4克，生姜2片，红枣7枚，麝香0.5克（吞服）。

【用法】水煎服，每日1剂。

【功效】活血化瘀，散寒止呃。

【主治】呃逆属中寒交迫血瘀者。

止呃方

【组成】旋覆花9克，代赭石9克，公丁香3克，大黄6克，芒硝9克，柿蒂5只。

【用法】每日1剂，煎2次分服。

【功效】降逆止呃，泻热通便。

【主治】呃逆连连，便秘。

祛化湿痰止呃汤

【组成】合欢皮30克，合欢花12克，越鞠丸9克（包煎），制香附9克，制苍术9克，法半夏5克，广陈皮6克，炒竹茹9克，川石斛12克，海藻12克，玫瑰花4朵，另用荸荠汁、藕汁各10克冲入。

【用法】水煎服，每日1剂。

【功效】祛湿化痰、疏肝和胃。

【主治】进食时暴怒气郁所致呃逆，苔白厚或燥黄，脉弦滑。

腹　痛

腹痛泛指胃脘以下耻骨以上范围内发生的疼痛而言，在此主要指内科常见的腹痛，至于急腹症，如妇科疾病所致的腹痛，属外科、妇科范围；痢疾、霍乱、积聚等所致的腹痛可参考有关章节。

升槐升降汤

【组成】升麻30克（醋120毫升，煮干焙枯），槐子15克，炙黄芪12克，白术12克，柴胡12克，当归12克，腹皮30克，木香6克，炙甘草9克。

【用法】水煎服，每日1剂。

【功效】疏通气血，升清降浊。

【主治】气虚下陷腹痛，症见腹痛坠胀神疲、舌苔薄白、脉象沉弱。

温脾固肠汤

【组成】附子、白术、赤石脂、禹余粮、茯苓、薏苡仁、木香、海参、天生黄（天然硫黄）各适量。

【用法】水煎服，每日1剂。海参另炖烂，和天生黄研成细末分吞。

【功效】温脾固肠。

【主治】过敏性结肠炎，久泻不止，即或少获初愈，而停药数日，或饮凉水，或食一片水果，又腹泻如初。

解毒活血汤

【组成】蒲公英30克，一见喜（穿心莲）30克，红藤15克，黄芩9克，赤芍9克，桃仁9克，川连45克，木香45克，制乳香、没药各4.5克。

【用法】水煎服，每日1剂。另用大蒜、芒硝外敷。

【功效】清热解毒，理气活血。

【主治】温热血积，气血瘀滞所致腹痛、腹痛拒按、脉数有力而弦、舌红苔黄。

香姜红糖散

【组成】广木香50克，干姜350克，红糖120克。

【用法】先把木香、干姜碾为粉末，然后和红糖调在一起，混合均匀。此为1个疗程之量，每次口服10克，白水送下，三小时1次，日用4次，连服13天。如嫌辣味过浓，可改为每次5克，一个半小时1次，日服8次。

【功效】温中健脾，理气止痛。

【主治】脾阳虚弱，腹中隐隐作痛，每日泻下3~5次，呈半水样便，久而不止，服附子理中丸或痛泻要方巩固不住者。

养肝健脾驱虫止痛方

【组成】杭白芍12克，广木香3克，川楝根皮9克，雷丸6克，芜荑3克，粉丹皮3克，生甘草、淮山药各15克，烧乌梅2个，槟榔6克，生地9克，炒地榆9克。

【用法】水煎服，每日1剂。

【功效】养肝健脾驱虫。

【主治】过敏性紫癜。症见腹痛、全身有大小紫斑、神疲气短、舌质淡红有斑、脉细数无力。

胃下垂

胃下垂系站立位时，胃下缘达盆腔，胃小弯弧线最低点降到髂嵴连线以下的一种病症。中医学的"腹胀""恶心""嗳气""痞证"等病症中可找到类似的描述。

益气畅中汤

【组成】炒党参9克，黄芪9克，当归9克，白芍9克，升麻9克，香附9克，郁金9克，八月札9克，厚朴花2.4克，砂仁3克（后下），沉香1.2克，清灵草9克，钩藤9克，磁石30克，宁志丹9克（包）。

【用法】水煎服，每日1剂。

【功效】补中益气，理气畅中。

【主治】胃下垂（张力低下型）。胃腔胀满，腹泻，体重下降，苔薄质淡，脉细。

马钱枳术丸

【组成】制马钱子60克，枳实80克，白术360克。

【用法】3药各研成细末，炼蜜为丸，每丸重3克，早晚饭后各服1丸，温开水送下。

【功效】强筋壮骨，健脾理气。

【主治】因身体素亏，气血不足，中气下陷所致的胃、肾、子宫等下垂之征。以治胃下垂疗效最好。

补胃散

【组成】鲜猪肚1个（洗净正面朝外），白术片250克（用水浸透）。

【用法】将白术入猪肚内，两端用索线扎紧，放入大瓦罐内，加满水（罐内须用洗净碎瓦片垫在底上，以免猪肚粘在罐底上），置火上，煮1日，将猪肚内白术取出晒干，焙枯，研成极细末（猪肚可切细脍食）。每次服3克，每日3次。空腹时用米汤送下，开水亦可。服完之后，可继续按法配制，以5剂为1个疗程。轻症1个疗程可愈，重症可连用3个疗程。

【功效】养胃健脾。

【主治】胃下垂。午时神倦体乏。

益气升陷汤

【组成】黄芪、党参（或太子参）、银柴胡、干荷叶各适量。

【用法】每日1剂，水煎2次分服。

【功效】益气升陷。

【主治】胃下垂。

便　秘

便秘是指排便间隔时间延长，或虽不延长而排便困难者。小儿多因脾虚失健，热结津亏而导致大便秘结不通，常伴有腹胀、纳差等症。可见于西医的习惯性便秘、巨结肠病等。

通便汤

【组成】茯苓、橘红、伏龙肝（灶心土）、钩藤各9克，炙甘草6克。

【用法】水煎服，每日1剂。

【功效】理气和胃。

【主治】小儿便秘（先天性巨结肠、习惯性便秘）。

硝黄散

【组成】大黄5克，芒硝20克。

【用法】将上述两味药研成末，以黄酒适量调敷于脐部，纱布覆盖，胶布固定，再用热水袋热敷10分钟左右。一般1~3日大便可以畅行，然后改用药末少许填满脐孔，外盖肤疾宁贴膏，隔日换药1次，连用10天以巩固疗效。

【功效】理气和胃。

【主治】小儿便秘。

通幽汤

【组成】枳实、郁李仁、玉竹各10克，木香、酒制大黄、麦门冬各7.5克，皂角、玄参各5克，槟榔15克。

【用法】水煎服，每日1剂。

【功效】下气润燥、通腑降浊。

【主治】小儿巨结肠症。

通便利水汤

【组成】鲜芦根30克，清宁片3克（开水泡兑），杏仁泥9克，旋覆花9克（包煎），生赭石9克，清半夏9克，嫩桑枝24克，广陈皮4.5克，肥知母9克，大腹绒4.5克，川朴花4.5克，莱菔子12克，元明粉2.1克（冲入），苏合香丸1粒（和入）。

【用法】水煎服，每日1剂。

【功效】通滞利水。

【主治】三焦蓄水，大肠结闭，形冷甚，腹胀而鼓，大便燥秘，小溲少，脉滑而数。

惯秘方

【组成】藿香10克，清半夏10克，厚朴10克，炒枳壳10克，白蔻仁6克，桔梗10克，杏仁泥10克，当归10克，郁李仁10克，桃仁泥10克。

【用法】水煎，分3次服，2日服1剂，可续服5剂。

【功效】温通中阳，宣利湿热，通畅气机。

【主治】习惯性便秘，粪便干燥坚硬，数日1行，伴胃脘胀闷，食呆，或呕逆嗳饱及冷酸等症。

加味小柴胡汤

【组成】柴胡18克，黄芩9克，半夏12克，党参30克，生地30克，玄参24克，麦门冬24克，生白术60克，甘草6克，杏仁9克，桔梗4.5克，生姜9片，大枣6枚。

【用法】水煎服，日1剂。

【功效】宣展枢机，通利三焦。

【主治】便秘，粪质干硬如珠。

调脾通结汤

【组成】白术、苍术各30克，枳壳10克，肉苁蓉20克。

【用法】用适量清水先将药物浸泡30分钟，每剂煎2次，每次慢火煎1小时左右，将2次煎出的药液混合。每日1剂、1次温服。

【功效】温中润便。

【主治】各种便秘（虚秘）。如习惯性便秘、全身虚弱致排便动力减弱引起的便秘等。

芦荟通便胶丸

【组成】芦荟6克。

【用法】将芦荟研成细末，分装在6枚空心胶囊内。成人每次用温开水吞服2~3枚，日2次，小孩每服1枚，日2次。如无胶囊装药末，亦可用白糖温开水吞服，成人每次2~3克，小孩每次1克。

【功效】清热通便。

【主治】习惯性便秘，热结便秘。

病毒性肝炎

肝炎是感染肝炎病毒，引起肝脏损害的一种传染病。临床分为甲型、乙型、非甲非乙型三种。主要表现乏力、食欲减退、恶心呕吐、肝大及肝功能损害。部分患者可有黄疸和发热，也有隐性感染者但较少见。中医可按胁调、腹胀、纳呆等辨证论治。

舒肝和络饮

【组成】北柴胡9克，生牡蛎30克，制香附9克，乌药9克，川香6克，白芍9克，当归9克，郁金6克，苍术9克，川朴（厚皮）6克，枳壳6克，丝络（丝瓜络）9克，冬瓜子12克。

【用法】每日1剂，水煎2次分服。

【功效】舒肝和络。

【主治】慢性肝炎。

五草汤

【组成】败酱草62克，鱼腥草31克，龙胆草62克，金钱草31克，车前草31克。

【用法】每日1剂，水煎2次分服。

【功效】清热利湿。

【主治】急、慢性肝炎。舌质红、苔黄或黄厚腻、脉沉弦或弦数。

归芍和胁饮

【组成】当归、白芍、炒枳壳、甘草、香附、姜黄、黄芩、青皮各适量。

【用法】每日1剂，水煎2次分服。

【功效】疏肝和胁。

【主治】无黄疸性肝炎，右胁胀痛，脘满少食，四肢无力，肝脏肿大，大便干。

清肝凉胆汤

【组成】当归、川芎、白芍、柴胡、丹皮、山栀、胆草、枳壳、麦芽各适量。

【用法】每日1剂，水煎2次，分服。

【功效】疏肝清热，活血，理气。

【主治】传染性肝炎，右胁胀满；烦躁，口苦，四肢倦怠，大便干，小便黄。

急肝汤

【组成】茵陈30克，酒胆草10克，草河车、车前草各15克，泽兰、蒲公英各12克。

【用法】水煎服，每日1剂。

【功效】清热、退黄。

【主治】急性传染性肝炎。

疏肝和胃饮

【组成】柴胡10~20克，枳壳10克，青皮10克，炒麦芽10克，黄芩10~15克，败酱草15~20克，连翘15~20克，清半夏10克，生姜5克，薄荷8克（后入轻煎）。

【用法】共煎，取汁400~500毫升，每日3次，温服。

【功效】疏肝理气，清热和胃。

【主治】慢性肝炎。

肝郁得效方

【组成】全当归15克，赤、白芍各9克，醋青皮12克，郁金9克，醋香附12克，广木香9克，炒枳壳9克，陈皮12克，焦白术12克，茯苓12克，醋柴胡6克，甘草6克。

【用法】水煎服，每日1剂，煎2~3次均可。早、中、晚餐后1~2小时温服。

【功效】疏肝理气，和血散瘀，健脾和中。

【主治】胁痛脘胀，嗳气频作，消化不良，纳谷减少，身倦乏力，精神郁闷等，并治慢性肝炎、肝硬化等病。

虎蛇疗肝汤

【组成】虎杖15克，白花蛇舌草30克，贯众15克，太子参15克，白术10克，桑寄生15克，秦艽10克，赤芍10克，白芍10克，甘草6克，藿香10克，茯苓10克，益母草10克，郁金10克。

【用法】水煎服，每日1剂。

【功效】解毒利湿，调肝理脾。

【主治】病毒性肝炎，肝硬化或其他肝脏疾患，凡有湿热蕴结，肝脾功能失调的征候，均可选用本方。

臌　胀

臌胀是因腹部胀大如鼓而命名。以腹部胀大，皮色苍黄，甚则腹水青筋暴露，四肢不肿或微肿为特征。多因酒食不节，情志所伤，感染血吸虫，劳欲过度，以积黄疸。积聚失治，使肝、脾、肾功能失调，气血水积淤于腹内而成。主要见于西医的肝硬化腹水。

消臌利水汤

【组成】（土胆草）、白毛藤、白毛根、九孔子各30克。

【用法】水煎服，连服10~20剂。

【功效】消臌利水。

【主治】肝硬化腹水，腹臌大、坚硬，起青筋，四肢瘦，行动气喘急，面容瘦削，脉弦或弦细，舌色深红，胃纳不佳，心情郁闷不乐，欲名臌胀实证。

化瘀通气排水方

【组成】柴胡9克，赤芍15克，丹参15克，当归15克，生牡蛎30克（先下），广郁金9克，川楝子12克，桃仁9克，红花9克，桔梗9克，紫菀9克，䗪虫9克，椒目9克，葶苈子9克。

【用法】每日1剂，水煎2次分服。

【功效】化瘀软坚，通利三焦。

【主治】肝硬化腹水，腹大如鼓，胸胁胀满，其病多由气臌积渐而来，腹中水渍，转侧有声，鼓之则移动性浊音明显，下肢可见水肿，面色萎黄，小便短少，大便时干，脉细数。

臌胀丸

【组成】苍、白术各60克，川厚朴60克，炒枳实60克，旋覆花炭60克，煨三棱60克，煨莪术60克，醋炒鳖甲90克，绵茵陈120克，炒槐角60克，广陈皮60克，败酱草90克，赤、白芍各60克，红饭豆120克，昆布60克，海藻60克，槟榔60克，干虫（土鳖）30个，干蝼蛄（土狗）30个，蒲公英120克，紫花地丁120克。

【用法】共炒焦，研成极细末。另用皂矾120克，入500毫升醋中，加热溶化，再加入粟米1千克，拌匀、晒干，入锅内慢火炒成炭，待烟尽，待冷，隔纸将粟米炭摊地上，约2小时，研成极细末，再合入上药末中共研匀，后用白面粉750克，加醋与水各半，打成糊，和合为丸，如小豆大，晒干。每次服30粒，饭前糖化开水送下，每日3次。如服后胃中有嘈杂感，可只服20粒或10粒，待反应消失时，每日加服5粒，逐渐加至每次30粒，最多每次不超过40粒。如服后，病势减退，可照方配制继续多服，以愈为度。

【功效】疏肝、理脾、活血、消瘀、清热利湿、软坚、散结。

【主治】肝硬化腹水，脘腹坚硬胀满如鼓，肝区时痛，腹壁静脉怒张，肢体出现明显蜘蛛痣及红斑掌，四肢干瘦、食少、溺短、神倦、体困、动则气短作喘，也有发生黄疸的，日久失治则正气衰竭，发生肝昏迷而致死亡。

益脾消水饮

【组成】柴胡（陈醋炙）15~20克，鳖甲（陈醋炙酥、捣细）20~25克，白术（土炒）10~15克，丹参15~20克，红参8~15克，白茯苓15~25克，陈皮10~20克，蓬莪术（醋炙）10~15克，大腹皮15~25克，丹皮15~20克。

【用法】以上诸药，用文火煎取药汁500毫升，1日分3~4次，食后服。

【功效】化瘀、健脾、利水。

【主治】肝硬化。

舒肝开肺方

【组成】柴胡10克，赤芍30克，当归15克，丹参30克，生牡蛎30克（先下），广郁金10克，川楝子12克，桃仁10克，土鳖虫10克，桔梗10克，紫菀10克。

【用法】水煎服，每日1剂。

【功效】开利肺气，通畅三焦气道。

【主治】肝性腹胀（慢性肝炎、肝硬化、肝硬化腹水）。

补气利水汤

【组成】党参、当归各12克，黄芪、木瓜、茅根、冬瓜皮、茯苓、笋片各30克，白芍、白术、香附、薏苡仁、陈皮、泽泻各20克，陈瓢皮50克，红花10克。

【用法】水煎服，每日1剂。一般服5剂后小便利，腹胀稍减，继服30剂为1个疗程。若小便不多，腹胀加剧者可加白术120克，甘遂30克，焙干研为细粉，装入胶囊中备用，每日1次，每次3克，以汤剂送服，7日为1个疗程。腹胀消后，可去药粉，单服水药。

【功效】补气行水，祛湿消满。

【主治】肝硬化腹水（气虚湿阻型）。症见面黄形瘦、语音低微、息促气短、体倦乏力、腹大胀满、饮食减少、食后胀甚、舌淡胖、苔薄白或滑润。

臌胀消水丹

【组成】甘遂粉10克，琥珀10克，枳实15克，沉香10克，麝香0.15克。

【用法】上药共研成细末，装入胶囊，每次4粒，于空腹时用大枣煎汤送服。间日1剂。

【功效】行气逐水。

【主治】肝硬化腹水。

心　悸

　　心悸是指患者自感心中急剧跳动，惊慌不安，不能自主，或脉见参伍不调的一种征候。包括西医各种原因引起的心律失常，如心动过速、心动过缓、期前收缩、心房颤动与扑动、房室传导阻滞、束支传导阻滞、病态窦房结综合征、预激综合征、心力衰竭、心肌炎、心包炎以及一部分神经官能症等。

宁心饮

【组成】太子参15~30克，麦门冬15克，五味子6克，淮小麦30克，甘草6克，大枣7枚，丹参15克，百合15克，龙牡30克，磁石30克。

【用法】每日1剂，水煎2次，分服。

【功效】益气养阴，宁心调神。

【主治】心悸难宁，胸闷烦热，口干津少，少寐多梦，或伴汗出。苔少质红，脉细数或有间歇。多用于窦性心动过速、室上性心动过速，心脏神经官能症等。

渗湿逐饮汤

【组成】半夏10克，风化硝10克（冲），茯苓31克，花槟榔10克，猪苓31克，郁李仁16克。

【用法】每日1剂，水煎2次，分服。

【功效】渗湿逐饮。

【主治】胃脘跃动（痰饮心悸）。症见心悸心慌，伴有失眠、头晕等。

心律失常方

【组成】生地12克，丹皮12克，知母9克，黄柏6克，黄连6克，龙眼肉12克，玉竹12克，莲子肉12克，枣仁9克，夜交藤15克，珍珠母15克。

【用法】每日1剂，水煎2次，分服。

【功效】清热安神。

【主治】心悸心慌，失眠、头晕等。

风心方

【组成】橘络、丝瓜络各6克，青葱根、茜草根、旋覆花、赤芍、归尾、桃仁、红花、青蒿各6克，鳖甲25克，大黄虫丸1丸（分吞）。

【用法】水煎服，每日1剂。

【功效】补气养阴、活血化瘀、疏通经络。

【主治】风心病心衰晚期。症见大肉已脱，上气喘满，心悸怔忡，腹胀攻撑，纳差便溏，肚大青筋，下肢水肿等，舌边有瘀斑或青筋暴，脉浮大无力或虚数无根。

温阳补气活血汤

【组成】黄芩30克，桂枝12克，瓜蒌12克，丹参30克，制附子1.2克，薤白12克，枳壳12克，红花12克，炙甘草10克。

【用法】水煎服，每日1剂。

【功效】温阳益气，活血通脉。

【主治】病态窦房结综合征。

人参芍药散

【组成】人参、麦门冬、五味子、黄花、当归、芍药、甘草各适量。

【用法】每日1剂，水煎2次，分服。

【功效】益气补血，活血化瘀，养心调脉。

【主治】心律失常。

加味生脉饮

【组成】党参、麦门冬、五味子、龙骨、牡蛎、钩藤、当归、白芍、枸杞、甘草各适量。

【用法】水煎服，每日1剂。

【功效】益气生血，镇痉安神，益补肝肾，收敛心气。

【主治】气血两亏之心悸。

失　眠

失眠是由于外感或内伤等病因，致使心、肝、胆、脾、胃、肾等脏腑功能失调，心神不安而成。失眠在古代书籍中称为"不得眠""目不瞑"，亦有称为"不得卧"者。包括西医的神经官能症、高血压、脑动脉硬化、贫血、肝炎、更年期综合征以及某些精神病等。

理消汤

【组成】川厚朴、槟榔片、焦麦芽、藿香、广木香、陈皮、首乌藤、杭芍、神曲各适量。

【用法】每日1剂，水煎2次，分服。

【功效】理气消食，和中安眠。

【主治】肝胃不和，失眠多梦，中脘胀满疼痛，不思饮食，胸闷不舒，眩晕疲困，舌苔白厚、质红，脉弦。

百合夏枯草汤

【组成】百合30克，夏枯草15克。

【用法】每日1剂，水煎2次，分服。

【功效】养阴平肝安神。

【主治】长时间失眠，神情不安，心悸，烦躁，脉弦，舌苔薄而舌质红。

复方丹参酒

【组成】丹参50克，石菖蒲50克，玄胡50克，五味子30克。

【用法】上药共研成粗粉，加白酒500毫升，泡2周后，需要时睡前服5~10毫升。

【功效】化瘀安神。

【主治】心烦意乱，不能入睡，睡亦不深，多梦易醒者。

去痰君安汤

【组成】法半夏、陈皮、炙甘草、炒枳壳、瓜蒌皮、炒枣仁、竹茹各10克，茯苓10克，薏苡仁15克，高粱米（秫米）60克，生姜3片。

【用法】水煎，分3次服，5剂为1个疗程，如病未痊愈，可续服5剂。

【功效】化痰饮，决壅塞，通经络，和阴阳。

【主治】入夜张目不瞑，因而经常失眠，形体一般较胖，脉多弦滑寸大。虽常服安神镇静之剂，效均不显。

惊恐不寐方

【组成】炒枣仁、生甘草、朱寸冬、陈皮、郁李仁、远志肉、枳实、法半夏各10克，茯苓、丹参、龙牡粉、猪胆皮（酒炒）各15克。

【用法】水煎，分3次温服，5剂为1个疗程。

【功效】镇静安神，祛痰涤饮。

【主治】白日猝然受惊，入夜常不能寐，寐则惊悸而寤，故白日常感头目眩晕胀闷。

地芍二至丸

【组成】法半夏、夏枯草各10克，生地黄、白芍、女贞子、墨旱莲、丹参、合欢皮各15克，生牡蛎、夜交藤各30克。

【用法】上药睡前1小时服头煎，夜间醒后服二煎，夜间不醒者，次日早晨服二煎。

【功效】育阴潜阳，交通心肾，清泄痰火。

【主治】顽固性失眠。

补心安神膏

【组成】黄芪60克，党参30克，沙参60克，生地60克，当归60克，赤芍60克，白芍60克，川芎60克，阿胶30克，黄芩20克，川黄连10克，女贞子30克，旱莲草60克，金樱子60克，五味子60克，远志肉30克，生牡蛎80克，珍珠母80克，焦麦芽60克，鸡内金60克，桑葚子60克，鲜葡萄2.5千克，鲜苹果4千克（切片），蜂蜜150毫升，冰糖60克。

【用法】将上药除阿胶外共入锅中，煎煮4小时，去净药渣，置文火上浓缩，加鲜葡萄和鲜苹果，再煎，再去净渣，加蜂蜜、冰糖徐徐收膏，同时将阿胶溶化于膏内，以滴水成珠为度，贮于瓶中。每日早、晚各服10克，开水化服。

【功效】健脾安神，养血宁心。

【主治】用脑过度，失眠，食欲不佳，大便秘结，症属心脾两虚，或伴见脾虚食滞者。

潜阳宁神汤

【组成】夜交藤30克，熟枣仁20克，远志15克，柏子仁20克，茯苓15克，生地黄20克，玄参20克，生牡蛎25克，生赭石（研）60克，川连10克，生龙骨20克。

【用法】水煎服，每日1剂。

【功效】滋阴潜阳，清热宁心，益智安神。

【主治】心烦不寐，惊悸怔忡，口舌干燥，头晕耳鸣，手足烦热，舌红苔薄，脉象弦数或滑。

自　汗

自汗是指不管朝夕、动或不动，时常汗出。由于人体阴阳失调、营卫不和、腠理开阖不利所致。包括西医的甲状腺功能亢进、自主神经功能紊乱等。

固表育阴汤

【组成】炙黄芪30克，黄精30克，当归12克，知母9克，干生地12克，地骨皮10克，生龙骨30克，生牡蛎30克，浮小麦30克，玄参30克，麦门冬10克，炙甘草12克。

【用法】水煎，每日1剂，分2次服。

【功效】益气固表，育阴潜阳。

【主治】气阴两虚，自汗、盗汗并见者。

五倍子散

【组成】五倍子适量。

【用法】研成极细末，瓶贮备用，每次2~3克，用温开水调成糊状，临睡时敷肚脐窝，上盖纱布，以胶布固定，次晨除去。

【功效】固表止汗。

【主治】自汗、盗汗。

补阳汤

【组成】人参、黄芪、白术、甘草、五味子各适量。

【用法】水煎，每日1剂，分2次服。

【功效】益气固表。

【主治】自汗，卫气不固，津液外泄。

止汗验方

【组成】淡豆豉（捣碎）10克，霜桑叶6克，小米50克。

【用法】锅中入水2碗，入淡豆豉、霜叶，置火上，沸后，文火煎煮刻许，去渣留液，放入小米，再煮成粥，临睡前温服，每日1剂，连用5天。

【功效】固表敛津。

【主治】自汗。

盗　汗

入眠出汗，醒后汗止，谓之盗汗。祖国医学认为多属阴虚。多见于西医的结核、自主神经功能紊乱以及产后体虚盗汗等。

滋阴敛汗方

【组成】石斛9克，麦门冬9克，连翘15克，山栀9克，黄芩15克，浮小麦30克，龙骨9克，牡蛎30克，白芍9克，五倍子9克，川续断9克，桑寄生30克，十大功劳叶12克，甘草3克。

【用法】水煎服，每日1剂，分2次温服。

【功效】滋阴敛汗。

【主治】盗汗。属阴虚内热者。

止汗汤

【组成】生地6克，元参15克，沙参9克，石斛9克，麦门冬9克，山栀9克，连翘9克，竹叶9克，龙骨9克，牡蛎30克，浮小麦30克，五倍子9克。

【用法】水煎，每日1剂，分2次服。

【功效】养阴、清热、止汗。

【主治】阴虚内热之盗汗。

三物敛汗饮

【组成】牡蛎30克，黄芪、麻黄根各20克。

【用法】水煎，每日1剂，分2次服。

【功效】养阴敛汗。

【主治】盗汗。

桑叶饮

【组成】桑叶适量。

【用法】焙干研成末，米汤每次送6克。

【功效】固表止汗。

【主治】夜汗。

加味牡蛎散

【组成】煅牡蛎100克，生黄芪100克，麻黄根50克，五味子50克。

【用法】上药研成粗末，瓶贮备用。每次10~20克，用浮小麦同煮，滤去渣热服，每日2次。

【功效】益气敛阴止汗。

【主治】夜寐盗汗，体常自汗，属气虚表弱，卫阳不固之症。

二味敛汗散

【组成】五倍子粉2~3克，飞辰砂（朱砂）1~1.5克。

【用法】加水调成糊状，涂在塑料薄膜上敷于脐窝，用胶布固定，2小时为1次。

【功效】滋阴敛汗。

【主治】肺结核盗汗。

补虚止汗方

【组成】生、熟地各15克，仙茅12克，仙灵脾12克，肉苁蓉12克，五味子3克，菟丝子24克，栀子12克，浮小麦12克，炙鳖甲12克，豆衣24克，阳起石15克，白芍15克，蛇床子12克。

【用法】水煎，每日1剂，分2次服。

【功效】滋阴固涩，益肾助阳。

【主治】盗汗并阳痿。

眩 晕

眩晕是目眩与头晕的总称。目眩即眼花或眼前发黑，视物模糊；头晕即感觉自身或外界景物旋转，站立不稳，二者常同时并见，故统称为眩晕。可见于西医的梅尼埃、迷路炎、内耳药物中毒、前庭神经元炎、位置性眩晕、晕动病、脑动脉粥样硬化、高血压病、椎–基底动脉供血不足、阵发性心动过速、房室传导阻滞、贫血、中毒性眩晕、眼原性眩晕、头部外伤后眩晕、神经官能症等。

黄芩泻火汤

【组成】黄芩、山栀、制大黄、白芍、甘草、生地、钩藤、淮牛膝各适量。

【用法】每日1剂，水煎2次，分服。

【功效】清肝泻火。

【主治】高血压初起，患者体盛性刚，烦躁易怒，口苦烘热，目赤，头痛、头胀、大便干结、脉弦劲、舌红、苔黄、血压常有波动，且以收缩压为主。

降压膏

【组成】熟地30克，女贞子20克，牡丹皮15克，槐米15

克，夏枯草30克，桑寄生24克，牛膝15克，生石决明30克。

【用法】每日1剂，水煎2次，分服。

【功效】滋阴潜阳，降压止眩。

【主治】肝肾阴虚，髓海失充所引起的眩晕症。对年老阴阳失调而引起的高血压症，尤为适应。其降压效果可靠，且不易反复。

清泻肝胆方

【组成】柴胡9克，黄芩15克，半夏12克，青皮9克，枳壳9克，竹茹9克，龙胆草9克，栀子9克，蔓荆子12克，苍耳子9克，大青叶15克。

【用法】每日1剂，水煎2次，分服。

【功效】清泄肝胆。

【主治】内耳性眩晕，症见头晕目眩，羞明畏光，耳胀耳鸣，口苦，甚则汗出呕吐，苔白腻，脉弦。

降压汤

【组成】川芎12克，菊花20克，地龙10克，川牛膝15克，夏枯草30克，地骨皮30克，玉米须30克。

【用法】每日1剂，水煎2次，分服。

【功效】平肝清热，通络止痛。

【主治】因肝胆上亢所致的眩晕头痛、耳鸣、脉弦实等证。

定眩汤

【组成】党参30克，白术30克，茯苓24克，当归24克，白芍30克，川芎9克，陈皮6克，半夏6克，泽泻15克，赭石粉18克，柴胡9克，荷叶15克，生龙骨30克，生牡蛎30克。

【用法】水煎服，每日1剂。

【功效】补气养血、健脾祛痰、升清降浊。

【主治】耳源性眩晕（梅尼埃病）。

平肝清晕汤

【组成】生白芍12克，石决明15克，白蒺藜12克，菊花9克，生地12克，龙骨15克，牡蛎15克。

【用法】水煎，每日1剂，分2次温服。

【功效】滋阴平肝，潜阳清晕。

【主治】肝阳上元之眩晕。

气虚眩晕煎

【组成】炙黄芪20克，别直参10克，老鹿角15克（先煎），桂枝10克，川芎10克，酒炒柴胡10克，炙甘草5克。

【用法】将上药放入容器内，加冷水浸过药面，浸泡15分钟后进行煎煮。待沸后改用微火，再煎15分钟，滤取药汁；药渣再加少量冷水，如上法煎煮，沸后15分钟滤取药汁倾入前药汁中，分2次服（1日量）。

【功效】益气壮阳。

【主治】气虚眩晕。

头　痛

头痛是临床常见的症状之一，凡外感或内伤头痛为主者，皆属头痛。可见于传染性及感染性发热之疾病、高血压、颅内疾病、神经官能症、偏头痛等疾病中。

偏头痛熏方

【组成】透骨草30克，川芎15克，细辛15克，白芷15克，白僵蚕1岁1个。

【用法】纳药砂锅内，煮沸数分钟，取一厚纸，中孔约手指大，覆锅，熏痛侧耳孔及疼痛部位10~20分钟，日2~3次，每剂药用2~3天。

【功效】活血止痛。

【主治】偏头痛（血管神经性头痛，三叉神经痛）。

头痛鼻散

【组成】白芷10克，冰片1克。

【用法】先将白芷研成细末，再将冰片研细和匀，再研至极细末为度，瓷瓶收贮备用。每用少许以消毒纱布包裹塞鼻，右痛左鼻，左痛右鼻，或用棉球蘸药粉少许塞鼻孔亦可，日2~3次。

【功效】疏风止痛。

【主治】偏头痛，神经血管性头痛发作，风痰上扰及血瘀头痛均可。

天麻半夏汤

【组成】天麻10克，勾藤15克（后下），制半夏15克，白芷10克，藁本10克，玄明粉6克（冲服），川芎15克。

【用法】每日1剂，煎2遍和匀，3次分服。

【功效】平肝潜阳，降逆止痛。

【主治】风痰上扰之头痛，头痛昏沉，纳呆恶心，甚至呕吐。

震消汤

【组成】制首乌、制龟板、煅磁石各25克，女贞子、草决明、白芍、龙牡粉各15克，杭菊花、苦丁茶、白蒺藜、牛膝、石斛各10克，珍珠母粉30克。

【用法】加水浓煎，分3次服。可连服5~10剂，以后再发按原方续服。如此反复治疗，可得到根治。

【功效】镇逆消瘀，活血通络。

【主治】脑震荡后遗头痛，头脑昏闷胀痛、呕逆，尤以颞部及后脑部为甚。

偏头痛饮

【组成】珍珠母30克（先煎），龙胆草2~3克，杭菊花9~12克，防风3~5克，当归6~9克，白芍9克，生地12~18克，川芎5克，全蝎2~4克，鹰虫（水蛭）5~9克，地龙9克，牛膝9克。

【用法】每日1剂，煎2次服。

【功效】清肝潜阳，活血通络。

【主治】偏头痛。

凉血清肝汤

【组成】生地15克，丹皮9克，赤、白芍各9克，元参12克，龙胆草6克，决明子30克，柴胡6克，菊花9克，酒军（大黄）6克，枳壳9克，甘草5克。

【用法】水煎服，每日1剂。

【功效】清肝凉血。

【主治】血管神经性头痛，表现为肝化风，血热上冲，症见头胀痛欲裂，太阳穴经脉隆起跳痛，面目红赤，烦躁易怒，夜寐不安，多梦易惊，甚则目眩妄见，口臭饮冷，大便秘结，小便黄赤，舌质鲜红，脉见弦数。

加味芎辛汤

【组成】川芎、细辛、白芷、牛蒡子、延胡索、法半夏各适量。

【用法】代茶饮。

【功效】疏风活血止痛。

【主治】偏头痛。

霹雳汤

【组成】全蝎2只，制川乌4.5克，制草乌4.5克，白芷12克，川芎9克，白僵蚕9克，生姜6克，甘草3克。

【用法】上药1剂，用500毫升清水，先入川乌、草乌煎煮30分钟，然后加入余药再煎20分钟，去渣，将2次煎出的药液混合。每日1剂，分2次服用。

【功效】驱风止痛。

【主治】偏头痛。

头痛舒煎剂

【组成】细辛4克，吴茱萸3克，炙全蝎5克，白僵蚕10克，制南星4克，白附子6克，石决明15克，天麻9克，生石膏20克，红花10克，川芎5克，苦丁茶3克，生甘草3克。

【用法】水煎，每日1剂，分2次温服。

【功效】清化痰热，平肝熄风，活络止痛。

【主治】血管性头痛。

三叉神经痛

三叉神经分布区内反复发作的、阵发性短暂剧烈疼痛，称三叉神经痛。属祖国医学"偏头风"症。

熄风止痛汤

【组成】生石膏24克，葛根18克，黄芩9克，赤芍12克，荆芥穗9克，钩藤12克，薄荷9克，甘草9克，苍耳子12克，全蝎6克，蜈蚣3条，柴胡12克，蔓荆子12克。

【用法】水煎，每日1剂，分2次服。

【功效】祛风通络止痛。

【主治】对三叉神经痛，屡试屡验。

四味芍药汤

【组成】白芍、生牡蛎各30克，丹参、甘草各15克。

【用法】水煎，每日1剂，分2次服。

【功效】柔肝潜阳，活络熄风。

【主治】三叉神经痛。

风静络和疼止汤

【组成】荆芥炭9克，元胡12克（炒），白蒺藜9克，钩藤12克，生石膏30克（先煎），白僵蚕90克，炒蔓菁9克，香白芷

4.5克，广陈皮4.5克，全蝎粉3克（另吞）。

【用法】水煎服，每日1剂。

【功效】祛风通络止痛。

【主治】三叉神经痛。

三叉1号片

【组成】川芎、桃红、红花、蔓荆子各9克，菊花、地龙、白芍各12克，细辛6克。

【用法】先将细辛、菊花提取挥发油，后同余药（白芍用半量）煎制成膏状，加等倍95％发油乙醇，过滤，再浓缩至膏状，再以半量白芍细粉与煎膏制成颗粒，喷入挥发油，加润滑剂压片，每片重0.35克，含生药8.2克。服法：从每次8片开始，每日3次，依病情，最大量为每次16~20片，每日3次。

【功效】活血祛风通络。

【主治】三叉神经痛。

面肌痉挛

面肌痉挛症，以一侧面肌的阵挛性收缩为特点，以中年妇女为多，病因未明，似属祖国医学"筋惕肉瞤症"范畴。

镇痉汤

【组成】秦艽、防风、白芷、白附子、僵蚕、白花蛇舌草各适量。

【用法】水煎，每日1剂，2次服。

【功效】散风祛疾，活络止痉。

【主治】原发性面肌痉挛症，属外风合痰型。多兼头痛、鼻塞、恶风、肢体痛，苔薄白腻、脉浮滑。

龙齿牡蛎汤

【组成】生熟地、枸杞、白芍、钩藤、白附子、僵蚕、生龟板、生龙齿、生牡蛎、地龙、全蝎各适量。

【用法】水煎，每日1剂，分2次服。

【功效】育阴平肝，祛痰熄风解痉。

【主治】原发性面肌痉挛症，属风阳夹痰型者。常兼眩晕、头痛、耳鸣、肢麻震颤，舌红苔腻、脉弦细而滑。

祛痰清肝汤

【组成】胆草、黛蛤散、柴胡、郁金、竹茹、胆南星、僵蚕、全蝎各适量。

【用法】水煎，每日1剂，分2次服。

【功效】清泄肝火，祛痰止痉。

【主治】面肌痉挛，肝火痰扰型。

高血压病

高血压病，又称原发性高血压。是以动脉血压升高，尤其是舒张压持续升高为特点的全身性、慢性血管疾病。可参考中医学"眩晕""头痛""中风"等症治疗。

黄精四草汤

【组成】黄精20克，夏枯草、益母草、车前草、豨莶草各15克。

【用法】先将上药用水浸泡30分钟，再煎煮30分钟，每剂煎2次，将2次煎出的药液混合。每日1剂，早晚分服。

【功效】清肝平肝，通经利尿降压。

【主治】高血压病。

活络蠲痹饮

【组成】天麻10克，钩藤20克，木瓜10克，萆薢15克，当归15克，白芍15克，续断12克，黄芪15克，牛膝10克，僵蚕12克，松节15克，威灵仙15克。

【用法】水煎，每日1剂，分2次服。

【功效】熄风蠲痹，养血活络。

【主治】高血压病，中风半身不遂，手足不能举动，麻木不仁，关节酸痛或略吐痰涎者。

柔肝熄风汤

【组成】枸杞12克，杭菊花12克，夏枯草12克，桑寄生15克，刺蒺藜12克，何首乌12克，全当归9克，赤、白芍各12克，大元参12克，淮牛膝12克，净钩藤9克，广地龙9克，珍珠母24克。

【用法】方中珍珠母1味，煎药时用纱布包好，先煎15分钟。钩藤煎药时要后下，即头煎不下，3煎再下，两煎药兑在一起，约350毫升，分2次早、晚饭后1小时温服。

【功效】柔肝熄风，清热，降压，解痉。

【主治】肝肾阴虚，水不涵木，肝阳偏亢所致之眩晕（高血压、中风先兆）、口干舌燥、腰膝无力，头重脚轻之症。

三草汤

【组成】夏枯草、龙胆草、益母草、芍药、甘草各适量。

【用法】水煎，每日1剂，分2次服。

【功效】清肝平肝。

【主治】各期高血压病。

平衡汤

【组成】肥玉竹15克，制首乌15克，丹皮6克，杭菊12克，连翘心10克，竹卷心10克，煅石决明15克，黑山栀10克，竹沥夏10克，抱木神（茯神）、黑元参、生白芍各12克。

【用法】水煎，每日1剂，分2次服。

【功效】益肝平肝敛阳，清心化痰宁神。

【主治】高血压病，症见头晕脑热、烦躁火升、神倦者。

降压灵

【组成】附片15克（先熬），熟地30克，泽泻20克，山萸肉12克，丹皮10克，山药20克，黄芩15克。

【用法】水煎，每日1剂，分2次服。

【功效】滋肾阴，补肾阳。

【主治】高血压病，阴阳俱虚型。

高血压食疗方

【组成】杭州黄菊花、绿茶各适量。

【用法】泡浓茶饮服。

【功效】平肝熄风，利尿降压。

【主治】高血压病。

降压汤

【组成】菊花、白芍、炒黄芩、玄参、淮牛膝、石决明、甘草各适量。

【用法】水煎服，每日1剂。

【功效】平肝镇静，滋阴潜阳。

【主治】肝阳上亢之眩晕、头痛。

腰 痛

腰痛是指腰部一侧或两侧疼痛，包括脊柱疾患，如类风湿性脊柱炎、肥大性脊柱炎、结核性或化脓性脊柱炎等；脊柱旁软组织疾病，如腰肌劳损、纤维组织炎等；脊神经根受刺激所致的腰背痛，如脊髓压迫症、急性脊髓炎等；内脏疾病，如肾脏病（肾盂肾炎、肾炎、肾结核、肾结石、肾下垂、肾积水、肾积脓等），以及急性胰腺炎、穿透性溃疡、胆囊炎、胆石症、子宫后倾后屈、慢性附件炎、慢性前列腺炎等。

补肾强腰方

【组成】金狗脊12克，川续断9克，桑寄生15克，杜仲9克，牛膝9克，木瓜9克，薏苡仁30克，鲜猪腰子1个（切开去肾盂白色部分，洗净先煎，取汤煎药）。

【用法】每日1剂，水煎2次，分服。

【功效】补肾强腰。

【主治】肾虚腰痛，腰痛不举，但无压痛及敲击痛、气短，尿无力，脉虚细，苔少。

舒筋止痛散

【组成】延胡索、肉桂、当归、牛膝、桃仁、乳香、没药各适量。

【用法】等份研成末，黄酒炖温，送服6克，并由伤科施行提端和按摩整复手术，勿使久延。

【功效】舒筋活络止痛。

【主治】强力举重，闪挫受伤引起的腰痛。

三两半

【组成】党参31克，黄芪31克，当归31克，牛膝15克，杜仲24克，川续断18克，玄胡15克。

【用法】每日1剂，水煎2次，分服。

【功效】补肾壮筋止痛。

【主治】腰肌劳损。稍站即累，久坐即痛，休息略缓，疲劳加重。

强腰散

【组成】川乌30克，肉桂30克，干姜30克，白芷20克，南星20克，赤药20克，潮脑（樟脑）30克。

【用法】将上药共研为细粉末，每次用30~50克，开水冲调如糊状，摊于纱布上，趁热时敷贴于痛处，隔日1换。

【功效】温散寒邪，行滞通阻，活血镇痛。

【主治】慢性腰腿痛（寒痹型、劳损型）。

水　肿

水肿是因感受外邪，劳倦内伤，或饮食失调，使气化不利，津液输布失常，致水液潴留，泛滥于肌肤，引起以头面、眼睑、四肢、腹背甚至全身水肿等为临床特征的病症。与西医的急、慢性肾小球肾炎，肾病综合征，充血性心力衰竭，内分泌失调，以及营养障碍等疾病所出现的水肿较为相近。

益气化瘀补肾汤

【组成】生黄芪30克，仙灵脾30克，石苇15克，熟附子10克，川芎10克，红花10克，全当归10克，川续断10克，淮牛膝10克。

【用法】本方须用益母草90~120克煎汤代水煎药。水煎服，每日1剂。

【功效】益气化瘀，温阳利水，补身培本。

【主治】慢性肾炎已久，肾气亏虚，络脉瘀滞，气化不利，水湿潴留，肾功损害，缠绵不愈者。

瞿附通阳汤

【组成】瞿麦9克，熟附子6克，淮山药9克，茯苓24克，天花粉9克，车前子9克，椒目3克，枫树果（路路通）15克，淮牛膝9克。

【用法】水煎服，每日1剂。

【功效】通阳利水。

【主治】慢性肾炎（水肿病），小便稀少，腹部膨大，手按之腹软而不坚，脉象沉迟或软弱，舌色淡红或舌质淡白干燥，血压高，气促急，体温低。

辛凉解毒消肿汤

【组成】连翘10克，射干10克，银花30克，霜桑叶12克，杭菊12克，板蓝根12克，生石膏12克，薄荷3克，蒲公英15克，杏仁10克，鲜茅根60克，生甘草3克。

【用法】水煎服，每日1剂。

【功效】清热解毒，宣降肺气，调整三焦。

【主治】急性肾炎风热型，症见头痛发热，咽喉肿痛，咳嗽气喘，口渴喜饮，全身水肿。尿少赤涩，大便干。舌苔白，中心黄，舌质红，脉沉滑数或弦大躁动。血压升高。

风水饮

【组成】麻黄6克，生石膏30克（先下），苏叶、杏仁、陈皮各10克，苍、白术各12克，茅根、大小蓟各15克，甘草6克。

【用法】水煎服，每日1剂。

【功效】宣肺透表，消热和水。

【主治】急性肾炎引起全身性水肿。

土茯苓茅根汤

【组成】土茯苓200克，白茅根、益母草、爵床各50克，桑寄生30克，女贞子35克，党参、栀子各25克，炙黄芪、熟地各20克，川续断、牛膝各15克。

【用法】水煎服，每日1剂，早、晚各1次。

【功效】健脾益胃，分清泌浊。

【主治】慢性肾病，蛋白尿，腰痛乏力，眼睑水肿，尿赤，汗出，五心烦热，舌淡苔白，脉沉弦而虚。

白茅根汤

【组成】白茅根30~60克，薏苡仁15~30克，赤小豆15~30克。

【用法】上药浸泡30分钟，再煎煮30分钟，每剂煎2次，将2次煎出的药液混合。每日1剂，日服2次。

【功效】清利湿热，滋养阴液。

【主治】肾炎水肿，症属湿热伤阴所致者。

消肿汤

【组成】生黄芪30克，防己10克，茯苓15克，白术10克，车前草30克，旱莲草15克，泽泻10克，石苇20克，阿胶10克（烊化），益母草30克，白茅根30克。

【用法】水煎，每日1剂，分2次服。

【功效】健脾利湿，滋阴养血。

【主治】脾肾亏虚之水肿。

淋　症

淋症以小便频急、淋漓不尽、尿道涩痛、小腹拘急、痛到脐中为特征，主要见于西医某些泌尿系统的疾病，如肾盂肾炎、膀胱炎、肾结核、泌尿系统结石、膀胱癌以及乳糜尿等病症。

芳化解毒汤

【组成】当归12克，连翘9克，赤小豆30克，蒲公英15克，藿香9克，佩兰12克，萹蓄30克，炒知母12克，炒黄柏12克，败酱草30克，石苇30克，滑石18克，甘草3克，益智仁12克，川萆薢15克，乌药9克。

【用法】每日1剂，水煎2次，分服。

【功效】芳化解毒，分清通淋。

【主治】泌尿系感染湿热型，体内素有湿郁或外受湿邪，湿郁化热，湿热下注膀胱成淋。症见尿频、尿急，尿道疼痛，尿意不尽，且混浊，小腹胀，恶心呕吐，食纳不佳，身倦体重，口渴不思饮。午后发热，舌苔白腻中心黄，脉滑数。

清热利湿养阴汤

【组成】大青叶、板蓝根、草河车各18克，车前草20克，生地黄15克，川黄柏12克，肥知母10克，威喜丸6~10克，生龟板、六一散各10~30克，苦参片24克。

【用法】水煎服，每日1剂，2个星期为1个疗程。

【功效】清热利湿养阴。

【主治】乳糜尿（尿浊、膏淋）。

益肾温化汤

【组成】虎杖15克，海金砂20克（包煎），牛膝25克，荔枝核15克，盐茴香15克，官桂（桂皮）15克，威灵仙15克，蒲公英50克，萹蓄15克，瞿麦15克，仙茅10克。

【用法】水煎服，每日1剂，每日3次。

【功效】温肾化气，渗湿解毒。

【主治】慢性淋症（尿路感染），医者误用寒凉之品，或病久未愈、肾气受伤，肝失疏泄，膀胱气化不周，湿毒盘踞下焦之候。证见淋症日久，小便频急，小腹坠胀，腰酸乏力，尿有余沥，颜面青黄而暗，舌质淡红，舌体胖大，苔薄白或少，脉多沉弦无力或沉虚。

芙蓉清解汤

【组成】芙蓉花15克，忍冬藤20克，蒲公英20克，板蓝根15克，紫花地丁15克，车前草15克，泽泻15克，黄柏12克，木通10克，萹蓄15克，连翘12克。

【用法】水煎服，每日1剂。

【功效】解毒、清热、利湿。

【主治】尿路感染。

生地连栀汤

【组成】生地20~30克，黄连9克，栀子（炒黑）9克，赤芍9克，丹皮9克，瞿麦12克，滑石9克，木通9克，地骨皮9克。

【用法】水煎服，每日1剂。

【功效】凉血、通淋、清热。

【主治】急性膀胱炎。

苦参消浊汤

【组成】苦参30克，熟地、山萸肉各15克，怀山药、萆薢、车前子各20克，石菖蒲、乌药、益智仁、炮山甲各10克。

【用法】水煎温服。每日1剂，早、晚2次分服。

【功效】益肾养精，清热祛湿。

【主治】膏淋、尿浊（乳糜尿）。

遗　精

遗精，俗称"跑马"。它是指在没有性交、手淫的情况下，精液自尿道口自行泄出为主证的一种疾病。多发于睡眠时，尤其以夜间多发。

双补固精丸

【组成】人参、五味子、枸杞子、金樱子、石菖蒲各适量。

【用法】研成细末，炼蜜为丸，每粒10克，每服1粒，每日2次。

【功效】阴阳双补，固精止泻。

【主治】屡犯手淫后，时有梦遗或滑精，发作频繁，腰酸乏力，头晕，记忆力差，属心肾两虚精关不固者。

五子固精丸

【组成】熟地、黄芪、山萸肉、煅龙骨、莲须、韭子、益智仁、覆盆子、金樱子、五味子、黄柏炭各60克，五倍子250克，白茯苓120克，山药120克，砂仁30克。

【用法】共炒研成末，炼蜜为丸如梧桐子大，每次50丸，每日3次，空腹开水送下。

【功效】补肾固精。

【主治】遗精，属肾虚型。

复方水蛭散

【组成】水蛭3克，朱砂0.3克，琥珀0.3克。

【用法】取生水蛭用炒热之滑石粉烫（不能炒黑），轧面，加朱砂、琥珀，合研面，白水送服，每日1~2次。

【功效】缩阳固精。

【主治】遗精、滑精。

滋阴降火汤

【组成】桑寄生25克，砂仁5克，金狗脊15克，盐知母6克，白蒺藜10克，炒丹参10克，盐黄柏6克，沙蒺藜10克，炒丹皮10克，石莲肉20克，五味子10克，生、熟地各6克，芡实米15克，五倍子10克，金樱子10克，莲须10克，益智仁10克。

【用法】水煎，每日1剂，分2次服。

【功效】滋阴降火，补肾固精。

【主治】相火妄动之遗精。

遗精方

【组成】五倍子30克，茯苓60克。

【用法】上药共研成细末为丸或为散。每日空腹服6克，早、晚各1次，温水送服。

【功效】固精止泄。

【主治】遗精梦泄，或滑精不止。

阳　痿

阳痿是指男子青壮年时期，由于虚损、惊恐或湿热等原因，致使宗筋失养而驰纵，引起阴茎痿弱不起，临房举而不坚的病症。包括现代医学的性神经官能症及某些慢性疾病表现以阳痿为主者。

补肾壮阳丸

【组成】人参30克，仙灵脾30克，肉苁蓉30克，枸杞子30克。

【用法】上药研细末，炼蜜为丸，每粒2克，每服1粒，每日2~3次。或用白酒500毫升泡2周后，每服5~10毫升，每日2~3次。

【功效】补肾壮阳。

【主治】阳痿阴冷，性欲减退，未老先衰，神疲乏力。

蜘蜂丸

【组成】花蜘蛛30只（微焙），炙蜂房60克，熟地黄90克，紫河车、仙灵脾、肉苁蓉各60克。

【用法】共研成细末，蜜丸如绿豆大。每服6~9克，早、晚各1次，开水送下。

【功效】滋阴壮阳。

【主治】劳倦伤神，思虑过度，精血暗耗，下元亏损，而致阳痿不举。

补肾丸

【组成】蛤蚧1对，熟地、菟丝子、金樱子、巴戟天、淡苁蓉各45克，紫河车30克。

【用法】研末为丸，每次1丸，每日2次。

【功效】补肾壮阳。

【主治】阳痿、滑精由肾阳虚衰而致者。

补肾涩精强阳丸

【组成】制首乌、山药各120克，淫羊藿（羊脂炙）、蛇床子、阳起石（煅透）各90克，菟丝子、远志肉、益智仁、补骨脂、当归、茯苓、续断、石莲子（带壳炒）、芡实、金樱子、红参须、韭子、小茴香、枸杞子各60克。

【用法】共研成细末，炼蜜为丸，如梧桐子大。空腹服，每服50丸，每日2次，盐开水送下。

【功效】补肾涩精壮阳。

【主治】阳痿。

壮阳起痿丸

【组成】潞党参、炒白术、枸杞子、冬虫夏草、熟地、阳起石、净韭子各12克，炙鳖甲、炙龟板各30克，杜仲、制锁阳、仙灵脾、当归身、川续断、肉苁蓉、破故纸（补骨脂）、紫河车、炙甘草各9克，菟丝子15克。

【用法】上方各研成细末，和匀，炼蜜为丸，如梧桐子大，金铂为衣。每次3~6克，每日3次，1个月为1个疗程。

【功效】益肾壮阳。

【主治】阳痿。

抗痿灵

【组成】蜈蚣18克，当归、白芍、甘草各60克。

【用法】先将当归、白芍、甘草晒干研细，过90~120目筛，然后将蜈蚣（不去头足或烘烤）研细，再将2种药粉混合均匀，分为40包（也可制成水丸）。每次半包或1包，早、晚各1次，空腹用白酒或黄酒送服。15天为1个疗程。待勃起坚而有力，同房能成功后，仍需服药巩固10~15天。

【功效】疏通肝经郁闭。

【主治】阳痿。

益精壮阳汤

【组成】熟地、山萸肉、炒山药、茯苓、枸杞子、肉苁

蓉、锁阳（地毛球）、淫羊霍、巴戟肉、白人参、炒枣仁、菟
丝子、天门冬、甘草各适量。

【用法】水煎服，每日1剂。

【功效】填精益髓，壮阳补肾。

【主治】阴阳两亏之阳痿症。

精液异常症

精液异常为男性不育症的首要因素，一般可分为无精或少
精，精液质量差和精液不液化三类。

祖国医学认为，肾主藏精，有繁衍后代的功能，若肾虚
则精之生化失常，可出现精子异常病变，如临床所见肾阴阳俱
虚，导致精子计数低，肾阳虚反映精子活动力迟缓和成活率
低，肾阳虚多见精子数量少等。均可说明肾与男性不育症及精
液生成的密切关系，因此，中医治疗精液异常多以补益肾精，
调整阴阳为大法。

通精煎

【组成】丹参15克，莪术15克，牛膝15克，柴胡10克，生
牡蛎30克，生黄芪20克。

【用法】水煎服，每日1剂，3个月为1个疗程，1~2个疗程
见效。

【功效】活血通络。

【主治】精索静脉曲张造成的少精症。

补肾生精丸

【组成】生晒参、鹿茸、五味子、仙灵脾各30克。

【用法】上药研成细末，炼蜜为丸，每粒2克，每服1粒，每日2~3次。或用白酒500毫升泡2周后，每服5~10毫升，每日2~3次。

【功效】补肾生精。

【主治】阳痿阴冷，精子减少或性交不能射精，男子不能生育，肾阳虚弱等症。

生精五子汤

【组成】熟地、菟丝子、覆盆子、枸杞子、仙灵脾、肉苁蓉、补骨脂、蛇床子、女贞子各适量。

【用法】水煎服，每日1剂。

【功效】补肾生精。

【主治】精子数减少或精子活动力低下。

男子不育1号方

【组成】菟丝子、覆盆子、五味子、车前子、枸杞子、女贞子、沙苑子、紫河车、黄精、制首乌、桑螵蛸、当归、鹿角胶（霜）、肉苁蓉各适量。

【用法】水煎服，每日1剂。

【功效】补肾生精。

【主治】精子减少症，腰膝酸软，神疲乏力，精液稀薄，性欲淡漠，舌淡红，苔薄白，脉沉细。

黄氏增精丸

【组成】雄蚕蛾90克，鹿角胶90克，炮附子90克，韭子60克，淫羊藿100克，淮牛膝30克，菟丝子、肉苁蓉、覆盆子各60克，黄精15克，枸杞子30克，石斛15克。

【用法】共研成细末，炼蜜为丸，每丸重9克，早、中、晚各服1丸，黄酒送下。

【功效】温补肾阳，增精益髓。

【主治】无精子症肾阳虚型。

化精汤

【组成】生薏苡仁30克，生地10克，麦门冬15克，女贞子10克，滑石20~30克，茯苓10克，虎杖12克。

【用法】水煎服，每日1剂。15日为1个疗程，服1~2个疗程可效。

【功效】滋阴清热，健脾渗湿。

【主治】精子不液化症。

虚 劳

虚劳又称虚损。是由多种原因所致的，以脏腑亏损，气血阴阳不足为主要病机的多种慢性衰弱征候的总称。现代医学的多种慢性或消耗性疾病均属本病范畴。

补肾调经方

【组成】大生地12克，地骨皮12克，玄参9克，麦门冬9克，杭白芍9克，生首乌9克，川续断9克，菟丝子9克，太子参15克，制黄精15克，当归9克，丹参10克。

【用法】水煎，每日1剂，分2次服。

【功效】滋养肝肾，佐以益气养血，调理月经。

【主治】经闭。

补肝益肾汤

【组成】女贞子30克，旱莲草30克，生地15克，熟地15克，枸杞15克，山茱萸12克，桑葚子30克，黄精12克，菟丝子12克，首乌15克。

【用法】水煎，每日1剂，分2次服。

【功效】补益肝肾。

【主治】再生障碍性贫血，肝肾阴虚型。

干血痨方

【组成】当归9克，生地10克，川芎5克，香附9克，丹参10克，茺蔚子9克，广郁金9克，日日红3克，生首乌10克，神粬12克。

【用法】水煎，每日1剂，分2次服。

【功效】养血活血，健脾理气。

【主治】干血痨。

利水止血汤

【组成】生地20克，木通6克，竹叶10克，白茅根30克，小蓟10克。

【用法】每日1剂，分2次服。

【功效】利水止血。

【主治】慢性肾炎，尿中红细胞持续存在者。

生血增白汤

【组成】人参10~15克，白术15克，当归10克，首乌20克，仙灵脾20克，菟丝子20克，肉桂3~6克，枸杞子20克，女贞子20克，赤芍30克。

【用法】人参另煎对服，余药以水900毫升浸泡2小时，用中小火煎40分钟倒出，2煎以水700毫升煎30分钟倒出，早、晚空腹温服。

【功效】补肝肾，养血活血。

【主治】虚劳、血劳，症见面色白、身倦懒言、动则气短、食少便溏、腰脊酸冷、两足痿弱。包括贫血、慢性再障、白细胞减少诸病。

痹 症

痹症是以肌肉、筋骨、关节发生酸痛，麻木、重着、屈伸不利甚或关节肿大，灼热等为主要表现的病症。它包括现代医学的"风湿性关节炎""肌肉风湿症""类风湿关节炎""痛风"等病。

黄芪桂枝汤

【组成】生黄芪30克，白术12克，桂枝12克，羌活、独活、防己、当归、白芍各12克，桑枝30克，炙甘草6克。

【用法】水煎，每日1剂，分2次服，同时配合针灸、外洗方治疗。

【功效】温经散寒，祛风化湿，消肿止痛。

【主治】类风湿性关节炎。

抗风湿汤

【组成】菟丝子10~15克，制狗脊10~15克，炒杜仲10~15

克，生川续断10~15克，大熟地15~20克，淮牛膝10~15克，肉桂5~10克，党参10~15克，炒白术10~15克，当归10~15克，炒白芍10~15克，炙川乌6~15克，细辛3~15克，独活6~12克，防风6~12克，威灵仙10~15克。

【用法】水煎，每日1剂，2次温服。

【功效】温补肝肾、益气养血，佐以祛风散寒燥湿。

【主治】慢性风湿性关节痛、风湿肌肉痛、腰痛、坐骨神经痛。

通痹丸

【组成】桂枝30克，当归60克，红花20克，山柰90克，白芷13克，细辛15克，羌、独活各30克，桑寄生60克，广木香30克，补骨脂30克，骨碎补30克，络石藤60克，陈皮30克，牛膝30克，威灵仙30克，炙乳香、没药各15克，片姜黄30克，六曲（神曲）30克，参三七15克。

【用法】上药共研成细末，用鸡血藤150克，鹿衔草150克，2味煎汤泛丸，丸如梧桐子大，每日18克，早晚分服。

【功效】温经散寒，通络止痛。

【主治】关节炎并劳损，腰椎肥大等症。

五藤饮

【组成】忍冬藤、络石藤、青风藤、海风藤、鸡血藤各15

克，制川乌3克。

【用法】先煎川乌30分钟，后纳诸药再煎20分钟，每日1剂，晚间顿服。病重者每日2剂，早、晚各1剂。

【功效】搜风通络，活血止痛。

【主治】痹症。治疗135例，总有效率为94.1%。

复方三蛇酒

【组成】白花蛇1条，蕲蛇30克，乌梢蛇30克，蜈蚣5条，防己30克，防风30克，全蝎10克，蜣螂虫10克，露蜂房15克，生地30克，羌活30克，忍冬藤30克，海风藤30克，金雀花根30克，桑枝30克，甘草30克，高粱酒2500毫升。

【用法】诸药捣碎，浸入酒内，1周后即可服。每次10~15毫升，亦可制成丸（片）剂，均有良效。

【功效】搜风通络，活血止痛。

【主治】类风湿性关节炎，症状持久，痹痛顽固，关节变形明显，症属寒湿阻络者。

十味散

【组成】生川乌、生草乌、生附子、豨莶草、肉桂、干姜各30克，生南星、生乳香、生没药、细辛各20克。

【用法】上药共为粗末，取适量用白酒或体积分数95%的酒精调湿，纱布包敷患病关节，上盖一塑料薄膜，以防药物渗漏，后用绷带固定。每晚睡前外敷，次晨取下。一般敷药后10分钟左右局部即有热感，疼痛随即逐渐减轻，亦可外敷热水袋，促使药物进一步发挥作用。

【功效】散寒燥湿，通络止痛。

【主治】寒湿筋骨痹痛。

坐骨神经痛

坐骨神经痛是指坐骨神经通路上，即腰、臀部、大腿后、小腿后外侧和足外侧的疼痛症状群。可按中医"痹症""腰腿痛"论治。

一味定痛饮

【组成】老鹳草30克。

【用法】水煎，1日服完。

【功效】祛风湿，止痹痛。

【主治】坐骨神经痛。

温经止痛汤

【组成】黄芪15克，熟地15克，附子12克，淫羊藿15克，巴戟天15克，杜仲15克，桑寄生15克，当归15克，赤芍15克，白芍15克，川芎9克，淮牛膝15克，鸡血藤30克。

【用法】水煎，每日1剂，分2次服。

【功效】温肾通络。

【主治】急性坐骨神经痛。

瘀去络通汤

【组成】当归15克，丹参30克，乳香10克，没药10克，黄芪30克，淮牛膝12克，鸡血藤30克，蜈蚣2条，全蝎6克，桃仁10克。

【用法】水煎，每日1剂，分2次服。

【功效】活血祛瘀，通络止痛。

【主治】坐骨神经痛（气滞血淤型）。

龙蛇四物汤

【组成】地龙10克，白花蛇1条（研末冲服），乌梢蛇10克，祁蛇10克，木瓜10克，甘草6克，当归10克，赤芍10克，白芍10克，川芎10克，生地10克，熟地15克，桂枝10克。

【用法】水煎服，每日1剂。其中白花蛇研末，病重每条日2次冲服；病轻每条分2~3日为6次冲服，一般20剂左右显效。病程长的加用地龙、白花蛇、乌梢蛇、祁蛇4物汤浸酒，每日2次，每次15~30毫升，饭前空腹服。

【功效】养血活血，祛风通络。

【主治】风寒湿兼淤的坐骨神经痛。治疗20例，痊愈14例，有效4例，总有效率为90%。

痛消饮

【组成】麻黄10克，熟地30克，鹿角霜15克，干姜12克，白芍30克，甘草10克，黄花30克，制川乌15克（先煎），白芥子10克。

【用法】水煎，每日1剂，分2次服。

【功效】温经通络止痛。

【主治】坐骨神经痛，寒湿内闭型。

痛 风

痛风是一种嘌呤代谢紊乱引起的疾病，临床表现以急性或慢性痛风性关节炎伴反复急性发作，血液尿酸浓度增高。属中医"痹症"范畴。

痛风验方

【组成】三角风6克，八角风6克，九节风6克，鸡血藤6克，白通草6克，黑马草6克，花椒根6克。

【用法】好白酒250毫升浸泡7天，即可服用，服完后加白酒250毫升浸泡，每次服9~15毫升，能饮酒者可服30毫升。

【功效】祛风通络止痛。

【主治】痛风。

祛风饮

【组成】生地90克，玉竹15克，羌、独活各9克，细辛3克，制川乌9克，苍术9克，当归9克，白花蛇舌草9克。

【用法】水煎，每日1剂，分2次服。

【功效】养阴祛风除湿。

【主治】痛风。发于产后者尤佳。

龙牡芍苓汤

【组成】昆布30克，海藻30克，生龙骨30克，生牡蛎30克，浙贝10克，赤芍10克，太子参30克，茯苓12克，熟地12克，山药30克，仙灵脾30克。

【用法】水煎，每日1剂，分2次服。

【功效】软坚化痰，健脾补肾。

【主治】痛风，有痛风石沉积者。

乌桂四物汤

【组成】当归、川芎、赤芍、熟地、桂枝、乌蛇、炙附子、甘草各适量。

【用法】水煎服，每日1剂。

【功效】补血通络，温经散寒。

【主治】痛痹症。

糖尿病

糖尿病是一种由遗传基因决定的全身慢性代谢性疾病，由于体内胰岛素的相对或绝对不足而引起糖、脂肪和蛋白质代谢的紊乱，其主要特点是高血糖及糖尿，临床表现为多饮、多尿、多食及消瘦等症状。属祖国医学"消渴"的范畴。

降糖方

【组成】生黄芪30克，生地30克，苍术15克，元参30克，葛根15克，丹参30克。

【用法】水煎，每日1剂，分2次服。

【功效】益气养阴活血。

【主治】气阴两虚型糖尿病。

自拟消渴方

【组成】山药、龙骨、牡蛎、天花粉、知母、麦门冬、党参、玄参各适量。

【用法】水煎，每日1剂，分2次服。

【功效】生津益气，滋阴潜阳。

【主治】阴虚下消。

清热养阴汤

【组成】生石膏30克，黄精30克，黄芪30克，人参叶10克，知母10克，生地10克，熟地15克，元参10克，枸杞子10克，山药10克。

【用法】水煎，每日1剂，分2次服。

【功效】清热养阴，兼补肺肾。

【主治】糖尿病。

滋肾明目汤

【组成】当归、川芎、干地黄、熟地黄、芍药各3克，桔梗、人参、山栀子、黄连、白芷、蔓荆子、菊花、甘草、灯芯草、细茶各1.5克。

【用法】水煎，每日1剂，分2次服。

【功效】滋养肝肾明目。

【主治】糖尿病性白内障。

清渴基本方

【组成】生黄芪30克，仙灵脾15克，杭白芍30克，生甘草10克，乌梅10克，葛根10克。

【用法】水煎，每日1剂，分2次服。

【功效】补肾益气，生津敛阴。

【主治】消渴。

祛瘀降糖方

【组成】木香10克，当归15克，益母草30克，川芎15克，葛根30克，丹参30克，赤芍12克，黄芪30克，山药30克，苍术12克。

【用法】水煎，每日1剂，分2次服。

【功效】活血化瘀，健脾益气。

【主治】糖尿病血瘀型。

清热生津汤

【组成】槐花40克，天花粉20克，葛根15克，胡黄连、苦参各20克，黄柏15克，知母25克，白术、山药各20克。

【用法】水煎，每日1剂，分2次服。

【功效】清热生津。

【主治】糖尿病。

蛔虫病

蛔虫病是蛔虫寄生于人体所造成的疾病，除肠道症状外，有时蛔虫可钻入胆道引起胆道蛔虫病。本病属于祖国医学的"虫证"范畴。

驱蛔汤

【组成】美舌藻30~50克。

【用法】煎汤，睡前或早晨空腹1次服下，连用3天为1个疗程，小儿用量酌减。

【功效】驱蛔止痛。

【主治】蛔虫病。有吐蛔虫史，或便蛔虫史，或大便化验蛔虫卵阳性者。

乌梅大白汤

【组成】使君子6克（炒香），炒榧子9克，乌梅3克，鹤虱6克，胡黄连6克，槟榔9克，香附6克，厚朴6克，甘草3克。

【用法】水煎，每日1剂，分2次服。

【功效】驱虫，理气解痉止痛。

【主治】肠道蛔虫症。

楝根皮汤

【组成】鲜苦楝根皮15~20克，干品量减半。

【用法】取鲜苦楝根皮，刮去表面粗皮，用白皮煎汤，睡前或晨起空腹1次服完。

【功效】驱虫止痛。

【主治】蛔虫病。

利胆排虫汤

【组成】木香15克，金钱草或茵陈30克，郁金9克，苦楝皮15克，槟榔9克，枳壳9克，乌梅12克，黄芩9克，使君子15克，大黄9克（后下）。

【用法】水煎，每日1剂，分2次服。

【功效】利胆排虫。

【主治】胆道蛔虫。

驱虫定痛汤

【组成】乌梅15克，川楝子12克，川椒10克，槟榔6克，木香8克，细辛1克，黄连2克（此为成人量，小儿酌减）。

【用法】水煎，每日1剂，分2次服。

【功效】安蛔，驱虫，行气定痛。

【主治】胆道蛔虫症。症见脘腹疼痛，或剧痛、绞痛、钻顶样痛，痛时辗转不安，时痛时止，呕吐蛔虫等。本方对胆道蛔虫病有特效，且无不良反应，经献方人多年临床实践，一般药1~2剂后，即能缓解疼痛。

清热安蛔汤

【组成】茵陈30克，黄芩10克，银花30克，柴胡10克，白芍16克，延胡索10克，槟榔10克，苦楝皮10克，板蓝根30克，黄连10克。

【用法】水煎，每日1剂，分2次服。

【功效】清热安蛔。

【主治】胆道蛔虫病继发感染，伴发热，严重时可出现黄疸者。

外科、骨科

疖

疖是指生于皮肤表浅部位的急性化脓性炎症，随处可发。表现为局部红、肿、热、痛，突出根浅，肿势局限（范围多在1~2厘米）。脓出即愈。相当于现代医学的单个毛囊及其皮脂腺或汗腺的急性化脓性炎症。轻者仅外治即可，严重者内外同治效果较好。

消疖方

【组成】黄连6克，黄芩10克，丹皮10克，赤芍10克，银花10克，蚤休10克，连翘10克，三棵针15克，生甘草6克。

【用法】先将上药用适量清水浸泡30分钟，再放火上煎煮30分钟，水煎2次。每日1剂，将2次煎出的药液混合，早、晚各服1次。

【功效】清热解毒。

【主治】疖病（坐板疮、发际疮）。

藿香解毒汤

【组成】藿香、香薷、银花、连翘、土茯苓、蕺菜、马齿苋、佩兰、赤芍、防风、白芷、夏枯草、蒲公英、勾藤各适量。

【用法】水煎，每日1剂，分3次服。

【功效】消热除湿，解毒消肿。

【主治】夏日暑热疖疮。

清热凉血解毒方

【组成】黄连6克，黄芩6克，黄柏9克，山栀9克，广夕角3克，鲜生地30克，赤芍6克，粉丹皮9克，白术6克。

【用法】每日1剂，水煎2次分服。

【功效】清热凉血解毒。

【主治】多发性疖肿。

疖疮消

【组成】银花18克，连翘15克，苍术18克，黄柏18克，归尾9克，赤芍9克，猪苓9克，茵陈30克，车前子9克。

【用法】每日1剂，水煎2次分服。

【主治】疖疮。

清解片

【组成】大黄、黄芩、黄柏、苍术各适量。

【用法】上方共研成细末和匀轧片，每片含生药0.3克。每日2~3次，每次5片。

【功效】清热解毒，化湿通便。

【主治】疮疡湿热内盛，便秘里实者。

痈

"痈"乃气血为毒邪壅塞不通之义，有内痈与外痈之分。本篇单论外痈。外痈是一种发生于皮肉之间的急性化脓性疾患，其特点是局部光软无头，红肿疼痛（少数初起皮色不变），结块范围多在9~12厘米，发病迅速，易肿、易脓、易溃、易敛，可有寒热等全身症状。多属于现代医学的皮肤浅表脓肿和发生在各部位的急性化脓性淋巴结炎。

化腐拔毒生肌膏

【组成】珍珠5~6粒（或用珍珠代），琥珀3克，青黛3克，冰片0.5克，黄丹100克，麻油240毫升。

【用法】将珍珠粒纳入豆腐内加水煎2小时，取出珍珠晒干研成末，以瓦罐煎麻油至浓黑，将黄丹慢慢撒入油中，并不断搅拌，勿令沸出罐外，文火熬至滴水成珠，加入琥珀、青黛、冰片成药粉，搅匀即成。治疗时按疮口大小，用纸摊膏，贴于疮口上，每日换药1次。

【功效】活血化瘀，祛腐敛疮，拔毒生肌。

【主治】疮疡溃后，脓血淋漓，久不收口者。

消痈汤

【组成】金银花、蒲公英、鲜生地各15~30克，连翘、赤芍、花粉、川贝母、陈皮、蚤休、龙葵各9~15克，白芷6~9克。

【用法】每日1剂，水煎2次分服。

【功效】消热解毒，散瘀消肿，活血止痛。

【主治】蜂窝组织炎，痈症初起，深部脓肿等化脓性感染。

加减仙方活命饮

【组成】银花、菊花、防风、白芷、木香、陈皮、赤芍、乳香、没药、浙贝、花粉、薄荷、瓜壳、夏枯草、蒲公英、山药、甘草各适量。

【用法】水煎，每日1剂，3次分服。

【功效】疏风清热，活血解毒。

【主治】痈未溃、已溃及后期皆可应用。

治痈1号方

【组成】银花18克，蒲公英24克，连翘15克，茵陈30克，生黄柏15克，防己12克，猪苓9克，云苓9克，白芷9克，桔梗9克，归尾9克，赤芍9克，车前子9克，甘草3克。

【用法】水煎服，每日1剂。

【功效】托里解毒，利湿化瘀。

【主治】痈成脓期。

治痈2号方

【组成】黄芪18克，党参18克，白芷9克，桔梗9克，甘草3克，云苓15克，白术12克，陈皮6克，当归9克，赤芍9克，连翘15克，银花15克，红花9克。

【用法】每日1剂，水煎2次分服。

【功效】托里生肌，清除余毒。

【主治】痈溃破期。

疽

"疽"是气血为毒邪阻滞而不行之义。发于筋骨，病变部位较深，病情较重。临床分为有头疽和无头疽两类，有头疽多属阳证，相当于现代医学的化脓性骨髓炎、化脓性关节炎骨关节结核等。本节主要讨论有头疽。

阳证大发散

【组成】炙甲片6克，白及6克，南腥6克，樟脑6克，皂矾4.5克，青黛4.5克，火硝4.5克，冰片1克，麝香1个。

【用法】除麝香、冰片外，先将皂矾研细，再和入余药共研极细，过筛，最后加入冰片、麝香研匀。外敷。

【功效】软坚散结消肿。

【主治】痈疽结块，肿胀散漫。

疏气消肿汤

【组成】炒柴胡4克，川芎4克，当归6克，赤芍4克，青皮6克，忍冬藤12克，制香附9克，炒枳壳6克，全蝎1克。

【用法】水煎，每日1剂，2次分服。

【功效】理气和络，活血散结。

【主治】胁疽、肋疽。

阳证铁箍散

【组成】降香240克，生大黄1千克，降香120克，没药120

克，赤豆1.5千克，生黄芩240克，木鳖子500克，生南星120克，山慈姑120克，陈小粉1千克（炒焦），芙蓉叶240克。

【用法】共研成细末，用恭汁、蜂蜜调敷。

【功效】清热消肿。

【主治】痈疽，疔毒红肿散漫者。

消肿化毒膏

【组成】露蜂房、杏仁各30克，黄芪22.5克，蛇退（盐水洗净）、元参各15克，乱发如鸡蛋大一团（去油垢），麻油300克，黄丹150克。

【用法】先将菜油、乱发入锅中熬，候发烊尽，加杏仁；待杏仁黑色，布滤去渣，加黄芪、元参，熬1~2小时，再加蜂房、蛇退搅熬至紫黑色；滤去渣，用慢火熬；最后下黄丹，急搅千余转，滴水不散，膏即成。摊于牛皮纸或黄蜡油纸上，贴于患处。

【功效】消肿散结，拔毒生肌。

【主治】痈疽发背及各种疮疖，已溃、未溃均可贴敷。

疔　疮

疔疮是指发病迅速而危险性较大的疾病。多发于颜面手足等处，如处理不当，发于颜面者极易走黄而致生命危险。疔的范围很广，包括西医学之疖、痈、皮肤炭疽、急性淋巴管炎及坏疽的一部分等在内。

疔疮膏

【组成】芝麻200克，制松香500克，黄蜡250克，川白蜡50克，制乳香120克，制没药125克，百草霜（锅底灰）125克，铜绿125克。

【用法】将芝麻油入锅中煎沸至140~160℃，入松香。溶化后下白蜡、黄蜡，溶后过滤去渣，再倒入锅内，下乳香，候涨潮，落潮后再入没药，又经涨潮落潮后，下铜绿，最后放百草霜，再待涨潮落潮后，倒入盛器内稍冷却即成。用时每次一般用2~5克，或视疔疮部位大小增损用量，将其捻成圆形薄饼，中厚边薄，贴敷患处，外用纱布包好，胶布固定。

【功效】消肿止痛软坚，活血散瘀，拔毒提脓。

【主治】疔疮。

消疔丸

【组成】明雄黄30克，生锦纹60克，巴豆霜（拣取白肉，纸包，压去油）12克。

【用法】上方各研为细末，少加飞面15~18克，米醋同杵为丸，如凤仙子大。每服3~5丸，最多不超过9丸，不可多用。温开水吞，泄1~2次，预备绿豆汤冷饮数口即止。

【主治】疗疮大毒，火炎方张，大便不行者。

七味治疗汤

【组成】夏枯草、菊花、紫花地丁、银花、蒲公英各9~15克，蚤休6克，生甘草3克。

【用法】每日1剂，水煎2次分服。

【功效】清热解毒。

【主治】颜面疗疮，手部疗疮，多发性疖肿。

解毒追疗汤

【组成】黄连2克，黄芩6克，银花12克，蚤休6克，山萸肉9克，丹皮6克，牛蒡子9克，菊花12克，生甘草6克。

【用法】每日1剂，水煎2次分服。

【功效】清热解毒，凉血散结。

【主治】疫疗。

香蓉散

【组成】木芙蓉花叶、天仙子（莨菪）、莲钱草各适量。

【用法】将采摘的木芙蓉花叶、莲钱草用清水洗净晾干。以上3味药分别低温烘干，研成末，按8：3：1的比例，调匀混合。用时取其适量，用温开水调成糊状，均匀抹在纱布上，贴于患处，敷满整个部位，每日换药1次。

【功效】清热解毒，凉血散结。

【主治】颜面疔疮。

褥　疮

褥疮又称"席疮"，因久着褥席而生疮，故名之。多见于昏迷、偏瘫、截瘫或卧床不起的患者，好发于被压迫部位，如背脊、骨骶、足跟等处。初起局部皮肤暗红，继则破损，色黑肉腐，形成溃疡，可痛可不痛。严重者黑腐蔓延不止，肿势日重，或溃出脓臭稀薄，四周形成空壳，常伴精神萎靡等全身症状，预后较差。

海马拔毒生肌散

【组成】海马、广丹（黄丹）、炮山甲、黄柏、姜黄各60克，蜈蚣40条，飞雄黄、甘黄各45克，生军（大黄）、淡全蝎各30克，冰片9克，元胡6克。

【用法】上药共研成极细末备用。掺于疮面，以纱布敷盖。

【主治】用于Ⅱ、Ⅲ度褥疮。

和合丹

【组成】煅石膏30克，飞东丹30克，三梅片2克。

【用法】先将石膏、东丹共研极细末，过筛，加入冰片研匀，麻油调成糊状外敷。

【功效】生肌收口。

【主治】诸疮久不收口及褥疮等症。

三味散

【组成】升丹30克，生石膏30克，青黛3克。

【用法】共研成细末，撒布溃疡面，待腐肉去则改用他药。

【功效】拔毒祛腐。

【主治】褥疮初期，腐肉未尽，并与四周皮肉相粘连者。

痔　疮

直肠下端黏膜或肛管皮肤下静脉丛发生扩大、曲张所形成的静脉团称为"痔"。位于齿线以上者为内痔；以下者为外痔；一部分在齿线上，另一部分在齿线下者为混合痔。痔的治疗方法较多，成功经验极为丰富。

化痔片

【组成】槐米50克，三七10克，三棱40克，茜草40克，枳实40克。

【用法】水焦浓缩制成片剂，每片1克，每次6片，每日3次。

【功效】凉血行气，止血散瘀。

【主治】各期内痔，血栓外痔。

痔疮熏洗方

【组成】白芷12克，五倍子30克，木瓜18克，川椒12克，生白矾9克，槐蘑30克，马齿苋60克，甘草12克。

【用法】水煎先熏后洗。

【功效】祛湿解毒，杀虫止痒。

【主治】痔疮初起肿痛或津水流血。

枯痔液

【组成】雄黄4.5克，赭石9克，血竭9克，黄连4.5克，朱砂3克，冰片3克，枯矾21克。

【用法】上方分别研成末，先将黄连、血竭、雄黄、赭石放入干净砂锅内，加水600毫升文火煎至200毫升时，用4层纱布过滤；再将剩下的药渣放回砂锅并放入朱砂，加水400毫升，文火煎至150毫升时过滤；次将砂锅洗净，把2次滤液放入，烧开后加入枯矾不断搅拌，药液由涂红变为淡黄时离火，稍冷后放入冰片搅拌，稍加热后，加盖，冷却后过滤，最后抽滤、灭菌、消毒分装瓶内即成。用时先对痔及附近部位常规消毒。痔疮表面黏膜完整者，可直接注射在痔核中央，但应离开齿状线，以最高点进针，针与痔表面呈45°进针，注射量0.3~0.07毫升，每个痔核注射一针，若痔核表面黏膜糜烂兼有出血者，可用点状注射法，药量视情况掌握在0.1~0.3毫升，每星期注射1次。

【功效】去腐生新，活瘀枯痔。

【主治】各类痔疮。

榆槐脏连丸

【组成】黄连37.5克，黄芩225克，槐角150克，炒槐米112.5克，地榆炭112.5克，生地112.5克，当归75克，荆芥75克，阿胶75克，猪大肠80克。

【用法】将猪大肠煮烂，余药共研成细末，诸药混合加炼白蜜为丸。

【功效】清化湿热，凉血止血。

【主治】肠热便血，脏毒下血，肛门水肿，灼热坠痛者。

消痔汤

【组成】五齿苋30克，大枣30枚，地榆30克，槐角20克，当归20克，党参30克，元肉20克。

【用法】煎时以猪前肘肉为料（以猪头肉为最好），切成碎片，煎成肉汤，再以肉汤加白糖20克，煎上药，每日1剂，每剂服3次，服药后可再吃猪肉。

【主治】痔疮。

乳 痈

乳痈是乳房部最常见的急性化脓性感染疾病，多发生于产后尚未满月的哺乳期妇女，也可发生于妊娠期。初起乳房肿痛，可有结块，或伴有寒热、头痛、呕恶等症，继则局部皮肤红、酿脓、破溃。若久不收敛，可形成窦道。相当于现代医学的急性乳腺炎。

平疡止痛膏

【组成】生川乌、生草乌各50克，乳香、没药各25克，桃仁90克，大黄100克，白芷、黄药子、黄柏各75克，蜈蚣、全蝎各20克，山柰180克，樟脑500克。

【功效】乳痈。

【主治】山柰、乳香、没药、樟脑研细后用适量95%酒精拌成糊，生川、草乌、白芷、桃仁、大黄、黄柏、黄药子用植物油2000毫升，炸至白芷焦黄，再加入全蝎、蜈蚣，继续炸至白芷焦黑过滤后取黄丹700~750克，放入油中，炼至滴水成珠，冷却到20℃左右，将上述酒精药糊加入，搅匀分摊牛皮纸上，密封备用。用时外贴患处2日换药1次，化脓后禁用。

橘叶汤

【组成】细苏梗9克，淡黄芩5克，焦山栀9克，银花12克，橘叶12克，蒲公英30克，青皮6克，生石膏12克，代代花7朵。

【用法】水煎，每日1剂，2次分服。

【功效】清热疏气。

【主治】妊娠期乳腺炎。

消乳痈汤

【组成】皂角刺60~120克，当归、赤芍、白芍各10克，柴胡、生甘草各6克。

【用法】水煎服，每日1剂。

【功效】软坚散结，理气活血。

【主治】乳痈之炎性肿块。

乳痈汤

【组成】银花、生芪各18克，连翘15克，赤芍、归尾、红花、皂刺、白芷、桔梗、漏芦、通草各9克，炒山甲9克，甘草3克。

【用法】水煎，每日1剂，2次分服。

【功效】清热解毒，理气托脓。

【主治】乳痈脓肿期。

胆囊炎

胆囊炎是指病原体通过各种途径进入胆囊所引起的急、慢性炎症，临床多以胁腹绞痛为主要特征。故为常见急腹症之一。中医学无此病名，多参照"胁痛""腹痛""黄疸"等病进行辨证治疗。

加减大柴胡汤

【组成】柴胡15克，赤芍15克，黄芩15克，半夏9克，枳壳9克，大黄9克（后下），茵陈30克，郁金9克，金钱草60克，蒲公英30克，瓜蒌30克。

【用法】水煎，每日1剂，2次分服。

【功效】疏肝利胆。

【主治】胆囊炎、胆石症、胆道感染等疾患。

柔肝煎

【组成】生地、首乌、枸杞子、茵陈、虎杖、生大黄、生山楂、鸡内金、玫瑰花、佛手、绿萼梅各适量。

【用法】水煎，每日1剂，2次分服。

【功效】养肝柔肝，疏肝利胆。

【主治】慢性胆囊炎，胆石症（肝阴不足型）。

金钱开郁汤

【组成】金钱草30克，柴胡9克，枳实9克，白芍9克，炙甘草3克，郁金9克，乌贼骨9克，浙贝母9克。

【用法】水煎，每日1剂，2次分服。

【功效】疏肝利胆，解郁镇痛，清热化石。

【主治】慢性胆囊炎，胆石症。

胆石症

胆石症是指胆固醇或胆红素在胆系所致结石的疾病，以右上腹痛，寒战高热及黄疸典型的三联症为特点，可有呕恶、便秘等症。属中医学胁痛、黄疸等病的讨论范畴。

疏肝利胆汤

【组成】柴胡10克，黄芩8克，海金砂（草）15克，金钱草15克，鸡内金10克，川郁金8克，炒金铃子10克，白芍10克，炒枳实10克，赤茯苓15克，车前子10克。

【用法】以水煎服，日服3次。

【功效】疏肝利胆，清热除湿，理气和营，止痛散结。

【主治】肝胆湿热蕴结之胆石症、胆囊炎、急性黄疸及血吸虫病肝硬化腹水等。

胆道排石汤

【组成】柴胡、枳实各9克，虎杖、郁金各15克，制大黄9克，大叶金钱草30克。

【用法】水煎，每日1剂，2次分服。

【功效】利胆排石。

【主治】胁痛（胆石症）。

茵陈排石汤

【组成】茵陈30克，生山栀10克，生大黄10克，元明粉（艺硝）10克，金钱草30克，广郁金15克，蒲公英15克，广木香9克，枳实10克。

【用法】水煎，每日1剂，2次分服。

【功效】清利湿热，利胆排石。

【主治】胆石症。

排石定痛汤

【组成】酒炒龙胆草10克，金钱草60克，海藻15克，昆布15克，降香5克，夏枯草30克，蒲公英30克，紫花地丁30克，旋覆花10克（包），天葵子10克，煨三棱10克，红柴胡10克，硝石（即火硝）15克。

【用法】上药除硝石1味分5次另行冲服外，加水2500毫升浓煎至900毫升，分2日5次服。15剂为1个疗程，痛止即停药。平时可4日服药1剂（即2日服药1剂，休息2日），5剂可服20天，服完停药20天。

【功效】泻火为主，佐以疏肝清胆，散结软坚，化石止痛。

【主治】胆道结石。

疏肝利胆排石汤

【组成】柴胡、郁金、黄芩、白芍、鸡内金、川楝子、延胡索各10克，枳实、大黄（后下）各6克，青皮、陈皮、甘草各5克，金钱草20克。

【用法】水煎服，每日1剂。

【功效】疏肝理气，利胆排石。

【主治】胆石症（肝郁气滞型）。

前列腺炎

前列腺炎是指不同病源菌通过各种途径侵及前列腺所致的急、慢性炎症。有特异性和非特异性之分。可归属于中医学"湿热下注""肾虚""淋浊"等范畴。其治疗急性者着重湿热，慢性者着重滋肾。

参苓六黄汤

【组成】党参、黄芪、生地黄、茯苓、车前子各15克，黄连、蒲黄、黄柏、黄精各10克，淮牛膝12克。

【用法】水煎，每日1剂，2次分服。

【主治】前列腺炎。

前列腺汤

【组成】丹参、泽兰、赤芍、桃红、红花、青皮、王不留行、白芷、制乳香、没药、川楝子、小茴香各9克，败酱草15克，蒲公英30克。

【用法】水煎，每日1剂，分3~4次服。

【功效】化瘀导滞，清热利湿。

【主治】慢性前列腺炎（气滞血瘀型）。

清热散瘀汤

【组成】赤芍12克，败酱草20克，炒王不留行15克，木通15克，炒五灵10克，山甲珠10克，桃红10克，红花5克，全瓜蒌20克，丹皮10克，生地12克，丝瓜络5克，甘草梢10克。

【用法】水煎服，每日1剂。

【功效】清热利湿，祛瘀散结。

【主治】慢性前列腺炎（湿遏血瘀型）。

消癃方

【组成】沉香片2克（后下），肉桂1.5克（后下），黄柏9克，知母9克，石苇9克，车前子12克，当归9克，王不留行12克，赤、白芍各12克，菟丝子12克，巴戟天12克，皂角刺9克，生甘草3克。

【用法】每日1剂，除沉香，肉桂外，其他药物先用清水浸泡30分钟，再煎煮30分钟然后加入沉香、肉桂，稍沸即可。每剂药煎2次，将2煎药液混合，分2次服。

【功效】清热利湿，祛瘀散结。

【主治】癃闭（前列腺增生）。

血栓性静脉炎

血栓性静脉炎是以静脉内膜损害为主要因素所致的一种静脉血管疾病。病变部位疼痛，可见条索状红肿或远端水肿，多伴有发热、脉率加速等全身症状。发生于浅静脉者，可见于四肢，胸腹壁，发于深静脉者多在下肢和骨盆内静脉。本病与祖国医学的"恶脉""青蛇毒"相似。

静脉炎口服方

【组成】牛膝、赤芍、木瓜各15克，桃仁、苍术、泽泻各9克，鸡血藤、薏苡仁、泽兰各30克，乌药6克。

【用法】水煎，每日1剂，2次分服。

【主治】血栓性静脉炎。

深静脉炎方

【组成】附子、肉桂、桃仁、红花、归尾、泽泻、牛膝、干姜各9克，川续断18克，玄参、生黄芪、桑寄生、鸡血藤各24克，木瓜、桂枝各15克，防己、赤芍各12克。

【用法】水煎，每日1剂，2次分服。

【功效】温寒化湿，益气活血。

【主治】深静脉炎慢性期。

静脉炎方

【组成】当归230克，川芎150克，赤芍230克，制乳香、没药各30克，红花90克，苏木150克，地龙150克，炙黄芪230克，郁金150克，络石藤450克。

【用法】上方制成片剂，每片0.3克（含生药1.3克），每次10片，每日2次服。

【主治】血栓性浅静脉炎。

熨药方

【组成】苏木、红花、乳香、没药、干姜各15克，花椒、桂枝各10克，透骨草30克，千年健、鸡血藤、银花、樟脑各15克。

【用法】取上方2剂，分别装入2个小布袋内，各倒入少量白酒，缝好后上锅蒸热，先取1袋置于患处，5分钟后与锅内一袋交换反复10次，每日1次，3~4天更换新药。

【主治】血栓性浅静脉炎。

血栓闭塞性脉管炎

血栓闭塞性脉管炎是由周围脉管（中、小动脉及静脉）的慢性、持续性、进行性炎症所致血栓形成而使血管腔闭塞的一种疾病。多发生于下肢，初起仅足部或小腿酸痛、间歇性跛行，继则出现足趾持续性疼痛，夜间尤甚，皮肤苍白感冷，足背动脉及胫后动脉搏动消失，终则发生自下而上的坏死、脱落。相当于中医学之"脱疽"。

温经通络方

【组成】鸡血藤15~30克，海风藤9~15克，金丝瓜15~30克，鬼见愁（无患子）6~12克，鬼箭羽15~30克，路路通9~15克，桂枝9~15克，蕲艾9~15克，全当归9~15克，赤、白芍各15~30克。

【用法】每日1剂，水煎2次分服。

【功效】温通经络，活血止痛。

【主治】血栓闭塞性脉管炎初期，雷诺氏病初期，静脉曲张，象皮腿，关节痛。

鸡丹通络汤

【组成】鸡血藤、丹参、黄芪、熟地、当归、党参各30克，炮附子、陈皮、炒白术各20克，淮牛膝、鹿角胶（烊化）各12克，白芥子、炮姜各10克，肉桂、生乳香、没药、生甘草各5克。

【用法】水煎服，每日1剂。

【功效】温养经脉，益气通络。

【主治】血栓闭塞性脉管炎。症属寒邪侵袭，血为寒凝者。

化湿通络汤

【组成】丹参、金银花各10克，薏苡仁50克，茯苓、川萆薢、赤芍、赤小豆各30克，泽兰、茜根、泽泻、防己各20克，佩兰15克，地龙12克，木通、甘草各6克。

【用法】水煎服，每日1剂。另用透骨草、艾叶各30克，乳香、没药、防风、荆芥穗、紫草、刘寄奴、苦参各15克，白芷、黄柏各12克，水煎带渣烫洗两脚，每日1次。

【功效】醒脾化湿，活血通络。

【主治】血栓闭塞性脉管炎。症属湿浊蕴结，阻遏脉络者。

祛寒通络药酒

【组成】附子45克，细辛15克，红花、丹参各60克，土元、苏木、川芎各30克，大枣20枚。

【用法】上药浸泡于1500毫升白酒中1周后备用。每日服2次，每次30克。

【主治】血栓闭塞性脉管炎虚寒型无溃疡者或血瘀型患者。

肩周炎

肩周炎也称粘连性关节囊炎，是指肩周肌肉、肌腱、滑囊及关节囊等软组织的慢性炎症，其形成多与外伤、劳损、年龄和体质等因素密切相关。临床以肩痛、活动限制和肩周肌肉萎缩为特征，俗称"冻结肩""肩凝症""露肩风"或"五十肩"。

化瘀通痹汤

【组成】当归18克，丹参30克，鸡血藤21克，制没药9克，制乳香9克，香附12克，延胡索12克，透骨草30克。

【用法】每日1剂，水煎2次分服。

【功效】活血化瘀，行气通络。

【主治】瘀血痹（肩凝症、损伤后遗症、网球肘等）。

玉竹汤

【组成】玉竹30克，桑寄生30克，鹿含草15克，白术15克，茯苓15克，淮牛膝15克，白芍15克，炙甘草9克。

【用法】每日1剂，水煎2次分服。

【功效】活血化瘀，行气通络。

【主治】一臂或两臂痹痛而致不能高举或转动不灵者，不论病之新或久，均有效。若再用玉竹30克，熨兔肉或老母鸡佐膳，疗效尤为巩固。

解凝汤

【组成】熟地30克，鹿角霜30克，桂枝9克，炮姜9克，麻黄9克，白芥子10克，片姜黄10克，没药10克，羌活10克，炙甘草6克。

【用法】水煎服，每日1剂。

【功效】散寒除湿，化痰逐瘀。

【主治】痹症（肩关节周围炎）。症属寒湿流注，痰浊瘀者。

颈椎病

颈椎病又称颈椎综合征，是指由于颈椎退行性病变，形成骨质增生，压迫或刺激神经根而引起的颈肩、上肢、头部等部位产生疼痛及麻木的病症。

威灵苁蓉汤

【组成】威灵仙15克，肉苁蓉15克，熟地15克，青风藤15克，丹参15克。

【用法】每日1剂，煎2遍和匀，日2次分服。或研末炼蜜为丸，每粒10克，每服1粒，日2次。

【主治】颈椎、腰椎及足跟骨质增生，老年骨关节炎疼痛等。

筋骨止痛酒

【组成】生草乌10克，细辛10克，洋金花6克，冰片10克。

【用法】先将前3味药研成末，用50％酒精300毫升浸入，冰片另用50％酒精200毫升浸入每日搅拌1次，约1周后全部溶化，滤去渣，将2药液和匀，用有色玻璃瓶贮藏。每次用棉球蘸药液少许涂痛处或放痛处片刻，痛止取下，每天2~3次。

【主治】颈椎、腰椎及跟骨质增生。

白芍木瓜汤

【组成】白芍30克，木瓜13克，鸡血藤13克，葛根10克，甘草10克。

【用法】水煎，每日1剂，2次分服。

【功效】舒筋活血，滋阴止痛。

【主治】颈椎病。

骨质增生

骨质增生是指骨质不同程度的增生性改变，俗称"骨刺"。它不是一个独立性疾病，如骨关节病、类风湿关节炎、创伤性关节炎及大骨节病等均可出现骨质增生的病理改变。临床多以局部疼痛、发板及压痛、功能受限为特征。中医学认为其形式多内因肝肾亏虚，外因劳损、外伤刺激而致气滞血瘀，或风寒湿邪乘虚侵入肌表所致。

"骨金丹"14号

【组成】炙马钱子5克，炙川乌5克，炙草乌5克，威灵仙10克，乳香15克，没药15克，川续断10克，桑寄生10克，赤芍10克，茜草20克，丁公藤20克。

【用法】上方烘干为细末，炼蜜为丸，每丸重10克（马钱子砂炒，以黄褐色为度）。用时每次1丸，早、晚空腹内服，3个月为1个疗程。

【功效】温经活络，祛湿散寒。

【主治】骨质增生（寒湿型）。

木瓜灵脾汤

【组成】仙灵脾30克，鹿衔草30克，骨碎补15克，熟地10克，当归10克，木瓜15克，桂枝5克，鸡血藤30克，细辛5克，鳖甲10克，龟板10克，甘草10克。

【用法】水煎，每日1剂，2次温服。

【功效】滋补肝肾，活血通络软坚。

【主治】骨质增生。

补肾克刺汤

【组成】淫羊藿、杜仲、木瓜、独活各15克，巴戟、天川、芎鹿胶（对服）各10克，续断、黄芪、狗脊各20克，当归12克，薏苡仁30克，炙甘草3克。

【用法】水酒各半煎服，每日1剂。

【功效】补肾壮骨，祛风散寒，除湿通络，除疾化瘀。

【主治】腰椎骨质增生。

皮肤科

荨麻疹

荨麻疹是一种常见的过敏性皮肤病，其临床表现为局限性风疹块样损害，骤然发生并迅速消退，愈后不留任何痕迹，有剧烈瘙痒及烧灼感。与祖国医学中的"风疹"相类似。

清风清热饮

【组成】荆芥、防风、浮萍、当归、赤芍、大青叶、黄芩各9克，蝉衣6克。

【用法】水煎服，每日1剂，分2次服。

【功效】清热消风。

【主治】急性荨麻疹。

多皮饮

【组成】地骨皮、五加皮、大腹皮、丹皮、川槿皮各9克，桑白皮、白藓、赤苓皮、冬瓜皮、扁豆皮各15克，干姜皮6克。

【用法】水煎服，每日1剂，分2次服。

【功效】健脾除湿，疏风活血。

【主治】亚急性、慢性荨麻疹。

止痒永安汤

【组成】荆芥、防风、桂枝、羌活、当归、赤芍、桃仁、红花各9克，麻黄、白芷、蝉衣各6克。

【用法】水煎服，每日1剂，分2次服。

【功效】祛风散寒，活血和营。

【主治】冷性荨麻疹。

李氏止痒方

【组成】苦参3克，荆芥、防风、苍耳子、刺藜蒺各9克，苍术、赤苓、茯苓、胡麻各15克，蝉衣、生姜皮各6克，炒山栀3克。

【用法】水煎，每日1剂，分2次服。

【主治】顽固性荨麻疹。

治风疹方

【组成】丹参24克，当归9克，生地、元参、赤芍、茵陈各10克，防风、荆芥穗各6克，麻黄5克，泽泻、连翘、益母草各12克，土茯苓20克。

【用法】水煎，每日1剂，分2次服。

【功效】凉血解毒，祛风胜湿。

【主治】因湿热引起的风疹。

祛风止痒和胃汤

【组成】地肤子30克，净蝉衣、草红花各12克，皂角刺、槟榔、独活各7克，荆芥、防风、全虫、炒枳实、川厚朴各9克，白鲜皮14克。

【用法】水煎服，每日1剂。

【功效】祛风止痒，和胃。

【主治】荨麻疹。

四物消疹汤

【组成】当归尾20克，川芎6克，赤芍10克，白鲜皮、地肤子、蛇床子、苦参各12克。

【用法】水煎，每日1剂，分2次温服。

【功效】补血润燥，祛风燥湿止痒。

【主治】荨麻疹。

百部酒

【组成】百部300克，75％酒精600毫升。

【用法】将百部碾碎置酒精中，浸泡7昼夜，过滤去渣备用。治疗时用棉棒毛刷蘸涂。

【功效】解毒杀虫，疏风止痒。

【主治】荨麻疹，神经性皮炎等瘙痒皮肤病。

湿　疹

湿疹是一种常见的过敏性皮肤病，其特征为皮疹具有多形性，易于渗出，自觉瘙痒，常对称分布和反复发作。此病与祖国医学记载的"奶疮""施耳疮""绣球风""四弯风"类似。

健脾除湿汤

【组成】生薏米、生扁豆、山药各15~30克，芡实、枳壳、萆薢、黄柏、白术、云苓、大豆黄卷各9~15克。

【用法】水煎服，每日1剂，分2次服。

【功效】健脾除湿利水。

【主治】慢性湿疹、湿臁疮，慢性足癣渗出较多者。

滋阴除湿汤

【组成】生地30克,元参、当归各12克,丹参15克,茯苓、泽泻、白鲜皮、蛇床子各9克。

【用法】水煎服,每日1剂,分2次服。

【功效】滋阴养血,除湿止痒。

【主治】原发性湿疹,阴囊湿疹,天疱疮等。

湿毒膏

【组成】青黛150克,黄柏末310克,煅石膏末310克,炉甘石末180克,五倍子末90克。

【用法】先将青黛和黄柏研细,后加入3种药研和,再加入凡士林,调成30%油膏。用时涂敷皮损上,每日1~2次。

【功效】收湿止痒。

【主治】慢性湿疹,皲裂性湿疹。

湿疹外洗方

【组成】苦参60克,蛇床子、百部、益母草各30克。

【用法】水煎外洗,每剂可煎2~3次。

【功效】清热解毒,除湿杀虫。

【主治】湿疹。

理脾除湿汤

【组成】南北沙参、绿豆衣、冬瓜仁、银花各15克，苍术、云苓、薏苡仁、黑豆各12克，莲心、石斛、雷丸、陈皮、鸡内金各10克，生军2.4克。

【用法】水煎，每日1剂，分2次服。同时配合外洗方（苍耳子、蛇床子、蒲公英、玄明粉各20克，苍术12克，黄柏15克，黄连6克），每日1剂，洗浴2次。

【功效】调理肺脾，清热利湿解毒。

【主治】慢性湿疹。

银屑病

银屑病又称牛皮癣，是一种常见的红斑鳞屑性皮肤病。该病经过缓慢，具有复发倾向。临床具有皮损边界清楚，搔刮后有白色干燥的鳞屑层层脱落，最后一层与基底面附着较紧，呈光滑的薄膜，刮下薄膜为细小出血点的特点。

李氏治癣方

【组成】土茯苓、薏苡仁、胡麻仁各15克，苦参、炒山栀、生甘草、苍术各6克，白鲜皮、川楝根、皮槿子各9克，灵仙12克，川连3克。

【用法】水煎服，每日1剂，分2次服。

【功效】清热解毒，健脾燥湿。

【主治】牛皮癣各期。

解毒除湿散

【组成】细辛、马钱子（生用不去毛）、生草乌、硫黄各3克，雄黄、生白矾各6克，冰片3克。

【用法】上药共研成细末，用酒精100毫升浸泡1周，用棉签黏药汁外搽患处，每日1~2次，以愈为度。

【功效】解毒杀虫除湿。

【主治】各种牛皮癣，顽癣久治不愈之证。

段氏验方

【组成】斑蝥0.2克，皂角刺、车前草各5克。

【用法】上药共研成细粉，与醋相调擦患部。

【功效】解毒杀虫除湿。

【主治】牛皮癣。

周氏克银方

【组成】防风、甘草各10克，威灵仙、苦参、草河车、丹皮各15克，白茅根60克，白鲜皮、地肤子各20克，土茯苓、忍冬藤各30克。

【用法】水煎服，每日1剂，早、晚各1次。

【功效】解毒杀虫除湿。

【主治】风盛血热型银屑病。

银花虎杖汤

【组成】银花、虎杖、丹参、鸡血藤各15克，生地、归尾、紫芍、槐花各12克，大青叶9克。

【用法】水煎服，每日1剂。

【功效】解毒杀虫除湿。

【主治】进行期银屑病。

神经性皮炎

神经性皮炎是一种皮肤神经功能障碍性皮肤病。皮损呈苔藓样变，不倾向湿润化和阵发性剧痒是本病的特点，分局限性和播散性两种。与祖国医学的"牛皮癣""摄领疮"相类似。

皮炎灵

【组成】五虎丹10克，樟脑、柳酸各15克。

【用法】上药以乳钵充分研至无明显粗颗粒为度，分装95%酒精500毫升中密封备用。用时以棉签蘸药搽皮损，每日搽1~2次。

【功效】祛湿滞、疏导经脉。

【主治】神经性皮炎。

风癣汤

【组成】生地30克，元参12克，丹参15克，当归、白芍、茜草、红花、黄芩、苦参、苍耳子、白鲜皮、地肤子、生甘草各9克。

【用法】水煎服。

【功效】养血和营，消风止痒。

【主治】泛发性神经性皮炎，皮肤瘙痒症。

斑蝥醋浸剂

【组成】全虫16个，斑蝥12个，皮硝12克，乌梅肉30克，米醋500毫升。

【用法】将上药入醋中，浸泡7昼夜，过滤备用。用时涂患处。

【功效】杀虫止痒。

【主治】神经性皮炎，皮肤瘙痒症。

皮癣膏

【组成】黄柏、白芷各25克，煅石膏、蛤粉、五倍子各30克，硫黄、雄黄、铜绿、章丹各15克，枯矾、胆矾各6克。

【用法】上药取净末，研和极匀，加凡士林500克，调和成膏。外擦患处，每日1~2次。

【功效】润肌止痒。

【主治】神经性皮炎、脂溢性皮炎。

毛囊炎

毛囊炎为化脓性球菌侵入毛囊所致的毛囊或毛囊周围的炎症，多发生于后枕部、臀部。与祖国医学的"发际疮""坐板疮"相似。

消炎方

【组成】黄连6克，黄芩、丹皮、赤芍、蚤休、银花、连翘各9克，生甘草6克。

【用法】水煎，每日1剂，2次分服。

【功效】清热解毒消肿。

【主治】毛囊炎，脓疱疮，疖肿，丹毒脚气感染等。

复方松香膏

【组成】松香10克，滑石粉4克，煅石膏4克，铅丹0.5克。

【用法】上药共研成细末，用凡士林调成糊状，视疮面大小适量敷患处。

【功效】清热解毒消肿。

【主治】毛囊炎。

四黄散

【组成】大黄末、黄柏末、雄黄末、硫黄末各15克。

【用法】麻油调搽。

【功效】清热、解毒、消肿。

【主治】毛囊炎、疖肿、脓疱疮。

败酱草膏

【组成】鲜败酱草5千克。

【用法】将净水4升煮败酱草，煎至3小时后过滤，再煎浓缩成膏，加适量蜂蜜，贮存备用。用时外涂即可，每次6克，每日2次。

【功效】清热解毒，除湿消肿。

【主治】毛囊炎，疖等化脓性皮肤病。

冻　疮

冻疮是由于受寒冷刺激引起局部血管痉挛，瘀血而致，好发于手、足及面部。祖国医学亦称"冻疮"。

冻疮膏

【组成】肉桂、紫草、熟地各15克，木香身3克，黄柏30克，炒苍术30克。

【用法】上药共研为细末，用适量凡士林调成软膏涂敷患处。

【功效】散寒止痛，活血生肌，祛湿收口。

【主治】冻疮。

冻疮良方

【组成】甘草、黄芪各20克。

【用法】上药加水1000毫升，煎后泡洗患处，每日3次，每次20分钟，每剂可洗3次。

【主治】冻疮。

黄水疮

黄水疮即脓疱病，是一种传染性化脓性疾病。夏、秋季多见，小儿易患此症，好发于暴露部位。祖国医学称"黄水疮""滴脓疮"。

愈疮散

【组成】青黛、薄荷各150克，黄柏120克，冰片6克，黄连45克，硼砂60克。

【用法】先将上药研成末装瓶贮备。用时将药粉用麻油或菜籽油搅成糊状。患处用75%酒精消毒，然后涂敷药膏，覆盖消毒纱布。隔日换药1次。

【功效】祛湿解毒。

【主治】脓痂疹（黄水疮、旋耳疮等）。

乌蛇蝉衣汤

【组成】乌梢蛇15克，蝉衣、僵蚕、露蜂房各6克，丹皮、赤芍、苦参、白鲜皮各9克，土茯苓、虎耳草、千里光各30克。

【用法】水煎服，每日1剂。

【功效】清热解毒，除湿通络。

【主治】脓疱疮症，属湿热内蕴、熏蒸皮肤。

五黄枯矾散

【组成】五倍子、枯矾各50克，黄柏100克。

【用法】上述药材研成极细末，用瓶贮备。用时先用野菊花或马齿苋煎水洗净局部，用麻油调药和匀涂局部，每天1次。

【功效】清热解毒，燥湿敛疮。

【主治】脓疱疮。

三黄丹

【组成】大黄90克，黄柏30克，黄连9克，煅石膏60克，枯矾180克。

【用法】用麻油调擦，每日1~2次。

【功效】清热解毒、收湿。

【主治】黄水疮。

柏芩软膏

【组成】黄柏面、黄芩面各30克，凡士林240克。

【用法】直接涂于皮损上。或用软膏摊在纱布上，敷于患处。

【功效】清热除湿，消肿止痛。

【主治】黄水疮、湿疹、单纯疱疹。

中医养生宝典

《本草纲目》养生秘方

于向阳 / 主编

江西科学技术出版社

图书在版编目（CIP）数据

中医养生宝典 . 4，《本草纲目》养生秘方 / 于向阳
主编 . — 南昌：江西科学技术出版社，2020.12

ISBN 978-7-5390-7520-4

Ⅰ . ①中… Ⅱ . ①于… Ⅲ . ①《本草纲目》—养生
（中医）—秘方—汇编 Ⅳ . ① R212 ② R281.3 ③ R289.5

中国版本图书馆 CIP 数据核字（2020）第 175723 号

国际互联网（Internet）地址：http://www.jxkjcbs.com
选题序号：ZK2020274
图书代码：B20293-101

责任编辑　宋　涛
责任印制　夏至寰
封面设计　书心瞬意

中医养生宝典 . 4，《本草纲目》养生秘方　　　　　于向阳　主编
ZHONGYI YANGSHENG BAODIAN.4，BENCAO GANGMU YANGSHENG MIFANG

出版 发行	江西科学技术出版社
社址	江西省南昌市蓼洲街 2 号附 1 号
	邮编：330009　电话：（0791）86623491　86639342（传真）
印刷	北京一鑫印务有限责任公司
经销	全国各地新华书店
开本	880mm×1230mm　1/32
字数	96 千字
印张	5
版次	2020 年 12 月第 1 版　2023 年 5 月第 2 次印刷
书号	ISBN 978-7-5390-7520-4
定价	168.00 元（全 5 册）

赣版权登字 -03-2020-313

前/言

　　《本草纲目》最早出自于李时珍之手，撰写于1578年，初刊于1593年。全书共载药1800余种，其中1000余种为植物药，其他为矿物及其他药物，由李时珍增入的药物就有374种。书中附有药物图上百幅，方剂万余个，其中有8000多个是李时珍自己收集和拟定的。每种药物分列释名、主治、发明和附方等项。

　　《本草纲目》不仅考证了我国古代本草学中的若干错误，而且还综合了大量的科学资料，对药物进行了相对科学的分类，特别是李时珍对动物药的科学分类，说明他当时已具备了生物学进化思想。

　　《本草纲目》在我国对本草学、生物学的研究具有一定的促进作用，在世界上也产生了很大的影响，曾先后刻印数十次，出现英、法、德、日等多种文字的节译文或全译本。

　　而本书的编者考虑到一些原材料获取的难易，特别选录一些更易寻找原料的章节，如木部、果部、鳞部……而人部、金石部等一些只能作为传统文化内容来阅读的部分并没有选录书中。另外一些未被选录的条目则是因为材料不易获得，对于想通过看书而得到一些健康养生治病知识的读者来说则毫无意义。本书旨在通过精选的条目为大众开启一扇健康之门，同时也希望读者在阅读中可以学习到更多的祖国传统文化。

目／录

木　部

木植物，居五行之一。我们生活中常见的家具，大都是木器制品，树上的果实还可以食用，它的作用很大，还有药用功能。

一、香木类

柏

【释名】即柏树。

【加工】柏为百木之长，树高且直，皮很薄，质地很细腻，开细琐的花；它的果实是圆形的，到秋霜后自然裂开，中间有几颗籽，像麦粒那么大，有芳香味。

※柏实

【性味】味甘，性平，无毒。

【主治】安心神，润肝肾，主治小儿惊厥，神志不清，腹痛出虚汗，小便不利，有安神镇静的作用。它的气味清香，能透心肾，益脾胃。

※柏叶

【性味】味甘，性微温，无毒。

【主治】主治吐血、鼻出血、痢血、尿血、崩中赤白。主轻身益气，使人耐寒暑，去湿痹，生肌。治冷风导致的关节疼痛及冻疮。烧取汁涂头，黑润发鬓。汤敷火伤，止疼痛祛瘢。做成汤经常服用，杀五脏虫，有益健康。

※树脂

【主治】主治身面疣目，同松脂一起研细涂于患处，几天后自然消失。煮汁酿酒，去风痹，治关节活动不利，烧取油，治疥疮、虫癞等病。

松

【释名】松树挺拔，耸且直，树皮粗厚，状像鱼鳞，它的叶后落。二三月份抽蕊开花，十四五厘米长，它的花蕊称为松黄。结的果实形状如猪心，俗称松塔。秋后子长成则鳞裂开，叶子有二针、三针、五针的区别。

※松花

就是松黄。

【性味】味甘，性温，无毒。

【主治】主润心肺，益气，除风止血，也可以酿酒。

※松脂

【加工】凡是取用松脂，须先经炼治。用大釜加水放入瓦器中，用白茅垫在瓦器底部，又加黄沙在茅上，厚3厘米左右。然后把松脂散布在上面，用桑树发火来烧，汤减少时频加热水。等到松脂全部进入釜中，才取出来，然后投入冷水里，冷凝后又蒸热，如此做两次再拿来使用。

【性味】味苦、甘，性温，无毒。

【主治】主治痈疽恶疮、头疮溃疡、白秃及疥疮虫病，安益五脏，常服轻身不老延年。除胃中伏热、咽干、多饮多尿、风痹死肌，其中赤色松脂，主治恶痹。煎成膏有止痛排脓的作用，贴各种脓血疮痿烂。塞牙孔，治虫齿。还能润心肺，治耳聋，强壮筋骨，利耳目，治白带过多。

※松叶

【性味】味苦，性温，无毒。

【主治】主治风湿疮，生毛发，安五脏。不饥延年。切细，用水及面饮胆，或者捣成粉制成丸服用，可以断谷及治恶痰。灸冻疮、风疮效果佳。去风痛脚痹，杀米虫。

※服食松叶

【主治】用松叶细切再研，饭前以酒调下10克，也可煮汁做粥食。初服稍难，久则适应。令人不老，身生绿毛，轻身益气，绝谷不饥。

沉 香

【释名】叶似橘叶，经冬不凋。夏季开花，白而圆。秋季结实似槟榔，大如桑葚，紫而味辛。树似榉柳，树皮呈青色。种类很多，但只有能沉水的才可入药，所以又名沉水香。

【性味】味辛，性温，无毒。

【主治】主治风水毒肿，去恶气、心腹痛、霍乱中恶。能清人神，宜酒煮而服。治各种疮肿，宜入膏中。还可调中，补五脏，益精壮阳，暖腰膝，止转筋吐泻冷气，破腹部结块、冷风麻痹、皮肤瘙痒。也能补右肾命门，补脾胃，治痰涎，脾出血，益气和神，治上热下寒、气逆喘息、大肠虚闭、小便气淋，及男子精冷。

丁　香

【释名】二三月开花，花圆细，色黄，凌冬不凋，籽像钉，长在枝蕊上，长10厘米左右，紫色。其中粗大如山茱萸的，俗称母丁香。又叫丁子香，树高3米多，似桂树，叶似栎叶。

【加工】在二月、八月采籽和根。

【性味】味辛，性温，无毒。

【主治】温脾胃，止霍乱壅胀，风毒诸肿，齿疳溃疡。能发各种香味，风疳䘌骨，杀虫辟恶去邪。可治乳头花，止五色毒痢，疗五痔。还能治口气冷气，冷劳反胃，鬼疰虫毒；杀酒毒，消胁肋间硬条块；疗肾气奔豚气、阴痛腹痛，壮阳，暖腰膝。疗呕逆，去胃塞，理元气。但气血旺盛的人勿服。又可治虚哕，小儿吐泻，痘疮胃虚，灰白不发。

※皮、枝、根

【性味】味辛，性热，有毒。

【主治】主治齿痛，心腹冷气等。主一切冷气，心腹胀满，恶心，水谷不服。

檀　香

【释名】树木都坚硬而有清香，以白檀为佳。树、叶都似荔枝，皮青色而滑泽。其中皮厚而发黄的为黄檀；皮洁而色白的为白檀；皮腐而紫的为紫檀。

※白檀

【性味】味辛，性温，无毒。

【主治】消风热肿毒。治中恶鬼气，杀虫。煎服，止心腹痛、霍乱肾气痛。磨水，可涂外肾及腰肾痛处。散冷气，引胃气上升，噎膈吐食。另外，如面生黑子，可每夜用浆水洗拭令赤，再磨汁涂，很好。

※紫檀

【性味】味咸，性寒，无毒。

【主治】可磨涂风毒。刮末能敷金疮，止血止痛。

二、乔木类

榆

【释名】三月生荚，古代的人常采集核仁做成细羹吃，如今已没有这种吃法了，只把老的果实做成酱来吃。

【加工】三月采摘榆树钱可做成羹，也可以收藏到十一、十二月酿酒用，煮了晒干可以做成酱，就是榆仁酱。

※叶

嫩时做羹，或炸来吃均可。

【主治】消水肿，利小便，下石淋，压丹石。煎汁，洗酒糟鼻。与酸枣仁等份混合，和蜜糖制成丸，每天服用，治胆热虚劳失眠。

※荚仁

【性味】味辛，性平，无毒。

【主治】做成细羹来吃，使人多睡，有催眠作用。和牛肉一起做成羹食，主治妇女白带增多。

※子酱

【主治】似芜荑，有助肺、下气助消化的功能。能增加食欲，主治食欲不振、胸痛、腹痛、腹胀，驱各种寄生虫。

※白皮

【性味】味甘，性平、滑利，无毒。

【主治】主治大小便不通，利水道，除邪气。长期服用，断谷，轻身不饥，效果特别好。可疗肠胃邪热气，消肿，又治小儿头疮。通经脉。捣汁，可敷癣疮。利五淋，治鼻喘，疗失眠。生皮捣烂，和三年醋渣，敷急性红肿炎症或乳肿，每天换六七次，即有效。磨细后筛面，用水调和成香剂，黏性胜过胶漆。湿的捣烂成糊状，用来粘接瓦石非常牢固。

檀

【释名】树木纹理细腻，可以做斧柄，质重而且坚硬。形状与梓榆树相似。叶子很像槐树叶，可以做成汤来饮。

※皮及根皮

【性味】味辛，性平，有小毒。

【主治】和榆皮制成粉后吃，可以充饥。

槐

【释名】初生的嫩叶可以炸熟，用水淘洗后食用，也可以作为饮料代替茶。或者采槐子种在畦田中，采摘苗来吃也很好。它的花未开时，形状如米粒，炒过又经水煎后呈黄色，味道很鲜美。槐结的果实成荚，荚中的黑子如连珠状。

【加工】可在七月七日采摘嫩果捣汁煎，十月份采摘老果做药用。

※**叶**

【性味】味苦，性平，无毒。

【主治】采嫩芽吃，治邪气产生的绝伤及隐疹，牙齿诸风。煎的汤治小儿惊痫、壮热、疥癣及疔肿。

※**枝**

【主治】洗疮肿及阴囊下湿疹。八月折断大枝，等到长出嫩蘖，煮成汁酿酒，治疗大风痿痹很有效。

※**槐实**

【加工】在十月巳日采摘果实相连很多的槐子，用新盆盛装，含泥百日后，皮烂为水，核如大豆。

【发明】按《太清草木方》载，槐是虚星的精华。十月上巳日采子服用，可去百病，长寿通神。《梁书》说庾肩吾经常服用槐果子，年龄已六十几岁了，发鬓仍是黑的，眼睛能看小字，这是槐子产生的养生效果。

【性味】味苦，性寒，无毒。

【主治】主治五脏邪热，久服耳聪目明、轻身，使人肌肤润泽，精力旺盛，不易衰老，益气，头发不白，延年益寿。治五种痔疮及瘘，在七月七日摘取槐实，捣成汁用铜器盛装，每日煎制成米粒大小的丸，放入肛门中，每天换三次药即可痊愈，又能堕胎及催化。还可以用来生发，使头发不变白而长生。

※花

【性味】味苦，性平，无毒。

【主治】炒熟后研成末服用治各种痔疮，心痛目赤，腹泻、便血，驱腹脏虫及皮肤风热。另外，炒香后经常咀嚼，可治疗失音以及咽喉肿痛。还可治吐血、鼻出血、血崩。

※木皮、根白皮

【主治】主治中风及皮肤恶疮，浴男子阴疝肿大，浸洗五痔、恶疮和妇人阴部痒痛，煮汁漱口可治口腔溃疡出血。

※槐胶

【主治】主治一切风，筋脉抽搐，以及牙关紧闭，或者四肢不收，或感觉周身皮肤异常像有虫爬行。

【附方】槐角丸：治疗肠风泻血。粪前流血的叫外痔；粪后流血的叫内痔；大肠脱出不回纳的叫举痔；痔上有孔的叫瘘疮等等。槐角去梗后炒50克，加地榆、当归，用酒焙，另加防风、黄芩、枳壳、麸皮各炒25克，研为末，用酒糊成梧桐子大小的药丸。每次服50丸，用米汤下。

白　杨

【释名】叶圆像梨树叶而肥大有尖，叶面青色而有光泽，叶背白，有锯齿。白杨树高大。木质细白，性坚直，用来做梁拱，始终不会弯曲，与移杨是一个种类的两个品种，治病的功效，大致相仿。嫩叶也可以用来救饥荒，老叶可以作为制酒的曲料。

※木皮

【性味】味苦，性寒，无毒。

【主治】用酒浸泡后服用，治毒风脚肢气肿，四肢活动不便以及痰癖等症。掺杂五木制汤水，浸泡被损伤引起的血肿，痛不可忍，以及皮肤风痒肿。煎制成药膏，可以接续折断了筋骨。煎汤每天喝，可以治愈孕妇腹泻。煎醋后含漱，可以治愈牙痛。煎成浆水加盐后含漱，可治口疮。用煎的水酿成酒，消瘿气。

※枝

【主治】主治腹痛及嘴唇疮。

※叶

【主治】主治龋齿，煎水含漱。

梧　桐

【释名】梧桐的花蕊细，坠下如百霉。梧桐的皮白，叶似青桐，而果子肥大可以吃。它的荚长10厘米左右，由五片合成，长老后就裂开像箕一样，种子长在荚上面，多的五六颗，少的两三粒。种子的大小如胡椒，皮有皱纹。

※叶

【主治】主治发背，将叶烤焦研末，用蜜调敷，干则更换。

※梧子

【性味】味甘，性平，无毒。

【主治】捣成汁涂于头部，拔去白发根，必然生出黑发来。和鸡蛋烧存性，研成末掺，治小儿口疮。

※木白皮

【主治】烧存性三末和乳汁，涂黄赤色须发，治肠痔。

杜　仲

【释名】刚长出的嫩芽可以吃。又名木棉。树木高数丈，叶似辛夷，它的皮折断后，有白丝相连。

※杜仲芽

【性味】味辛，性平，无毒。

【主治】可治口渴，补身虚损。

※皮

【主治】主治腰膝痛，益精气，壮筋骨，强意志。另可除阴部痒湿和小便淋漓不尽。久服轻身耐老。

合　欢

【释名】合欢的枝很柔软，叶细小而繁密，相互交织在一起，每当风吹来时，又自行解开，互不牵缀，但夜晚又合在一起。五月开花呈红白色，上面有丝绒。八九月结果实成荚，种子极细薄。一般生长在山谷之中。

【加工】嫩芽叶煮熟后淘净，可以吃。

※木皮

【性味】味甘，性平，无毒。

【主治】安五脏，宁心志，令人欢乐无忧。聪耳明目、轻身，使人肌肤润泽，精力旺盛，不易衰老。

棕 榈

【释名】棕榈的树皮很坚硬。树高3.3～6.7米，没有枝条，叶大而圆，犹如车轮，萃于树梢。根部有皮重叠而裹，每皮一匝为一节，一般三旬采一次，皮又向上长。六七月开黄白花，八九月结果实，果实作房如鱼，子呈黑色。

※笋及子花

【性味】味苦，性平、涩，无毒。

【主治】主治涩肠，止泻痢、肠风和白带过多，另可养血。又认为有小毒，戟人的咽喉，不可轻易吃。

※皮

【主治】止鼻出血吐血，破腹部结块，治肠风，亦白痢，白带过多，烧存性用。主治金疮疥癣，生肌止血。

榉

【释名】乡下人采它的叶作为甜茶。叶似樗而狭长，大的高16～30米，有两三人合抱那么粗，果实如榆钱的形状。它多长在溪水边。

※叶

【性味】味苦，性寒，无毒。

【主治】作为饮料能凉心肺。用盐捣烂后贴火丹及肿烂恶疮。

※木皮

【性味】味苦，性寒，无毒。

【主治】六七月煎饮可去燥热，可治时行头痛，热结在肠胃。有安胎、止妊妇腹痛的作用。另有疗水气和断痢的功能。

柳

【释名】花蕊溶下时产生的絮如白绒，随风而飞，沾到衣物上能生虫，飞入池沼中就化为浮萍。春初生柔软，随后开黄蕊花，到春末叶长成后，花中便结细小的黑子。将杨柳纵横倒顺而插能生长。

※叶嫩芽

【性味】味苦，性寒，无毒。

【主治】主治天行热病，阴虚发热，下水气，解丹毒，治腹内血，止痛。煎水洗可治漆疮及恶疥疮。煎膏可续接筋骨，长肉止痛。另外，服用它能治金石发大热毒，除汤火气入腹及疗疮。

※柳华

即刚长出时的黄蕊，像飞絮。

【主治】止血，治风湿性关节炎及四肢挛急活动不利，膝关节疼痛、风水黄疸和金疮恶疮。

※柳实

【主治】主治溃烂痈肿，逐脓血。

※柳絮

【主治】可以擀毡，代替羊毛做茵褥，柔软性凉，适宜小儿睡卧。

※枝及根白皮

【主治】治痰热淋疾，黄疸白浊。煮酒后用来漱口，可治牙齿痛，做浴汤可治风肿发痒。

三、灌木类

桑

【释名】桑若产生黄衣，称为金桑，是树木将要干枯的表现。桑的种类有好几种。白桑，叶大似掌而厚；鸡桑，叶和花均较薄；子桑，先长出葚而后生叶；山桑，叶尖而长。用种子栽种的，不如压枝条而分栽的。

※桑葚

【性味】味酸、甘，性寒。

【主治】单独吃可以治愈消渴，利五脏关节，通血气。平时多采收些晒干制成末，做成蜜丸每天服，使人不感到饥饿，并可以镇魂安神，令人聪明，头发不白，延年不老。捣成汁饮，解酒毒。酿成酒服，利水气消肿。

【发明】桑葚有乌、白两种。杨氏《产乳》载：不能给孩子吃桑葚，可使小儿心寒。《四时月令》里说：四月适宜饮桑葚酒，能解百种风热。它的方法是：用桑葚汁30升，重汤煮到15升，放入白蜜200毫升，酥油50克，生姜180克适当煮后，用瓶装起来。每次服100毫升，和酒一起饮。也可以用桑汁熬烧酒收藏起来，经过几年后，它的味道和药力更好。

※桑根白皮

【性味】味甘，性寒，无毒。

【主治】主治伤中五劳六极，消瘦，脉细弱，可补虚益气，去肺中水气，唾血热渴，水肿腹满腹胀，利水道，敷金疮。治肺气喘喘，虚劳客热和头痛，内补不足。煮成汁饮，利五脏。加入散用，下一切风气水气。调中下气，化痰止渴，开胃下食，杀肠道寄生虫，止霍乱吐泻。研汁，治小儿天吊惊痫及敷鹅口疮很有效。

※皮中白汁

【主治】主治小儿口疮色白，拭擦干净后涂上就好。另外涂金刃所伤燥痛，一会儿血止，用白皮裹伤口更好。涂蛇、蜈蚣、蜘蛛蜇伤有效。取树枝烧汤，可治大风疮疥，生眉发。

※叶

【性味】味苦、甘，性寒，有小毒。

【主治】主治除寒热出汗。汁能解蜈蚣毒。煎浓汁服，除脚气水肿，利大小肠，止霍乱腹痛，也可以用干叶来煮。炙热后煎饮，能代替茶止渴。煎饮可以利五脏，通关节，下气。而嫩叶煎酒服，可治一切风。蒸熟捣烂风痛出汗，及扑损瘀血。揉烂可涂蛇虫咬伤。研成汁治金疮以及小儿口腔溃疡。

※鸡桑叶

【主治】鸡桑叶煮汁熬成膏服，去老风及瘀血，治劳热咳嗽，耳聪目明、轻身，使人肌肤润泽，精力旺盛，不易衰老，生发。

枳

【释名】高有16.5～23.1米，树木像橘但小些。叶如橙、多刺。三四月份开白花，到八九月份长成果实。

【加工】在九十月份采摘的为枳壳。现在的人用汤泡去苦味后，蜜渍糖拌，当作果品很好。

【性味】味苦、酸，性寒，无毒。

【主治】主治风痹淋痹，通利关节，劳气引起的咳嗽、全身酸痛，散留结胸膈痰滞，逐水消胀满肠风，安胃止痛功能，可治遍身风疹，肌中生麻豆恶疮，肠风痔疾，心腹结气，两胁胀痛，关膈壅寒。健脾开胃，通调五脏，下气，止呕逆，化痰。治反胃、霍乱、泻痢、消化不良等病症。破胸中气滞引起的结症肺气，以及肺气水肿，利大小肠，除风，耳聪目明、轻身，使人肌肤润泽，精力旺盛，不易衰老。炙热熨痔肿。

酸 枣

【释名】树高一般在几米，直径0.8米左右，木理极细。木质坚硬且重。它的树皮也细且硬，纹如蛇鳞。它的枣圆小且味酸，它的核微圆，色赤如丹。其枣肉酸滑好吃。

※酸枣

【性味】味酸，性平，无毒。

【主治】主治心腹寒热、邪结气聚、四肢酸痛湿痹。久服安益五脏，轻身延年。可治烦心不得眠、脐上下痛、血转九泄、虚汗烦渴等症。补中益肝气，坚筋骨，助阴气，能使人肥健。治筋骨风，用炒酸枣仁研成末，汤服。

苦楝子

【释名】就是川楝子、练实或仁枣。

【加工】以四川出产的质地较好。用酒蒸，等皮软后刮去外皮，取肉去核，凡用此药用肉便不用核，用核便不用肉。如果用肉，捶碎，宜与茴香配用。花铺在席下，杀跳蚤、虱虫，药效显著。

【性味】味苦，性寒，有小毒。

【主治】能泄小肠、膀胱湿热，因而导引心包相火下行，通利小便，是治疝气的重要药物。也治伤寒热狂，热厥腹痛，治疮疥，杀三虫。药性苦、寒，只适合杀虫，脾胃虚寒的患者禁用。

枸　杞

【释名】春天生苗，如石榴叶，可以吃，茎高1.0～1.7米，丛生，六七月份开红紫花，结红色、长形小果。

【性味】味苦，性寒，无毒。

【主治】主治五脏内的邪气，热肿消渴，风痹及风湿症。久服坚筋骨，轻身不老，耐寒暑。另可下胸胁气，治寒热头痛，补内伤大劳嘘吸，滋阴，利大小肠。补精气诸种不足，养颜、色，肌肤变白，聪耳明目，安神轻身，使人肌肤润泽，精力旺盛，不易衰老，安神，令人长寿。另外将枸杞捣细拌在面食里煮熟了吃，去肾风，益精气，疗各种慢性疾病，比如结核引起的消渴症状及风湿痹症。又坚硬筋骨，凉血。可治在表气不固定的风邪，泻肾火，降肺中伏火，去胞中火，有退热、补元气的作用。可治肺热吐血，煎汤漱口，止牙齿流血和治骨槽风。另外治金疮非常灵验，可去下焦肝肾虚热。

※苗

【性味】味苦，性寒。

【主治】主治除烦益志，补五劳七伤，壮心气。去皮肤骨关节风，消除热毒，散疮肿。和羊肉一起做羹吃，有益身体，能除风，使人聪耳明目、轻身，肌肤润泽，精力旺盛，不易衰老。作为茶饮，止消渴热烦，壮阳解毒。但与乳酪相忌。汁注入目中，去上焦心肺客热。

※枸杞子

【性味】味苦，性寒。

【主治】有壮筋骨，耐老，除风，去虚劳，补精气的作用。主治心病嗌干心痛，渴而引饮，肾病消肿。又滋肾润肺。它的籽可榨油点灯，有聪耳明目、轻身，使人肌肤润泽、精力旺盛、不易衰老的作用。

【发明】按刘禹锡的《楚州开元寺北院枸杞临井繁茂可观，群贤赋诗》诗里说，僧房药树依寒井，井有香泉树有灵。翠黛叶生笼石甃，殷红子熟照铜瓶。枝繁本是仙人杖，根老新成瑞犬形。上品功能甘露味，还知一勺可延龄。

【发明】《保寿堂方》里载有地仙丹道：以前有一奇异的赤脚人叫张传，是猗氏县一老人，服用它活到一百多岁，行走如飞，头发白后变黑，牙齿脱落后更生，阳事强健，此药物平，常服能除邪热、耳聪目明、轻身，使人肌肤润泽，精力旺盛，不易衰老。三四月份采的枸杞叶名叫天精草，六七月份采的花名叫长生草，八九月份采的子名叫枸杞子，十一二月份采的根名叫地骨皮，合并一起阴干，用无灰酒浸泡一夜，沐以露水49昼夜，汲取日精和月华元气，等干后制成粉末，炼成弹子大的蜜丸。每天早晚各细嚼1丸，再用隔夜白开水服下。

冬 青

【释名】是另一种女贞子，以叶微团而且子红的为冬青，叶长而且子黑的为女贞子。

【加工】将它的嫩叶炸熟，用水浸除去苦味，掏洗后。用五味调料调和可以吃。

※冬青子及木皮

【性味】味甘，性凉，无毒。

【主治】浸酒后吃可祛风虚，补益肌肤。

※叶

【主治】烧成灰加入面膏中，可祛瘢痕，有特殊疗效。

金樱子

【释名】果实大如指头，形状如石榴但长些。它的核细碎而且有白毛，如营实的核而且味很涩。四月开白色的花，秋季结果实，也有刺，呈黄赤色，形状像小石榴。

【性味】味酸，性平、涩，无毒。

【主治】主治因脾虚导致的泻痢。小便次数多，固涩精气，久服使人耐寒轻身。

※花

【主治】主治各种腹泻，驱肠虫。和铁物混合捣成粉末，有染须发的作用。

※叶

【主治】可治痈肿，嫩叶研烂，加少量盐涂于患处，留出一头泄气的孔。另可以治愈金疮出血，五月五日采叶后，同桑叶、苎叶等份，阴干后研成末敷上，血止伤口愈合，即为军中一捻金。

五加皮

【释名】三四月份于旧枝上抽条，山人采来作为蔬菜吃，正如长在北方沙地的枸杞一样，都是木类。

※根皮

【加工】用于造酒的方法：用五加根皮洗干净，去骨，茎、叶，也可以用水煎汁，和曲酿米，酒酿成后时时饮用。也可以煮酒饮。如加远志可使它功效更好。又一方：加木瓜煮酒服。

【性味】味辛，性温，无毒。

【主治】主治心腹疝气，腹痛，补中益气，可治疗步态不稳或小儿三岁还不能走路；另可治疗疝疮阴浊，男子阴部潮湿不适，小便不利，女人阴痒及腰脊疼痛及两脚疼。补中益精，壮筋骨，增强意志。久服，使人轻身耐老，驱逐体内各种恶风及恶血，四肢不遂，风邪伤人，主治多年瘀血积在皮肤，痹湿内不足，耳聪目明、轻身，使人肌肤润泽，精力旺盛，不易衰老，下气，治中风骨节挛急，补五劳七伤。酿酒饮，也治风痹，四肢挛急。制成粉末浸酒饮，治眼部疾病。

【发明】五加皮治风湿痿痹，壮筋肉，其功效非常深。仙人所述，显有情理，虽然言辞多溢，也是常理。谈野翁的《试验方》里说：神仙煮酒法，用五加皮、地榆刮去粗皮各500克，袋子装好，放入20升无灰好酒中，用大坛封闭，入在大锅内，用文武火煮，坛上放米180克，以熟为宜。取出火毒，把渣晒干制成丸。每天早晨吃50丸，用药酒送下，临睡时再服。能去风湿，壮筋骨，顺气化痰。填补精髓。浸酒，每天饮几次，最有益，各种浸酒的药，只有五加皮与酒相合，并且味道鲜美。

四、寓木类

茯苓

【释名】树很大，皮黑且有细皱纹，肉坚且白，形状如鸟兽龟鳖的为好。内虚泛红色的不好。茯苓性防腐及虫蛀，埋地下30年，颜色及纹理不会改变。生长在泰山山谷及松树下，二、八月份采摘，阴干备用。

【性味】味苦，性平，无毒。

【主治】主治胸胁逆气，忧恐惊邪，心下结痛，寒热烦满咳逆，口焦舌干，通利小便。经常服用，安魂养神，使人不饥延年，止消渴嗜睡，治腹水、胸水及水肿病症，还有开胸腑、调脏气、除肾邪、长阴益气、保神气的功能。可开胃止呕逆，善安心神。主治慢性肺部疾病及痰多不易咳出，心腹胀满，小儿惊痫，女人热淋。补五劳七伤，开心益志，止健忘，暖腰膝并安胎。止烦渴，利小便，除湿益燥，有和中益气的功能，可利腰脐间血，逐水缓脾，生津导气，乎火止泄，除虚热，开膜理，泻膀胱，益脾胃。治肾积水。服用茯苓时忌米醋以及酸性食物。

琥 珀

【释名】因其像玉，所以俗文从"玉"。传说虎死后精魄埋入地下化为石头，此物形状像虎，所以称虎魄。

【性味】味苦，性平，无毒。

【主治】安五脏，定魂魄，除邪鬼。消散瘀血，治泌尿结石及小便不利。安心神，耳聪目明、轻身，使人肌肤润泽，精力旺盛，不易衰老去内障，止心痛颠邪，疗体内毒物，破结症。治产后血枕痛。有止血生肌，促外伤金疮愈合，清肺利小肠的作用。

【发明】和大黄、鳖甲做成散，用酒送服，下恶血，治妇人腹内血尽即止。宋高祖时，宁州贡上琥珀枕，捣碎后赐给军士，涂金疮。

草 部

一、山草类

甘 草

【释名】甘草又名生炙甘草、甘草梢、粉甘草，是豆科的草本植物。

【加工】春秋二季采挖。

【性味】味甘，性平，无毒。

【主治】补脾益气，治脾胃气虚症、心虚动悸、脉结代症、脏躁症；润肺止咳嗽气喘症；缓急止痛脘腹或四肢挛急作痛；清热解毒痈疽疮毒，咽喉肿痛，食物、药物及农药中毒；缓和药性，调和百药。

黄 芪

【释名】秦蜀州多有生长，独茎或丛生长，枝木距地面

6.7～10.0厘米。黄芪叶似槐叶但稍微要尖小些，又似蒺藜叶但略微要宽大些，为青白色。开黄紫色的花，大小如槐花。结小尖角，长约3.3厘米。根长0.7～10.0米，嫩苗也可以食用。

※根

【性味】味甘，性温，无毒。

【主治】主治痈疽、烂疮，排脓止痛，麻风病，内外及混合痔、瘘管，补虚，小儿百病。治妇人子宫邪气，逐五脏间恶血，补男人虚损，五劳瘦弱，止渴，腹痛泻痢，益气，利阴气。治虚喘、肾衰耳聋，疗寒热，治发背。助气，壮筋骨，长肉补血，破腹内积块、淋巴结核、大脖子，治非行经期间阴道内大量出血、湿热痢，产前产后一切病，月经不调、痰咳、头痛、热毒赤目，治虚劳白汗，补肺气，泻肺火心火，益胃气，去肌热及诸经痛。黄芪的茎、叶，主治口渴及筋脉痉挛，痈肿疽疮。

人 参

【释名】生长在山谷和辽东等地。误用它，不但无益，反而导致乖戾，不可不察。又名神草、地精。

【加工】在二月、四月、八月上旬挖采它的根，用竹刀刮去泥土，然后晒干，不能见风。传说根像人形的有神性。

※根

【性味】味甘，性寒，无毒。

【主治】主补五脏，安精神，定魂魄，止惊悸，除邪气，耳聪目明、轻身，使人肌肤润泽，精力旺盛，不易衰老，开心益智。久服可轻身延年。又治五劳七伤、虚损瘦弱，保中守神，消痰，治慢性肺病、体虚、梦多而杂乱、肺脾元气不足、短气少气等症。止渴，生津液。治土火旺的病，就适宜用有凉薄之气的生人参，来泻火补土，这是纯用它的气。脾虚肺怯的病，则适宜用有甘温之味的熟参，以补土生金，这是纯用它的味。

桔 梗

【释名】根如小指大，黄白色。三四月份长苗茎，高30多厘米；叶似杏叶但稍长些，四叶相对而生，嫩时可煮食。六七月份开小花，紫绿色，颇似牵牛花。秋后结籽。根细如小指，黄白色的。

【加工】八月份采根，它的根有心。若没有心的便是荠苨。现在的人先将它的根泡去苦味，然后拌上糖蜜浸成果脯。

※根

【性味】味辛，性温，有小毒。

【主治】主治胸胁如刀刺般疼痛，腹满肠鸣，惊恐悸气。利五脏肠胃，补血气，除寒热风痹，温中消谷，疗咽喉痛，下蛊毒，治下痢，祛瘀积气，消聚痰涎，祛肺热气，促嗽逆，除腹中冷痛，治小儿真气衰弱及惊风，下一切气，止霍乱抽筋、胸腹胀痛。补五劳，养气，能除邪气，辟瘟，破腹内积块和肺脓肿，养血排脓，补内漏及喉痹，利窍，除肺部风热，清咽嗌、胸膈滞气及痛。除鼻塞，治噎呕、口舌生疮、赤目肿痛。

※芦头

【主治】吐上膈风热痰实，取芦头生研成末，白开水调服

5～10克，探吐。

知 母

【释名】为百合科多年生草本植物知母的根茎。又名肥知母和盐知母。

【加工】春秋季均可采收，除去地上部分和须根，洗净晒干。去皮切片，生用或盐炒用。

【性味】味苦，性寒，无毒。

【主治】清热泻火，气分实热，肺热咳嗽。滋阴润燥，阴虚咳嗽，阴虚火旺、消渴。本品苦寒质润，能清肺热、泻火，下润肾躁而滋阴，中泻胃火而除烦渴。既能清热泻火以治实热，又能滋阴润燥以治虚热。所以可用于热病烦渴、肺热咳嗽、阴虚燥咳、骨蒸潮热及消渴等症。可用它滋阴降火，润燥滑肠，又可用于阴虚二便不利之症。

肉苁蓉

【释名】形扁柔润，多花且味道甘美；是北方生长的，形短而少花；多马的地方生长繁茂，据说是马的精液落地而生。很像肉。

【性味】味甘，性温，无毒。

【主治】主治五劳七伤，补中，除阴茎寒热痛，养五脏，强阴益精气，增强生育力，除妇女腹内积块。久服则轻身益髓，容颜光彩，益寿延年。大补壮阳，日御过倍。治女人非经期阴内大量出血、男子脱阳不举、女子脱阴不孕，润五脏，长肌肉，暖腰膝，治男人泄精带血、女子带下阴痛。

天　麻

【释名】生长在郓州、利州、太山、崂山等地方。叶如芍
药但小些，当中长出一茎，直上如箭秆。茎端结果实，形状像
续随子。等到叶子枯萎时，它就发黄成熟了。它的根连12枚，
犹如天门冬之类的块状茎，形状像黄瓜，也像芦菔，大小不
定。生熟吃均可。

【加工】在二月、三月、五月、八月里采。刚采的天麻乘
着鲜润刮去它的皮，用开水煮过以后，晒干收藏，嵩山、衡山
人有的将生天麻蜜煎后当作水果吃，认为非常珍贵。

【性味】味辛，性温，无毒。

【主治】主治杀鬼精物，蛊毒恶气。久服益气力，滋阴壮
阳，轻身增年，消痈肿、下肢肿胀、寒疝下血。主治各种风湿
麻痹、四肢拘挛、小儿风痫惊气，利腰膝，强筋力。久服益气
轻身。治寒痹、瘫痪不遂、语多恍惚、善惊失志。助阳气，补
阴气，补五劳七伤，治环境不适引起的病症，通血脉，开窍，
服食无忌。治风虚眩晕头痛。

丹　参

【释名】为唇形科多年生草本植物。又称紫丹参。

【加工】秋季采挖，整修洗净，润透后切片，晒干。生用
或酒炒用。

【性味】味苦，性寒，无毒。

【主治】活血祛瘀、凉血止痛血热瘀滞，月经不调，经闭症瘕，产后瘀阻，风湿热痹；清心安神热病伤营，心烦失眠；清热消肿疮疡肿毒。

黄 连

【释名】为多年生草本植物，有黄连、三角叶黄连、峨眉野连、云南黄连。根须及叶都可入药。

【加工】秋季采挖5～7年的植株，除去茎叶、须根，晒干或燥干。切片，生用或清炒、姜炒、酒炒、吴茱萸水炒用。

※黄连（川连、雅连、云连）

【性味】味苦，性寒，无毒。

【主治】清热燥湿，中焦湿热，湿热泻痢，湿热黄疸；泻火解毒热病烦躁，心火亢盛，胃热呕吐，血热妄行，痈肿疮毒。

黄 芩

【释名】为唇形科多年生草本植物。其类别有黄芩、子芩、条芩、枯芩、酒黄芩、黄芩炭。

【加工】蒸透或开水润透切片。生用，酒炒或炒炭用。

【性味】味苦，性寒，无毒。

【主治】清热燥湿——湿温证，湿热，中阻，湿热黄疸，湿热泻痢，热淋；泻火解毒气，少阳证，肺热咳嗽，痈肿疮毒；止血，血热妄行；安胎，胎热妄行。本品味苦性寒，若以燥湿，寒以清热，能清肺、大肠、胃、胆诸经之湿热，尤长于清上焦之火而泄肺热，且有泻火解毒之效。常用于湿热所致多种病症，如湿温、湿热中阻、黄疸、泻痢、热淋等；也常用治热病烦热不退、肺热咳嗽、痈肿疮毒等。还能止血、安胎，治疗血热妄行之吐衄下血，怀胎蕴热之胎动不安。

三 七

【释名】为五加科多年生草本植物。又名参三七、四七、三七粉。

【加工】选栽培三年以上的植株，于秋季结籽前采挖的为"春三七"，根饱满，好。于冬季种子成熟后采挖的为"冬三七"。洗净泥土，剪下支根、须根及茎基，大小分开，先曝晒至半干，边晒边搓，使它的表面光滑。体形圆整坚实，晒干生用。切片或研末入药。

【性味】味甘、苦，性温，无毒。

【主治】化瘀止血、清肿定痛，人体各种出血症，跌打损伤，瘀血肿痛，胸痹绞痛。本品甘缓温通，苦降下泄。功擅散瘀和血，瘀散则血自归经，血和则肿消痛止，所以有散瘀止血、消肿定痛之效。用治吐血、衄血、便血、血痢、血崩等一切血症，功效甚捷。外用止金疮出血，且止血而无留瘀之弊，所以为止血要药。也可用治跌打损伤、瘀痛肿痛、血滞诸痛，又为疗伤止痛之佳品。

白 术

【释名】它的根可以吃，嫩苗也可以吃。苗高67～100厘米，它的叶环抱着茎梗生长在枝梢间，叶似棠梨叶，离地面近的叶，有三五个叉，都有锯齿状的小刺。根的形状像老姜，苍黑色，肉白有油膏。

【性味】味甘，性温，无毒。

【主治】主治风寒湿痹，颈强直，背反张，止汗除热消食。做成煎饼久服，可使身体年轻，延年益寿，不感到饥饿。主治血虚阴亏、气血逆乱引起的眩晕头痛、流眼泪，消痰水，逐皮间水肿性结肿，除腹胀满。治霍乱呕吐腹泻不止，利腰脐间的血，益津液，暖胃助消化嗜食。治腹部胀满、腹中冷痛、胃虚下利、多年气痢，除寒热，止呕逆、反胃，利小便。主五劳七伤，补腰膝，长肌肉。治潜匿于两胁之间的积块、妇人腹内积块，除湿益气，和中补阳，消痰逐水，生津止渴，止泻痢，消足胫湿肿，除胃中热、肌热。辅佐于枳实，可消气分痞满；辅佐于黄芩，可安胎清热。服用白术的人忌吃桃、李、菘菜，雀肉、青鱼。

※苗

【主治】苗作茶饮很香，去水，也止自汗。

沙 参

【释名】三四月生长苗茎，类似于人参但稍微要小些；根似桔梗，但空心。又名杏叶沙参、白面根。

【加工】二月、八月挖根晒干。

【性味】味甘，性寒，无毒。

【主治】可解百药的毒性，杀蛊毒。治毒蛇咬，毒箭伤。利肺气，和中、耳聪目明、轻身，使人肌肤润泽，精力旺盛，不易衰老，止痛。蒸后切碎煮成羹粥吃，或者做成酸菜吃，还能压丹石发动。治咳嗽渴饮多尿，疮毒疔肿，避沙虱短狐毒。

【发明】荠苨寒而利肺，甘而解毒，是药中良品，而世人却不知道使用。

秦 艽

【释名】为龙胆科多年生草本植物。其类别有秦艽、麻花秦艽、粗茎秦艽或小秦艽的根。前三种按性状不同分别习称"秦艽"和"麻花艽"，后一种习称"小秦艽"。

【加工】春秋二季采挖，除去泥沙；秦艽及麻花艽，集积成堆，使它发热出汗，至表面呈红黄色或灰黄色时，摊开晒干，或不经"发汗"直接晒干；小秦艽趁鲜时搓去黑皮，晒干。切片生用。

※秦艽（西秦艽、左秦艽）

【性味】味苦、辛，性寒，无毒。

【主治】祛风湿、舒筋络风湿痹痛，筋脉拘挛；清虚热骨蒸潮热、小儿疳热；利湿退黄湿热黄疸。

柴 胡

【释名】银州柴胡长一尺多，微微发白且柔软，入药非常好。就是芸蒿、山菜，辛香可食。其中似邪蒿的柴胡可以食用。

※根

【性味】味苦，性平，无毒。

【主治】主治腹部胃肠结气，饮食积聚，寒热邪气，推陈致新。久服可以轻身、聪耳明目，使人肌肤润泽，精力旺盛，不易衰老，益精，除伤寒胃中烦热，各种痰热结实、胸中邪气、五脏间游气、大肠停积水胀及湿痹的拘挛。治虚劳发热、骨节烦疼热气、肩背疼痛、劳之羸瘦、下气消食，以及宣畅气血。补五劳七伤，除烦止惊益气力，消痰止嗽，润心肺，添精髓，治健忘。除虚劳，散肌热，祛早晚潮热、寒热往来、胆热。治妇人胎前产后各种热、腹部包块、胸胁痛。治阳气下陷，平肝胆热气，及头痛眩晕、目昏赤痛障翳、耳鸣耳聋、各种疟疾及痞块寒热。治妇人热入血室、月经不调、小儿痘疹余热、面黄肌瘦，以及腹部膨大。

※苗

【主治】突然耳聋，取苗捣汁频滴。

升　麻

【释名】为毛茛科植物大三叶升麻、兴安升麻或升麻的干燥根茎。又名绿升麻，炙升麻。

【加工】秋季采挖，晒干，除去须根，润透切片。生用或炙用。

【性味】味辛、甘，性寒，无毒。

【主治】发表透，疹风热头痛，麻疹透发不畅；清热解毒疮疡肿毒等多种热毒症；升举阳气脱肛、子宫下垂。

前　胡

【释名】它三四月份长苗，为青白色似邪蒿。初生时的芽是白色的，长10～13厘米，味道非常香美。又像芸蒿，七月里开白花，与葱花相似，八月份结果实。根是青紫色的，叶像野菊但细瘦些，嫩时可以食用。

【加工】二月份和八月份采根晒干，入药。

※根

【性味】味苦，性寒，无毒。

【主治】主治痰满、胸胁包块，胸腹结气，头痛，祛痰下气。治伤寒热，推陈致新，耳聪目明、轻身，使人肌肤润泽，精力旺盛，不易衰老，益精。能祛实热，治一切邪气，破腹内结块，开胃下食，通五脏。主治霍乱转筋、胸间烦闷、反胃呕逆、气喘咳嗽，安胎。治小儿疳疾、清肺热，化痰热，散风邪。

独　活

【释名】独活为伞形科，是多年生草本植物重齿毛当归的根。

【加工】春初苗刚发芽或秋末茎叶枯萎时采挖，除去须根及泥沙，烘至半干，堆置2～3天。发软后，再烘至全干。切片生用。

※独活（川独活）

【性味】味辛、苦，性微温，无毒。

【主治】祛风湿，止痛，风湿痹痛；解表，风寒表证兼有湿邪者。本品辛散苦燥，主散在里之伏风，且可祛湿而止疼痛。善治风寒湿痹，尤宜腰膝痹痛。又治少阴经伏风头痛及风寒兼有湿邪的表证。

胡黄连

【释名】胡黄连为多年生草本植物胡黄连的根茎。

【加工】秋季采挖，除去泥土，晒干，切片。生用。

【性味】味苦，性寒，无毒。

【主治】退虚热，退阴虚发热；除虚热，除小儿疳热；清湿热泻痢，痔疮肿痛。本品苦寒沉降，偏于走下，功能退热除蒸消疳，清热解毒，治阴虚骨蒸发热，小儿疳积发热，以及湿热火毒诸证，尤其善治中下二焦湿热之泻痢、痔疮肿痛。

龙　胆

【释名】龙胆为龙胆科多年生草本植物龙胆和三花龙胆或东北龙胆的根。我国南北各地均有分布，以东北各省产量大，质量佳，习称"关龙胆"。

【加工】秋季采挖。晒干，切段。生用。

※龙胆草

【性味】味苦，性寒，无毒。

【主治】清热燥湿，湿热黄疸，白带淋浊，阴肿阴痒，湿疹；泻肝火热盛生风，肝热胁痛；肝火上炎。本品苦寒沉降，清热燥湿而以清肝胆及下焦湿热见长，又以清泻肝经实火为显著。可用治湿热黄疸、湿疹疮毒，以及淋浊白带、阴肿阴痒之下焦湿热症；又用治目赤头晕、耳聋耳肿、胁痛口苦等肝火上炎症；以及惊痫抽搐之热盛引动肝风症。

二、隰草类

菊

【释名】菊的种类，共有100多种，宿根自己生长，茎、叶、花、色各不相同。它的茎有株蔓、紫赤、青绿之殊；叶有大小、厚薄、尖秃之异，花有千叶单叶、有蕊无蕊、有籽无籽、黄白红紫、杂色深浅、大小之别；味有甘、苦、辛之辨。还有夏菊、秋菊、冬菊之分。

※**花、叶、根、茎、实**

【性味】味甘，性平，无毒。

【主治】主治各种风症及头眩肿痛，流泪，死肌，恶风及风湿性关节炎。长期服用利血气，轻身、延年益寿。治腰痛，除胸中烦热，安肠胃，利五脉，调四肢。还可治头目风热、晕眩倒地、脑颅疼痛、全身浮肿，用菊作枕头可耳聪目明、轻身，使人肌肤润泽，精力旺盛，不易衰老。生熟都可食。能养目血去翳膜，主要用于肝气不足。

※**白菊**

【性味】味苦、辛，性平，无毒。

【主治】主治风眩，能使头发不白。可用来染胡须和头发。同巨胜、茯苓制成蜜丸服用，可去风眩，延年，益面色。

【发明】范致能在《谱序》中称只有甘菊可食用，也可入药。其余黄菊白菊都味道苦，虽不能吃，却可做药用。治头痛，白菊尤其好。

艾

【释名】产于山阴，采以端午。治疗久病，功非小补。艾生长在田野间，到处都有，但以覆盖在道上及向阳的为最好。初春遍地生苗，茎似蒿，叶背呈白色，以苗短的为良。

※叶

【性味】味苦，性浊，无毒。

【主治】主要用于灸百病。也可煎服。主吐血腹泻，阴部生疮，妇女阴道出血，利阴气，生肌肉，辟风寒，使人有生育能力。煎时不要见风。

【发明】春季采嫩艾做菜食，或者和面粉做成弹子大小的馄饨，每次吞三五枚，然后再吃饭，治一切恶气。长期服用可以治愈寒痢。又可将嫩艾做成干饼，用生姜煎服，止泻痢及产后泻血，非常有效。

※实

【性味】味苦、辛，性暖，无毒。

【主治】可使人耳聪目明、轻身，肌肤润泽，精力旺盛，不易衰老；疗一切鬼气，助肾强腰膝，暖子宫。

白 蒿

【释名】古人常把白蒿做成酸菜来吃。就是繁，即白蒿，到处都有。叶颇像细艾，上面错落生长有白毛，比青蒿粗。从初生到八九月份，都比其他蒿要白。

※苗根

【主治】味甘，性平，无毒。

【性味】主治五脏邪气、风寒湿痹，补中益气，生发乌发，疗心虚。少食常饥，久服轻身，令人耳聪目明，不衰老。

※籽

【主治】主治鬼气，捣为末，用酒服。

甘 蕉

【释名】又名芭蕉，草类。每株有一围多大。叶宽有60多厘米。它的茎部虚软如芋，它的根像芋头，青色，果子各有一个花房，果实随着花生长，每朵花都各自完整地闭合着，花中有六个果子，先后有序，但果子并非都能成熟，花自然也不是全都凋落。

【性味】味甘，性寒，无毒。

【主治】生吃止咳润肺，止金疮溃烂流脓，有解酒精中毒的作用。晒干的甘蕉，可解热闷口渴，治小孩咳嗽、发热、舌红、便秘等症，压丹石毒。蒸熟晒裂，舂出果仁吃，可通血脉，长骨髓。甘蕉性冷不利人，常吃会动冷气。

※根

【性味】味甘，性寒，无毒。

【主治】主治痈肿结热。捣烂后敷在溃烂处，可清热解毒。把根捣烂后服汁，主治产后出血、下腹胀闷。另外，治黄疸以及天行热狂，消渴烦闷，患痈疽热毒并金石发动，燥热口干，都把根绞烂服汁。又治游风头痛。

※蕉油

【加工】蕉油用竹筒插入芭蕉皮中，取出，用瓶子盛装。

【性味】味甘，性冷，无毒。

【主治】主治头中风热，解烦渴，以及烧伤。

※叶

【主治】主治疮肿热毒初发，研成粉末和生姜汁涂在疮肿处。

※花

【主治】主治胸闷心痛，则烧存性研成末，用盐汤小口服10克。

灯芯草

【释名】为灯芯草科多年生草本植物灯芯草的干燥茎髓。夏末至秋季割取茎，晒干，取出茎髓，理直，扎成小把。生用，朱砂拌用或煅炭用。又名灯芯、灯草。

【性味】味甘、淡，性寒。归心、肺、小肠经。

【主治】利水通淋——小便淋沥涩痛；清心除烦，心热烦躁、小儿夜啼。本品淡可渗利，寒以清热，所以有清热利水通淋、清心除烦的功能。适用于热症之小便淋沥涩痛、心热烦躁及小儿夜啼等症。

木 莲

【释名】叶片厚实坚硬，不开花就结果。果实如杯子般大，形状有一点像莲蓬但稍长些，正如没有花果的果实。六七月份果实里空而红。八月后里面就结满了细小的籽，大如稗子，每一颗籽都有一根须。

※木莲

【性味】味甘，性平，无毒。

【主治】主治壮阳，固精消肿，散毒排脓，催乳。治久痢，肠痔，心痛，治背上恶疮，把干叶研末服用，下利即愈。另外，还主风血，暖腰脚。

※汁

【主治】主治风疡疥癣，用汁涂患处。

益母草

【释名】茎呈方形如黄麻茎，它的叶如艾叶但背面是青色的。一梗有三叶，叶有尖细的分叉。一节长3.3厘米左右，节节生穗，丛簇抱茎。四五月间穗内开小花，红紫色，也有淡白色的。每片萼内有细籽4粒，粒的大小如茼蒿籽，有3个棱，褐色。

※茎叶

【性味】味苦、甘，性寒，无毒。

【主治】主治荨麻疹，可做汤洗浴。捣汁服用，主治浮肿下水。消恶毒疔肿、乳痈及丹毒等，都可用益母草茎叶涂拭。另外，服汁可下死胎，治产后血胀闷。将汁滴入耳内，主治耳聋。捣碎可敷蛇虫毒。用来作驻颜的药，可令人容颜光泽，除粉刺。活血破血，调经解毒。治流产及难产，胎盘不下，产后大出血、血分湿热、复感风邪，血痛，非经期大出血或出血不断，尿血、泄血，泻血痢疾痔疮，跌打后内伤及瘀血，大小便不通。

※籽

【性味】味甘，性温，无毒。

【主治】可使人聪耳明目、轻身，肌肤润泽，精力旺盛，不易衰老，益精，除水肿。治血逆高烧、头痛心烦，产后血胀。舂内仁生食，补中益气，通血脉，增精髓，止渴润肺。治风解热，顺气活血，养肝益心，安魂定魄，调妇女经脉，治非经期大出血或出血不断、产后胎前各种病。长期服用令妇女有孕。

鸡 冠

【释名】叶青而柔，颇似白苋菜。可用油盐炒食，很爽口。六七月茎梢间开花，有红、白、黄三色。它的穗圆长，花朵宛如鸡冠，有的围长达33～66厘米，层层卷出甚是可爱。穗中有籽，黑细光滑，与白苋籽一样。它的穗如秕麦的形状，花期最长久，霜降后才开始凋谢。

※苗叶
【性味】味甘，性凉，无毒。

【主治】主治疮痔及血病。

※籽
【性味】味甘，性凉，无毒。

【主治】主治便血，痢脓血、赤白相杂，妇女非经期阴道出血。

※花
【主治】主治痔疮出血，痢脓血、赤白相杂，非经期阴道出血。

龙　葵

【释名】四月生苗，嫩时可食，柔软而润滑。五月份以后开小白花，五开五谢，花蕊呈黄色。结的果实浑圆形，大如五味子，果上长有小蒂，数颗同缀。果实味酸，里面有细籽，也像茄子的籽。但果实生青熟黑的是龙葵，生青熟赤的为龙珠，性味相差不多。

※苗

【性味】味苦、甘，性寒、滑，无毒。

【主治】食用后能解除疲劳，减少睡眠，去虚热浮肿，治风症，补益男子元气虚竭，女人败血。能消热散血，压丹石毒。

※籽

【主治】主治疗肿。用来耳聪目明、轻身，使人肌肤润泽，精力旺盛，不易衰老，轻身，治疗效果非常好。还能治风疾，益男子元气，妇女败血。

※茎、叶、根

【主治】茎、叶、根捣烂，和土敷疗疮、火丹疮，效果良好。

何首乌

【释名】茎为紫色，叶叶相对，像薯蓣但无光泽。三四月生苗，然后蔓延在竹木墙壁间。夏秋开黄白花，如葛勒花。结的籽有棱角，似荞麦但要细小些，和粟米差不多大。秋冬采根，大的有拳头般大，各有五个棱，瓣似小甜瓜，有赤色和白色两种，赤色的是雄的，白色的为雌的。

【加工】三四月份采根，八九月份采花，九蒸九晒，可以当粮食。

※茎、叶

【性味】味甘，性温，无毒。

【主治】主治各种内外痔、腰膝之病，寒气胸痛，积年劳瘦，胁痛。长筋力，益精髓，壮气，驻颜，黑发延年。治妇人恶血痿黄，产后各种疾病，白带带血，毒气入腹，久痢不止。

※根

【性味】味苦，性温、涩，无毒。

【主治】主治颈部淋巴结结核，消肿块，治疗头面风疮，治各种内外痔，止心痛，益血气，黑髭发，悦颜色。久服长筋骨，益精髓，延年不老，令人有子。也治妇人产后及带下各种疾病，治腹脏一切顽疾寒气、便血，消肝火。

土茯苓

【释名】它的叶不对生，形状颇似大竹叶但厚滑些，如瑞香叶但要长17～20厘米。它的根圆大像鸡鸭蛋，连缀而生。相距远的有30厘米左右，相距近的只有几厘米。它的肉柔软，可以生吃。有赤、白两种，以白的为佳。它也叫冷饭团。

※根

【性味】味甘、淡，性平，无毒。

【主治】调中止泄，健行不睡。健脾胃，强筋骨，去风湿，利关节，治拘挛骨痛，恶疮肿块，解汞粉、银朱毒。

车前草

【释名】此草多长在路旁，所以有两种名称，又名当道草。

【加工】现在山里人仍然采它的嫩叶，同水煮熟晒干后，用酱、油拌匀蒸来吃，味道很好。

※籽

【性味】味甘，性寒，无毒。

【主治】主治下腹至阴囊胀痛、小便不畅或尿后疼痛，利尿，除湿痹。长期服用轻身耐老。治男子伤中，女子尿急、尿频、尿痛不思饮食，养肺强阴益精，使人有子；可使人耳聪目明、轻身，肌肤润泽，精力旺盛，不易衰老，疗目赤肿痛。祛风毒，肝中风热，毒风钻眼，赤痛眼浊，头痛，流泪。压丹石毒，除心胸烦热。治妇人难产，养肝，清小肠热，止夏季因湿气伤脾引起的痢疾。车前子，性冷利，神仙也食车前草饼，能令人身轻，可跳越岸谷，长生不老。

地 黄

【释名】苗初生时贴地，叶如山白菜而有毛，没有光泽，叶面为深青色。又似小芥叶却要厚实些，不分丫杈。叶中撺茎，茎上有细毛，茎梢开小筒子花，红黄色。结的果实如小麦粒。根长13~16厘米，细如手指，皮呈赤黄色，晒干后成黑色。生食有土气味，俗称它的苗为婆婆奶。原产在咸阳的山川及沼泽地带，以长在黄土地上的为佳。

※生地黄

【性味】味苦，性寒，无毒。

【主治】治元气受伤，气血虚弱，闭阻不通；可填骨髓，长肌肉，除寒热积聚及风湿麻木。治跌打损伤。长期服用可轻身不老，服用生地黄疗效更好。还治男子五劳七伤，妇女中气不足、子宫大出血，破恶血溺血，利大小肠，补五脏内伤后引起的虚弱，通血脉，益气力，利耳目。助心胆气，强筋壮骨，提神，安魂定魄。治惊悸劳伤、心肺损、吐血、鼻出血、妇女阴道出血、产后血虚腹痛。能凉血生血，润肤，除皮肤疾病，祛除各种湿热。主心脏功能失调引起的手心发热疼痛，脾虚而卧床不起，足下发热疼痛。制法：用生地黄50千克，选择肥大的30千克，洗净后晒至微皱。将挑剩的地黄洗净，在木臼中捣烂绞干，然后加酒再捣。取捣出的汁拌前面选出的地黄，晒干，或用火焙干后使用。

※熟地黄

【性味】味甘，性温，无毒。

【主治】可填骨髓，长肌肉，生精补血，滋补五脏。治内伤引起的虚弱，通血脉，利耳目，黑发须，治男子五劳七伤，女子伤中气、子宫出血、月经不调、产前产后百病。滋肾水，补阴，去脐腹急痛。病后胫股酸痛，不能久坐，双眼模糊。凡服地黄，应忌葱蒜、萝卜、各种血，否则，使人荣卫枯涩，须发变白。又忌铜铁器，否则损肾。

※叶

【主治】治像癞的恶疮，患此病十年的人，先用盐水清洗，然后将地黄捣烂，每天涂抹患处。

※实

【加工】四月份采集，阴干，捣成末，用水送服，每日3次，功效与地黄相当。

※花

研末食用，功同地黄，如肾虚脊疼痛，将它研为末，用酒送服，每日3次。

三、芳草类

当 归

【释名】当归原本不属芹类，但因它的花、叶像芹，才得芹名。长在四川、陕西等地，以四川出产的当归最佳。三四月份生苗，绿叶有三瓣。七八月份开花，花似莳萝，浅紫色。根呈黑黄色。当归又名乾归。

【加工】宜在二月、八月采后阴干。肉厚而不干枯的当归为最好。

※根

【性味】味甘，性温，无毒。

【主治】主治咳逆上气、温疟，及女人月经不调导致的不育。另有祛一切风寒，补一切血虚，补一切劳损的功能。可治诸多疮疡、痈疽，排脓止痛。能破恶血，滋生新血。女性身体诸多不适均可使用当归。

白 芷

【释名】为伞形科植物白芷的干燥根。又名香白芷、川白芷。

【加工】夏秋间叶黄时采挖，除泥土须根、晒干。润透，切片。

【性味】味辛，性温，无毒。

【主治】散风除湿通窍止痛，治风邪头痛、眉棱骨痛、牙痛、鼻渊、鼻塞，皮肤风湿瘙痒或风湿痹痛；消肿排脓，治妇女寒湿腹痛、白带过多。本品可散风，温燥除湿，芳香上达，所以可通窍，能散胃、大肠、肺三经之邪，而以胃经为主。胃经之脉，上行头面，所以善治外感风邪，头目昏痛、鼻塞流涕等症。因能散风湿，又治风湿瘙痒及风湿痹痛。且能活血消肿排脓，可治痈疽疮疡等外症。

川 芎

【释名】清明后，上年的根重新发苗，将枝分出后横埋入土，再节节生根。到了八月份，川芎便可以挖掘出来，高温蒸后就可以当成药物卖了。种植栽苗，到了深秋茎叶也不枯萎。

　　※苗、叶

【性味】味辛，性温，无毒。

【主治】有定惊气，辟邪恶的功能。主治咳嗽，肠寄生虫病，久服能安神。主中风风眩。作饮料喝，可治腹泻。作茶饮，能清醒头脑。

　　※花

【主治】有养颜功能。

　　※根

【性味】味辛，性温，无毒。

【主治】治中风后头痛，寒痹痉挛缓急，金属外伤及妇女月经不调导致的不孕。另可除体内寒气，主温中补劳、壮筋骨，通调血脉。治受寒后面部冷、流泪流涕、胸胁腹胀痛、半身不遂等病症。由于有散瘀血和破痛疗瘀毒积聚体内的作用，可治吐血、鼻血、便血等血症及体表痈痔疮结等病症，促进新生肉芽组织生长。止腹泻，补肝血，宽胸开郁。与蜜做成丸服，治风邪产生的痰症有特效。治牙根出血，含入口中即愈。

芍 药

【释名】四五月份长叶，茎细而丛生，其叶很香，七八月份开碎白花，极瘦而坚硬，为黄黑色。

【加工】秋季采挖，除去芦头、须根，刮去粗皮，晒干。切片，生用或炒用。

【性味】味苦，性寒。

【主治】可清热凉血，热入营血，血热妄行，痈肿疮毒；可祛瘀止痛，经闭痛经，损伤瘀血；也可清肝泻火，肝热目赤，肝郁胁痛。本品苦寒主入肝经，善走血分，功效主治与丹皮相似，它的清热凉血之功较丹皮为弱，而活血散瘀则甚之，且能清肝泻火。所以可用治热入营血，斑疹吐衄，经闭痛经，跌打损伤，痈肿疮疡，以及肝郁化火，目赤胁痛。总之，凡血热、血瘀、肝火所致诸症，均可用之。

五味子

【释名】初春生苗，红蔓沿乔木而生，叶尖而圆，三四月份开花，七月份结果实，因其皮肉甘、酸，核辛、苦、咸，故称五味子。

【加工】秋季果实成熟时采摘，晒干或蒸后晒干，除去梗及杂质，生用或经醋、蜜拌蒸晒干用。

【性味】味酸，性温，无毒。

【主治】敛肺滋肾久咳虚喘；生津敛汗遗精滑精，久泻不止；宁心安神心悸、失眠、多梦。本品五味皆俱，唯酸独胜，虽曰性温和，但能滋润。上敛肺气而止咳喘，下滋肾水又善固涩。内能生津宁心，外能收敛止汗。适用于肺虚久咳、肾虚喘促、津伤口渴、自汗盗汗、遗精滑精、久泻不止，以及心虚所致的心悸、失眠、多梦等症。又，本品素有南北之分，以北五味子为常用。

茉　莉

【释名】花都在夜晚开出，芳香可爱。初夏时开白色的小花朵，花瓣重叠而没有花蕊，秋尽花谢而不结果。

※花

【性味】味辛，性热，无毒。

※根

【性味】性热，有毒。

【主治】用酒磨3厘米根服，则昏迷1天的人能醒，6厘米根则两天的人能醒。凡跌损骨节，脱臼接骨的，用了则不知痛。

豆 蔻

【释名】它的核仁大小如缩砂仁而有辛香气味。豆蔻大小如龙眼，形状稍长，外皮呈黄白色，薄且有棱。

【加工】广东人则取生豆蔻放入梅汁，盐渍让其泛红色，在烈日下晒干后，放在酒里，名为红盐草果。元朝时常把草果作为膳后果品。南方等地还有一种火杨梅，极似豆蔻，它的形态圆且粗，气味辛且不温和，人们也经常食用。

※仁

【性味】味辛，性温、涩，无毒。

【主治】主治温中顺气，补胃健脾，祛寒湿。主心腹疼痛、胃痛、消化不良、呕吐腹泻、呃逆泛酸等病症。另有除毒的作用。

紫 苏

【释名】在二三月份下种，或者簇年种子在地里自己生长。它的茎方，叶圆而有尖，四周有锯齿，土地肥沃的正、背面都是紫色。土地瘠瘦时叶的正、背面都是白色的，即白苏，就是在荏。

【加工】五六月份连它的根一起采收，用火煨它的根，阴处晾干，则经过十一月、十二月叶子也不会落。

※茎、叶

【性味】味辛，性温，无毒。

【主治】主治解肌发表，散风寒，下气除寒，补中益气，通畅心经，益脾胃，它的籽功效更好。主治一切寒气造成的病症，如心腹胀满，开胃下食，止脚气和腹泻，通顺大小便。煮成水喝特别好，与橘皮相适应。另有消痰利肺，和血温中止痛，定喘安胎，解鱼蟹毒的作用。治蛇、犬咬伤。

※籽

【性味】味辛，性温，无毒。

【主治】主治下气，除寒温中，益五脏，补虚劳，润心肺，研成汁煮粥长期吃，能使身体强壮。可治腹泻、呕吐、反胃，利大小便，消痰止咳嗽，平肺气喘急，顺气治风邪，利膈宽肠，解鱼蟹毒。

郁　金

【释名】有香气，很受人喜欢。郁金，苗似姜黄，花白质红，秋末抽茎，心面无实，根呈红黄色。

【加工】秋冬两季植株枯萎时采挖，洗净，除去杂质，入沸水中煮透，晒干。切片，生用或醋制用。

【性味】味辛、苦，性寒，无毒。

【主治】破瘀行气，血瘀气滞所致多种病症；清心解郁，热病神昏，癫痫发狂；凉血止血，肝郁化火或血热有瘀出血症；利胆退黄疸，治结石症。本品辛散苦降，寒能清热，入血分能凉血行瘀，入气分可行气解郁，为活血行气凉血之要药。既善破瘀止痛、凉血清心，又能舒肝解郁、利胆退黄，还能止血。所以可用于血瘀气滞之胸胁疼痛、经行腹痛、热病神昏、癫痫发狂、肝郁化火或血热有瘀之出血症，以及湿热黄疸等症。近年用以治肝胆或泌尿系结石有效。

本品凉血止血，治肝郁化火或血热有瘀之吐血、衄血、尿血、妇女倒经等出血症，常与生地、丹皮、牛膝等同用，如生地汤。

本品善利胆退黄，治湿热黄疸尿赤，常与茵陈、栀子、黄柏、大黄等同用。用治肝胆及泌尿系结石，常与金钱草、海金沙、鸡内金等同用。

薄荷

【释名】二月份宿根长出苗，清明前后可分植。方茎赤色，叶子为对生，初生时形状不长且叶梢是圆的，长成后就变成尖形。人们多有栽种。

【加工】现在的人常把它加进糖果里和制成的糕点来食用。

※茎、叶

【性味】味辛，性温，无毒。

【主治】有通利关节，发毒汗，除体内毒气，散瘀血，祛风热的作用。治诸多风邪导致的伤寒发汗，胸腹部胀满，腹泻，消化不良，煮成汁服用，能发汗。长期做菜生或熟吃，祛肾气、邪毒，除劳气，解劳乏，使人口气香洁。煎汤可洗治膝疮。四季都可以吃。另可治因中风而失语、吐痰及各种伤风头脑风，是治小儿风涎的要药。榨汁服，可祛心脏风热及口齿诸病。治淋巴结核疮疥、风隐疹。捣成汁含漱去舌苔语涩。用叶塞鼻，止衄血。涂蜂螫蛇伤。

四、水草类

水 藻

【释名】水藻叶子6～10厘米长，两两对生，即是马藻；聚藻，叶子细小如鱼鳃状。藻有一种，水中很多。

【性味】味甘，性寒、滑，无毒。

【主治】去暴热、热痢，有止渴功能，方法是捣成汁服。小儿赤白风疹、火焱热疮，捣烂敷上就好。患有热毒肿并有丹毒的人，取水中的藻菜捣烂后敷上，厚达三分，其效无比。

海 藻

【释名】有两种：马尾藻，长在浅水中，如短马尾。大叶藻，生长在深海中。海藻生长在海岛上，黑色如乱发。

【性味】味咸，性寒，无毒。

【主治】治头腺肿大，颈部包块痈肿，腹部包块。安神，利小便。

萍

【释名】它的茎细，叶大，正面呈青色而背面呈紫色，有细纹，很像马蹄决明的叶子。四叶合成，中折十字。夏八九月开小白花，所以称为白萍。萍是四叶菜。叶浮水面，根连水底。

【性味】味甘，性寒、滑，无毒。

【主治】治暴热，下水气，利小便。捣烂涂热疮有效。捣成汁喝，治晕伤毒入体内。曝晒干，与栝楼等份制成粉末，人乳和匀制成丹丸服，治多饮多尿症。

水 萍

【释名】一种两面都是绿色。一种正面是绿色而背面是紫色、赤如血，称为紫萍。到三四月开始生长。五月开花，白色。一叶经一夜就能生长出好几叶。叶子下面有微须，是它的根。

【性味】味辛，性寒，无毒。

【主治】主治暴热身痒，下水气，胜酒。常服使身体轻灵。用来沐浴，可生毛发。另主下气，可治热毒、风热症、疔疮肿毒、汤火伤、风疹。捣成汁服，主治水肿，利小便。研成末，酒服10克，治人中毒。主风湿麻痹、脚气、跌打损伤、眼红视物不清、口舌生疮、吐血衄血、癜风丹毒。

【发明】浮萍，它性轻浮，入肺经，达皮肤，所以能发邪汗。民间流传宋朝东京开河，掘出一石碑，碑上有用梵书大篆体刻的诗一首，没有人能知晓。真人林灵毒逐字辨别翻译，原来是一治疗中风的药方，名为去风丹。它的方法：把紫色浮萍晒干，捣成细粉末，和蜜糖一起炼成弹子大小的丹丸。每次服一粒，用豆淋酒化下，治左瘫右痪、36种风、偏正头风、口眼㖞斜、一切无名风及脚气、跌打损伤，及胎孕有伤。服用百粒以上，可完全康复。

谷　部

一、稻类

糯　稻

【释名】就是糯米，它的种类很多，谷壳有红、白两种颜色，有的有毛，有的没有毛。米也有红、白两种颜色，颜色红的糯米用来酿酒，酒多糟少。它的性温，所以可以酿酒。

【性味】味甘，性温，无毒。

【主治】主治温中，使人发热，大便干结。使人气血充足，通畅，可解莞毒、斑蝥的毒。有益气止泄的功能，把一碗糯米碾碎后和水服用，可以止霍乱后呕吐不止的情况。把它与骆驼脂调和后做成煎饼服食，可以治痔疮。把它做成粥服食，可以消渴。

※米泔

【性味】味甘，性凉，无毒。

【主治】主治益气，止烦渴霍乱解毒。食鸭肉不消化者，立即饮一杯，即可消除病症。

※稻花

【加工】放置阴凉处晾干。

【主治】有白牙、乌须作用。

※稻秆

【性味】味辛、甘，性热，无毒。

【主治】主治黄疸，将它煮成汁，浸洗，接着又将谷芒炒黄研为末，和酒服用。将它烧成灰，可以医治跌打损伤。烧成灰浸水渴，可以止消渴。将稻秆垫在鞋内，可以暖脚，去寒湿气。

【发明】湖南李某从马上跌下受伤，就曾用糯稻秆烧成灰，将新熟酒连酒糟放点盐，取汁过滤后，浇在痛处，立即就好了。还有一人虱虫进入耳内，头痛难忍，用了很多种药都不见改。改用稻秆灰煎成汁滴进耳内，虱虫马上死后随汁流出。

※谷芒

【主治】主治黄疸病。制成粉末，和酒服用。煎成汁饮用。煎汁饮用，又可解虫毒。

※糯糠

【主治】主治牙齿发黄，烧后取它的白灰，天天擦牙。

【附方】主治鼻出血不止，服药没有效：用糯米炒成微黄，为末。新井水调服10克，再吹少许入鼻中。

治噤口痢：用糯谷1.8千克爆出白花，去壳，有姜汁拌湿再炒，研为末。每次用白开水服下一匙，三次即止。

竹刺入肉：用糯米5.4千克，于端午前49日，冷水浸之。一日换两次水，轻轻淘转，勿令搅碎。于端午日取出阴干，用绢袋盛好，挂通风处。每次用时即取，炒黑研为末，冷水调如膏药，贴一夜，刺即拔出留在药内。木入肉亦同。一切痈肿金疮贴之都有效。

治疯狗咬伤：糯米一碗，斑蝥黄去之，再入7个，螯黄又除去，又入7个，待米出烟，去斑蝥研为末，油调敷于患处，小便利，恶物下，就痊愈了。

粳

【释名】有早、中、晚三季稻，南方雨水多，适宜种植水稻。北方土地平坦，只有润泽的地方适宜种植早稻。和大米相同，是稻谷的总称。

※粳米

【性味】味甘，性平，无毒。

【主治】主益气，止烦，止渴，止泻痢。温中，和胃气，长肌肉。健壮筋骨，益肠胃，通血脉，调和五脏，益精强志，聪耳明目、轻身，使人肌肤润泽，精力旺盛，不易衰老。

【附方】用粳米和芡实一起煮粥食用更好。初生的小孩，将粥煮成乳汁状适量地喂食，可以开胃、助食。经常吃干粳饭，可以使人不噎。新米刚开始吃，会动风气。陈米下气，以患者尤为适宜。但不能和苍耳一同吃，否则叫人猝然心痛，这时应赶快烧仓米灰和蜜浆服用，不然可置人于死地。粳有早、中、晚三季，以晚白米居第一。各地出产的种类很多，气味必有相异，但也相差不远。天生五谷，之所以养人，得到它能生存，得不到就会死亡，是因为谷米得了天地中和之气，与造化生育的功效相同，所以不是其他东西可以相比的。

※光粳米

【性味】味甘，性平。

【主治】可助胃益精。

※白粳米

【性味】味甘，性寒、稍软。

※天落黄

【性味】味甘，性平、软。

【主治】它益胃功效与其他粳米相同，陈米养胃不滞。

※红莲米

【性味】色赤，味甘，性平、软。

【主治】能健胃和脾，大补人的元气，是米中佳品。

※浙二泔

第二次的淘米水，清澈可用，所以称为浙二泔。

【性味】味甘，性寒，无毒。

【主治】可清热，止烦渴，利小便，凉血。

※炒米汤

【主治】益胃除湿但不驱火毒，使人口渴。

※粳谷奴

谷穗呈煤黑色即是。

【主治】主治奔跑后气喘喉痛，将它烧后研碎，和酒服用，立即见效。

※禾秆

【主治】可解砒霜毒。先将它烧成灰，然后以刚打出的井水淋汁，所得汁再过滤清澈，冷服一碗，毒即可排除。

【附方】主治米瘕，嗜吃生米，久亦毙命：可用白米900克，鸡屎1.8千克，一同炒焦研为末，用水1升顿服。不一会便可吐出瘕，如研米汁或白沫淡水，即可以治疗。

治自汗不止：有绢包粳米粉，频频扑上。

治小儿初生没有皮，色赤，但有红筋，乃是早产的新生儿：用早白米粉扑上，肌肤自生。

治吐血、流血不止：都以陈米淘水，温服一杯，每日3次。或以麻油或萝卜汁滴入鼻孔。

治赤鼻酒齄：淘米水每日食后饮用。外以硫黄放入大菜头内，煨烂后研成末，涂搽。

籼

【释名】和粳相似但颗粒小。现在的品种也有很多，有红、白两种颜色，和粳米大同小异。又名旱稻。

※籼米

【性味】味甘，性温，无毒。

【主治】最主要的作用是能温中益气，养胃和脾，除湿止泄。

※米秕

【性味】味甘，性平，无毒。

【主治】主治能肠开胃，下滞，磨积块，作为粮食，可充饥，能使人皮肤光滑，可作为疗养之品。

※舂杵头细糠

【性味】味辛、甘，性热。

【主治】主治呃噎，可以刮了舂杵头细糠含之。把它烧成灰，和水服用，可使孕妇顺产。

※黄茎籼

【性味】味甘，性温。

【主治】有养容健身，健脾调和中气。煎汤服用可以止痢疾。

二、麦类

小 麦

【释名】是五谷中价值最高的。小麦秋季播种，冬季生长，春季开花，夏季结实。

【性味】味甘，性寒，无毒。

【主治】新麦性热，陈麦性平。它可以除热，止烦渴，咽喉干燥，利小便，补养肝气，止漏血唾血，可以使女子易怀孕。补养心气，有心病的人适宜食用。将它煎熬成汤食用，可治淋病。磨成末服用，能杀蛔虫，将陈麦煎成汤饮用，还可以止虚汗。将它烧成灰，用油调和，可涂治各种疮及汤火灼伤。

※浮麦

【性味】味甘、咸，性寒，无毒。

【主治】主益气除热，止自汗盗汗。治大人、小孩结核病虚热，妇女劳热。

※面

【性味】味甘，性温，有微毒。

【主治】主治补虚，长时间食用，使人肌肉结实，养肠胃，增强气力。它可以养气，补不足，有助于五脏。将它和水调服，可以治疗中暑、马病肺热。将它敷在痈疮伤处，可以散血止痛。

※麦麸

【主治】主治瘟疫和热疮、汤火疮溃烂、跌伤折伤的瘀血，用醋和麦麸炒后，贴于患处即可。将它醋蒸后用来熨手脚风湿痹痛，寒湿脚气，交替使用直到出汗，效果都很好。将它研成末服用，能止虚汗。凡人身体疼痛及疮肿溃烂流脓，或者小孩夏季出痘疮，溃烂不能睡卧，都可以用夹褥盛麦麸缝合来垫铺，因麦麸性凉并且柔软，这的确是个好方法。

※麦粉

就是用麸皮洗筋澄出的浆粉。现在的人多用它来浆衣服。

【性味】味甘，性凉，无毒。

【主治】主治补中，益气脉，和五脏，调经络。炒一碗麦粉和汤服下，能止痢疾。熬成膏状，能消一切痈肿、火烫伤。

※面筋

【性味】味甘，性凉，无毒。

【主治】主治解热和中，有劳热之人适宜将它煮吃，能宽中益气。它是麸在水中揉洗而成，是素食的主要物品，煮着吃性凉，现在人们多用油炒而食，则性热。

※麦

就是糗，是将小麦蒸熟后磨成的面。

【性味】味甘，性寒，无毒。

【主治】主要能消渴，止烦。

※麦苗

【性味】味辛，性寒，无毒。

【主治】主要能消除酒毒暴热、黄疸目黄。方法是：将它捣烂绞成汁，每日饮用。它还可以解虫毒，方法是将麦苗煮成汁服用。此外，可以解除瘟疫狂热，除烦闷消胸膈热，利小肠，将它制成粉末吃，可使人面色红润。

※麦奴

麦穗将要成熟时，上面有黑霜的就是麦奴。

【主治】主治热毒，能解丹石毒及各种阳毒温毒，发热口渴温疟病症。

※麦秆

【主治】可治疣痣，去除坏死组织。

【附方】治消渴：小麦做饭及粥食。

治老人小便五淋：小麦1.8千克，通草100克，水3升煮至1升，饮后即愈。

治颈上长瘤：用小麦1.8千克，醋1升浸泡，晒干后为末，海藻磨末150克和匀，酒送服，每日3次。

治白癜风：用小麦摊在石上，烧铁物压出油，搽患处甚效。

治小便尿血：麸皮炒香，用肥猪肉蘸食。

治中暑猝死：井水和面一大把，服。

治吐血：用面粉略炒，京墨汁或藕节汁，调服10克。

治衄血，口、耳、鼻皆出者：白面加盐少许，冷水调服15克。

治咽喉肿痛，不能进食：白面和醋，涂喉外肿痛处。

治妇女乳腺炎：白面250克炒黄，醋煮为糊，涂后即消。

治折伤：白面，栀子仁同捣，水调敷伤处即散。

治小儿口疮：寒食面，硝石水调，涂足心，男左女右。

大　麦

【释名】它和小麦的功效大致相同。麦粒比其他麦都大，所以叫大麦。还有黏性的大麦，叫糯麦，可以用来酿酒，做糖。

【性味】味咸、甘，性温、寒，无毒。

【主治】主消渴除热毒，益气调中。滋补虚劳，使血脉强壮，对肤色有益，充实五脏，消化谷食，止泄，不动风气。长期食用，可使人长得又白又胖，肌肤滑腻。

※面

【主治】能平胃止渴，消食，治疗腹胀。长期食用，可使人头发不白。用它和朱砂、没石子等药物，还可以将头发染成黑色。它还能宽胸下气，凉血，消食开胃。大麦性平凉，口感滑腻。曾有人患喉炎，吃东西难以下咽，用大麦面做成稀糊，吃后助胃气。平和三伏天，古代朝廷将面赏赐给下臣，也是因为它性凉，能消暑热，对脾胃有益。

【发明】大麦刚成熟的时候，人们因缺粮所以多将它炒着吃，因它炒吃性热，所以会使人发热。另一种说法：长时间食用会伤肾，应戒掉。

※大麦苗

【主治】将其捣汁每天服用，能治各种黄疸，利小便。冬季手脚长冻疮，可将大麦苗煮成汁浸洗。

※大麦奴

【主治】它能解发热疾病，消除药毒。

【附方】主治刀剑椎戳，腹破肠出：可用大麦900克，水9升，煮以取4升，棉布过滤取汁待极冷，令患者卧席上，含汁喷肠，肠渐入，再喷他的背。不要让患者知晓病情及外人探看，否则肠不入，就抬席四角轻摇，使肠自入。10日内，进少许流质饮食，慎勿惊动。

治麦芒偶入目中：大麦煮汁洗，即出。

荞　麦

【释名】南方种植较少，只能做成粉或做成糕饼吃，是农家冬季的粮食。苗高30～60厘米，红茎绿叶，开白色的小花，繁密点点，果实累累，立秋播种，七八月份收割，磨成面食用，不如麦面好。

【性味】味甘，性平、寒，无毒。

【主治】主要能充实肠胃，增长气力，提精神，除五脏的滓秽。做饭吃，能解丹石毒，治疗效果非常好。用醋和粉调好，可涂治小孩丹毒红肿热疮。它能降气宽肠，消积滞，消热肿风痛，除白浊白带，脾积止泻。用砂糖水调和炒面10克服食，能治痢疾。将它炒焦用热水服，能治肠绞痛。

※叶

【主治】能下气，对耳目有好处。吃多了，可使人轻微腹泻。

※秸

【主治】将它烧成灰淋汁用碱熬干，用等量的石灰和蜜收炼，治溃烂的痈疮，去除坏死组织和面痣，效果最好。

【附方】主治水肿喘满：生大戟5克，荞麦面10克，加水做饼，烘熟研末，空腹用茶服，以大小便利出为度。

治男子白浊，女人带下：用荞麦炒焦研末，鸡蛋清调和制成丸。每服50丸，盐汤送服，每日3次。

治噤口痢：荞麦面每次服10克，砂糖水调下。

治痘黑凹陷不起：荞麦面煮食，即发起。

治肠绞痛：荞麦面一撮炒后，加水调服。

三、稷粟类

黍 子

【释名】有黏性的稷，就是黍米。它有红、白、黄、黑几个品种。白黍米黏性次于糯米，红黍米黏性最强，可以煮粥。可以包粽子吃。

【性味】味甘，性温，无毒。

【主治】主治益气，补中。长时间食用使人发热，心烦；引发旧病，搅乱五脏；使人瞌睡，筋骨乏力。小儿不适宜多吃，否则会使他行走能力延迟。小猫、小狗吃了，可使脚弯曲。将黍米和葵菜、牛肉同食，使人易患寄生虫病。将它烧成灰后，用油调和，涂抹于棒伤处，可以止痛。还可以将它嚼成浓汁，涂治小孩的鹅口疮。

※**丹黍米**

【性味】味甘，性寒，无毒。

【主治】可以治疗咳嗽哮喘、霍乱，止泻痢，除热，止烦渴。

【附方】主治疗食鳖引起的包块，用新收的红黍米的淘米水，生服1升，两三天就可以治愈。但它不能和蜜及葵菜一起吃。

※**丹穰、茎并根**

【性味】味辛，性热，有小毒。

【主治】煮成汁喝，可解苦瓠毒，用它来洗浴身体，可去浮肿。将它和小豆煮成汁服用，可利尿。把它烧成灰和酒服送，可以治疗妊娠尿血。有人家取用它的茎穗和成扫帚扫地。用它的腐茎煮水来沐，可治浮肿。

【附方】主治男子阳痿：黍米100克，煮成稀粥，和酒同饮，发汗至足即愈。

治心痛久不愈：黍米淘汁服用。

治骨关节脱臼：用黍米粉、铁浆粉各250克，葱500克，同炒存性，研成末。用醋调服3次后，水调入再加少许醋贴之，大效。

治小儿鹅口疮，不吃乳：丹黍米嚼汁涂搽。

饮酒不醉：赤黍渍以狐血，阴干。饮酒时，取一丸置舌下含之，令人不醉。

令女人不妒：赤黍同米仁为丸，服用。

稷

【释名】稷与黍，属同一类的两个品种。又叫稷米，也称粢。质黏的是黍，不黏的是稷，稷可以作为饭食，黍可以用来酿酒。

※稷米

【性味】味甘，性寒，无毒。

【主治】主治益气，补不足，可以治疗热毒、解苦瓠毒。也可作为饭食，安中利胃益脾，凉血解暑。

※根

【主治】主治心气痛，难产。

【附方】主治背部痈疽：将米粉熬黑，以鸡蛋清调和涂于绢帛上，剪孔贴患处，干了则换，治疗效果非常好。

粟

【释名】有黏性的是秫，没有黏性的是粟。所以称秫为黏粟。谷穗大且毛长、颗粒大的就是高粱；小的就是粟，又叫籼粟，北方人称它为小米。

※粟米

【性味】味咸，性寒，无毒。

【主治】主治养肾气，脾胃中热，益气。陈粟米，味道苦，性寒。主治胃热消渴，利小便，止痢，抑制丹石毒。加水服用，能治热腹痛和鼻出血。制成粉末，用水过滤成汁，能解多种毒，能治霍乱以及转筋入腹，又以镇静安神。能解小麦毒，发热、反胃和热痢。用它煮成粥食用，对丹田有好处，可以补虚损，开肠胃。但不能和杏仁一起吃，否则会让人上吐下泻。

※**粟泔汁**

【主治】主治霍乱突然发热，心烦渴，喝了粟泔汁可立即病愈。

※**臭泔**

【主治】止消渴，特别有效。

※**酸泔和淀**

【主治】用来洗浴瘑疥，能杀虫。喝它，治痔。把它和臭樗以煎熬服用，能治小孩消化不良和腹泻。

※**粟糖**

【主治】主治痔漏脱肛，配合各种药薰患处。

※**粟奴**

【主治】粟苗抽穗时长出煤黑色的就是粟奴。有利小肠、除烦闷的作用。

【附方】主治异物进目不出：用粟米7粒，嚼烂取汁，洗后即出。

治汤火灼伤：将粟米炒焦加水，澄清后取汁，煎稠如糖。频敷患处，能止痛，消瘢痕。

治熊虎爪伤：嚼粟米涂患处。

治鼻出血不止：粟米粉同水煮服用。

治小儿丹毒：嚼粟米敷患处。

治反胃吐食，脾胃气弱，消化不良，汤饮不下：用粟米半升磨粉，加水调成梧桐子大的丸7枚熟，放点盐，空腹和汁吞下。有的认为纳入糖醋吞更好。

治胃热消渴：以陈粟米煮饭，干后食用，治疗效果非常好。

※秫米

【性味】味甘，性寒，无毒。

【主治】主治寒热，利大肠，可治疗漆疮。能治筋骨挛急，除疮疥毒热。

【发明】宋代元嘉年间，有个人吃鸭成癖，医生用秫米粉调水让他服用，开始烦闷急躁，过了一会儿，吐出一团鸭毛，病就好了。秫米性太黏滞，很不容易消化，小孩不适宜多吃。

※根

【主治】煮汤可以用于洗风疾。

【附方】主治赤痢：秫米一把，鲫鱼一条，煮粥食用。

治筋骨挛急：用秫米180千克，曲54千克，地黄500克，茵陈蒿炙黄250克，按照酿酒法服用，效果不错。

治肺疟寒热，痰聚胸中，病时令人心寒，寒热交替伴惊恐不安：常山15克，甘草2.5克，秫米35粒，水煎，于发病时分作3次服。

治妊娠下水，黄色如胶：秫米、黄芪各50克，水7升，煎成3升，分3次服。

梁

【释名】有黄粱、白粱、红粱几个品种。是谷子中的良种。

※黄粱米

【性味】味甘，性平，无毒。

【主治】主治益气，和中，止泻痢。除邪风顽痹，止霍乱，得小便，除烦热。

※白粱米

【性味】味甘，性寒，无毒。

【主治】主治除热，益气，舒缓筋骨。凡是患有胃虚且呕吐的人，用二碗米汁，一碗姜汁，一起服用，治疗效果非常好。做成饭食用。有和中、止烦渴的作用。

※青粱米

【性味】味甘，性寒，无毒。

【主治】主治胃痹，热肿，消渴。有止泻痢，利小便，益气补中，使人年轻长寿的作用。煮成粥吃，能健脾，治泄精。现在粟中颗粒大且色呈青黑色的就是青粱米。它的谷芒多而米少，因它承受金水之气，所以性最凉，而对患者有宜。

可以将米用纯醋连泡3天，蒸晒100次，然后把它贮藏好，远行时，白天吃一顿，可以度过10天。

【附方】治霍乱大渴不止，多饮则对人有害：黄粱米9千克，水10升，煮成3升，稍稍呷饮。

治小儿鼻干没有涕，脑热：用黄米粉，生矾末，每次5克，水调后贴囟门上，每日两次。

治霍乱不止：用白粱米900克，水1升，一起煮粥食。

治手足生疣：取白粱米粉，铁桃炒红研成末，以众人唾沫和之，厚3厘米，涂上立即消。

治脾虚泻痢：用青粱米900克，神曲180克，日日煮粥食，即愈。

治老人血淋：用车前子900克，绵裹煮汁，加青粱米720

克，煮汁常食。

治中一切药毒，烦闷不止：用甘草150克，水5升，煮剩2升去渣，加入青粱粉50克，煎食。

玉蜀黍

【释名】长得粗壮，苗有1.0～1.3米高。六七月份开花成穗，苞上有米粒，一颗颗集在一起。颜色有黄白色。又叫玉高粱，它的苗和叶都像蜀黍。

※米

【性味】味甘，性平，无毒。

【主治】治小便淋沥及泌尿道结石，疼痛难忍，将它煎成汤连续饮用几次。

蜀 黍

【释名】黍梢可以制作成扫帚，现在好多人也用。茎秆很高，形状像芦苇，但中间是实心的，叶也像芦苇，黍穗像大扫帚，颗粒像花椒般大，呈红黑色。

※米

【性味】味甘，性温、涩，无毒。

【主治】主治暖中焦，涩肠胃，止霍乱。有黏性的蜀黍米也有此类功效。

※根

【主治】煮成汁服用，利小便，止喘咳。烧成灰和酒服用，治疗难产有效。

四、菽豆类

大　豆

【释名】 大豆几个品种，分黑、黄、褐等颜色，可榨油，也可做豆豉、炒食、做豆腐等，其营养很高。在夏至前后播种，苗长达1.0~1.3米，叶呈圆形但有尖。秋季开出成丛的小白花，结成豆荚长达3厘米。

※黑大豆

【加工】 味甘，性平，无毒。

【主治】 将它研碎，涂在疮肿处，有一定疗效。将它煮成汁喝，能杀邪毒。它能治水肿，消除胃中热毒，伤中淋露，去瘀血，散去五脏内寒，除乌头毒。将它炒黑，趁热放入酒中饮用，能治风痹瘫痪口吃及产后伤风头痛。服食黑大豆可以填腹度饥，吃完饭后生吞25克黑大豆，可以聪耳明目、轻身，使人肌肤润泽，精力旺盛，不易衰老，镇心，滋补人。长期服用可以润肌肤，使人长生不老。刚开始服用时好像身体沉重，但一年左右，便可感觉身姿轻盈。黑豆加入盐煮，经常吃，能补肾，这大概是因为豆的形状像肾，且黑色通肾，再加上少许盐，可以补肾。

【发明】 古代药方中称黑豆能解百药之毒，每次试验，结果却不是这样，但加上甘草后，便出奇灵验。这些事情，不能不知晓。

※大豆皮

【主治】生用，治疗痘疮和目视物不清。嚼烂敷涂治小儿痘疮。

※大豆花

【主治】治目盲，翳膜。

※大豆叶

【主治】能治蛇咬，捣碎敷在伤处，常更换，可愈。

※黄大豆

黄豆的苗高1.0～1.3米，它的叶像黑豆叶，但比黑豆叶大，结的豆荚略微肥大些，它的叶嫩时可以吃。叫黄豆芽。

【性味】味甘，性温，无毒。

【主治】治宽中下气，利于调养大肠，消水胀肿毒。研成末，加开水调和，涂在出痘后有感染的地方。

※豆油

【性味】味辛、甘，性热，微毒。

【主治】治疮疥，解发。

赤　豆

【释名】一般用它来做豆包、粽子的馅。在夏至后播种，豆苗茎高30厘米左右，它的枝叶像豇豆的枝叶，到秋季开花，比豇豆的花小，颜色呈银褐色，有异味。结的荚长约6～10厘米，比绿豆荚稍大，皮色微白带红，半青半黄时就收割。

【性味】味甘，性平，无毒。

【主治】主治下水肿，排除痈肿和脓血。消热毒，止腹泻，利小便，除胀满、消渴，催乳汁。常吃使人虚弱，令人枯瘦。可以解除小麦毒。和鲤鱼一起煮来吃，可以治疗脚气水肿。拉痢疾后，气胀不能吃东西，宜将赤豆煮来吃，但不能同腌制的鱼一起吃。

※叶

【主治】可祛烦热，止尿频。煮食，可耳聪目明、轻身，使人肌肤润泽，精力旺盛，不易衰老。

※芽

【主治】治漏胎和房事伤胎，则用芽为末，温酒送服，每日3次。

绿　豆

【释名】它的用途很广，可以做绿豆糕，可以生绿豆芽。三四月间下种，它的苗高30厘米左右，它的叶小而且有细毛，到八九月份开小花，它的豆荚像赤豆荚。

【性味】味甘，性寒，无毒。

【主治】可消肿通气，清热解毒。将生绿豆研碎绞成汁水吞服，可医治丹毒，烦热风疹，药石发动，热气奔腾。补肠胃。可做枕头，使眼睛清亮。可治伤风头痛，消除呕吐。经常吃，补益元气，和调五脏，安神，通行十二经脉，除去皮屑，滋润皮肤，煮汁汤可解渴，解一切药草、牛马、金石之毒。但不可与鲤鱼同吃，否则令人肝黄形成渴病。

【发明】绿豆肉性平，皮性寒，能解金石、砒霜、草木一切毒，适宜连同豆皮生研后和水服下。曾经有人喝附子酒太多，头肿得如斗一般大，嘴唇干裂流血。急忙用绿豆、黑豆各数碗嚼来吃下，同时熬成汤喝下，才解了酒毒。

※绿豆粉

【性味】味甘，性凉、平，无毒。

【主治】能清热，补益元气，解酒食等毒。治发于背上的痈疽疮肿，烫伤烧伤，痘疮不结痂，湿烂有腥臭味的，用干豆粉扑在上面，很有效。治霍乱抽筋，解蘑菇毒、砒霜以及各种药物引起的中毒，心窝尚热的人，都可用刚打的井水调和绿豆粉灌服，就能救活。

【发明】绿豆消肿治痘的功用虽然和赤豆一样，但解热解毒的作用却超过了赤豆。而且绿豆补元气、厚肠胃，通经脉，长期服用也不会令人枯瘦。但用它做凉粉，造豆酒，则偏冷或者偏热，使人生病，这都是人为的，并非绿豆本身的错。绿豆粉要颜色呈绿色且带有黏性的才是真的绿的豆粉。外科医生用来治疗痈疽，保护内脏，散去毒气，说它的效果极好，若三天内吃十几次，可免除毒气侵五脏六腑。

※皮

【性味】味甘，性寒，无毒。

【主治】清热解毒，能退眼睛内的白翳。

※荚

【主治】治疗长期血痢，经久不愈的，用绿豆荚蒸来吃，治疗效果非常好。

※花

【主治】能解酒毒。

※芽

【性味】味甘，性平，无毒。

【主治】解酒毒和热毒，利于滋养上、中、下三焦。但因绿豆芽是闷在很湿的器具里生长的，所以很容易发疮动气，与绿豆之性稍有所不同。

※叶

【主治】治呕吐下泄，用绿豆绞出汁和些醋，温热时服下。

【附方】护心散：凡是有毒，食用害人疮的，1～3天内，应连吃十多次，方能免却症变，使毒气排出体外。服稍迟，则毒气攻入内脏，渐渐产生呕吐的症状，有的鼻内生疮，食欲不振就危险了。等到过了四五天后，也应该服用。用绿豆粉50克，乳香25克，和灯芯草一起研细和均匀，用生甘草煎成浓汤调5克服用，时而喝一口。如果出现毒气攻心，有呕吐的症状，特别应该服用此药。大概因为绿豆能清热顺气，消肿解毒，这样服完50克后，绿豆的药性就渗透到疮孔中去了。

治喝烧酒过量醉酒将死：可用绿豆粉蒸成糕取皮，吃后即能解酒。

解砒霜之毒：取绿豆粉、寒水石等量，和蓼蓝的根榨汁水调服15～25克。

治官刑损伤：用炒熟的绿豆粉研细，加鸡蛋清调后涂在伤口上。

治外肾生疮：用绿豆粉、蚯蚓屎和后涂在疮上。

治跌打损伤：把绿豆粉炒成紫色后，用刚打来的井水调和敷在受伤之处，外面用杉木绑好，它的效果很灵。

治服中目翳：取绿豆皮、白菊花、谷精草等量研末，每一次取5克，再用干柿1枚，粟米水一盏，一起煮到水干，然后吃饼，每天服3次，半个月就能见效。

扁豆

【释名】在二月间下种，它的枝叶蔓生缠绕，叶子圆而带尖。它的花形像小飞蛾，它的豆荚共有十余种，有的长，有的圆，层层叠叠地结在茎上。人们把它种在篱笆边。

【性味】味甘，性温，无毒。

【主治】可补养五脏，止呕吐。长久服食，可使头发不白。可解一切草木之毒，生嚼吃和煮汁喝，都有效。使人体内的风气通行，治女子白带过多，又可解酒毒、河豚之毒。可以治愈痢疾，消除暑热，温暖脾胃，除去湿热，止消渴。研末和醋一起服下，可治疗霍乱呕吐腹泻不止。

※花

【主治】干花研成末，同米一起吃下去，可医治女子月经不调和白带过多。可做馄饨吃，治疗痢疾。干花粉擂水喝，解中一切药毒，解救要死之人。它的功用同扁豆相同。

※叶

【主治】治霍乱呕吐不止，呕吐泻下后抽筋，捣烂一把生扁豆叶，加入少许酢绞出汁液下，立即就愈。浇上醋炙烤后研成末服用，可治结石。杵烂后敷在被蛇咬伤的地方解毒。

※藤

【主治】治霍乱，同芦（也就是芦柴外部的老壳）、人参、仓米等量一起煎服。

毛 豆

【释名】夏初就可以吃，但豆荚尚未饱和，可以用油、盐、花椒、海椒、酒来煮，作为菜肴。

【性味】味甘，性平，无毒。

【主治】能驱除邪气，止痛，消水肿。能除胃热，通瘀血，解药物之毒。吃多了会滑脾。因为它的豆荚上有毛，所以叫毛豆。

豌 豆

【释名】它的苗弯弯曲曲，因此叫豌豆。又名胡豆。

【性味】味甘，性平，无毒。

【主治】清煮吃，治消渴，除去呕吐，止下泄疾病。可调颜养身，益中平气，催乳汁。煮成汤喝，可驱除毒心病，解除乳食毒发作。研成末，可除痈肿痘疮。用豌豆粉洗浴，可除去污垢，面色光亮。

【发明】豌豆属土，所以主治脾胃之病。元时饮酒用膳，每次都将豌豆捣碎除去皮，与羊肉同食，说是可以补中益气。现在已成为家常的食物。

蚕 豆

【释名】豆角很像蚕的形状，所以叫蚕豆，四川蚕豆最多。蚕豆在八月份下种，十一二月份生长的嫩苗可以吃，它的茎呈四方形，中间是空的。叶子的样子像饭勺头，靠近叶柄处微圆而末端较尖，面向阳光一面呈绿色，背着阳光的呈白色，一根茎上生三片叶子。二月份开花，像豇豆花。

【性味】味甘、微辛，性平，无毒。

【主治】主利胃肠排泄，调和五脏六腑。炒来吃，或做茶点，没有不适宜。由此也可以证明，蚕豆有调养脏腑之功效。

※苗

【性味】味苦、微甘，性温。

【主治】治酒醉不醒，用油盐将苗炒熟加上水煮成汤灌进醉酒之人的嘴里，效果良好。

菜 部

一、荤辛类

山 韭

【释名】它的特征与家韭相同，但根是白的，叶子像灯芯苗一样。大多生在山中。

【性味】味咸，性寒、涩，无毒。

【主治】可治小便频繁，除去烦热，滋润毛发。是补肾的菜，患肾病的人适宜吃。主治腹胀，腹泻和肠炎。有温暖中焦，调补脾胃的作用。

【发明】陈直《奉亲养老书》载：韭菜羹能治老人脾胃虚弱，饮食减退，用韭菜200克，鲫鱼250克，煮成羹，调入调料服下并少吃面食。每隔三五天煮一次，据说能大补身体。韭，传说是后魏孝文帝所种。

葱

【释名】葱共有四种：冬葱也就是冻葱，夏衰冬盛，它的茎是白的，叶是绿的，非常柔软；汉葱茎厚实坚硬，而味道很淡，一到十一二月叶子便枯萎；胡葱的茎和叶子粗短；还有一种楼葱，叫龙爪葱，每根茎上长出枝丫，像龙爪的形状。冬葱又名太官葱，因为它的茎柔软细弱而且有香味，可以过冬不结子。汉葱又名木葱，因它的形状很粗又很坚硬而得名，春末开花，成一丛丛的，花呈青白色，子是黑色，有皱纹，呈三瓣的形状，收取后阴干。不能放在潮湿的地方，可栽苗也可撒种。

※葱茎白

【性味】味辛，性平，无毒。

【主治】煮汤，可治伤风寒的寒热，消除中风后面部和眼睛浮肿。药性入手太阴肺经，能发汗；又入足阳明胃经，可治伤寒骨肉疼痛，咽喉麻痹肿痛不通，并可以安胎。使用于眼睛，可清睛明目、轻身，使人肌肤润泽，精力旺盛，不易衰老，除肝脏中的邪气，通利中焦，调五脏，解各种药物的药毒，通大小肠，治疗腹泻引起的抽筋以及奔豚气、脚气、心腹绞痛，眼睛发花，心烦闷。另可通关节，止鼻孔流血，利大小便。治腹泻不止和便中带血。能达解表和里，除去风湿，治全身疼痛麻木，治胆管蛔虫，能止住大人虚脱，腹痛难忍，及小孩肠绞痛，妇女妊娠期便血，还可以促使乳汁分泌，消散乳腺炎症和耳鸣症状。局部外敷可治狂犬咬伤，制止蚯蚓之毒。

※叶

【主治】煨烂研碎，敷在外伤化脓的部位，加盐研成细末，敷在被毒蛇、毒虫咬伤的部位或箭伤溪毒的部位，有除毒作用。还可以治疗下肢水肿，利于滋养五脏，益精，聪耳明目、轻身，使人肌肤润泽，精力旺盛，不易衰老，发散黄疸病。

※汁

【性味】味辛，性温、滑，无毒。

【主治】喝葱汁可治便血，可解藜芦和桂皮之毒。又可以散瘀血，止流血、疼痛及耳聋。

※须

【主治】通气，治饮食过饱的房事过度，治血渗入大肠，大便带血，痢疾和痔疮。将葱须研成末，每次服10克，用温酒送下。

※花

【主治】主治心脾如刀割般的疼痛，同吴茱萸一起煎服下，有效。

※实

【性味】味辛，性温，无毒。

【主治】能使眼睛明亮，补中气不足，能温中益精，养肺，养发。

【发明】《张氏经验方》一书载：金属外伤后出血，可用葱白连着葱叶煨熟后捣烂敷在疮上，等到冷后换。石城尉戴尧臣，试马时损伤了大拇指，流了很多血，用这种方法，换药两次就能止住疼痛。第二天洗脸时，看不到受伤的痕迹。宋推宫和鲍县尹都知道这个方法，每当有人被杀伤还没有断气时即用此法，救活了不少人。

煨葱可以治跌打损伤方法是：将葱放入灰中用火煨熟，剥掉葱皮，中间有液体流出，便将它覆盖在损伤之处，再多煨些葱，连续不断地敷上热葱。昔日李抱真当判官时，被军士用棍棒打伤的大脚趾，连趾甲都被打落了。开始用金创药裹在拇指上，以饮酒止痛，结果脸色越来越青，痛苦得难以忍受。有个军士就告诉他用煨葱治跌打损伤，他立即采用此法，换了3次药后，脸就呈现出了红色，不一会疼痛消失。一共十几次后，便能在席上谈笑风生。

【附方】治头昏脑涨疼痛难忍：用葱插入患者的鼻和耳内，就能通气，使人清爽。

治上吊自杀者：用葱插入耳鼻之中，等到有血流出来就能苏醒。

治因伤寒头痛欲裂者：用连须的葱白250克，生姜100克，同水煮，温热时服下。

治妊娠期间受到伤寒，红斑变黑，尿中带血者：用葱白一把，水3升，煮熟后喝汤，吃完葱，直到出汗。

治怀孕五六个月时胎动剧烈难以抢救者：用葱白一把，水3升，煎至只有1升时，除去葱渣立即服用。

治胎道流血，腰痛攻心：用葱白煮成浓汤饮服。如果胎儿没死就能安胎，如果胎儿已死则能让死胎很快排出来，没有效可再服用。一种药方：加上川芎。另一种方法：用银制器皿煮粥和羹米食。

治突然中恶，卧床不起：急取葱子中间的黄心刺入患者的鼻孔中，男的刺入左鼻孔，女的刺入右鼻孔，深约10～13厘米，鼻孔、耳朵出血就救治了。或者刺入耳中15厘米深，以鼻孔中出血为准，如果没有出血则已经死亡。

治小儿暴死：取葱白放入肛中和两处鼻孔中，气通后打喷嚏，即活。

治小儿腹痛：用葱煎水浴小孩腹部，并用炒葱捣碎贴在肚脐上过一会，排出尿后腹痛即止。

治阴痛难忍，昏厥而唇青面黑者：用葱一束，除去根和葱叶，留葱白6厘米，烘烤热后放在肚脐上，用熨斗烫，葱坏后又另换新的，过一会，热气透入体内，手足温暖有汗出来就好了，再服4次葱汤。如果用熨斗烫，手足都不变暖和，那么就很难治疗。

治急性胆管绞痛，小便不利，如果不及时抢救就有生命危险：用葱白5.4千克，炒热后用帕包好，将两包交替熨烫小腹等气渗透到腹里，气透后则愈。

治早期乳腺炎：用葱汁一升，立即服下，炎症即可消失。

治疗疮毒疮：将疮刺破，用老葱、生蜂蜜杵碎贴4个小时，疗疮出来后，用醋水洗，神效。

治人身体上突然长出肉刺，或痛或发痒，即血壅，如不医治则必死无疑：将葱烧成灰后淋洗，再喝豉汤数杯，则病情自然好转。

蒜

【释名】家蒜有两种：它的根和茎都很小，瓣少，较辣的，就是小蒜；它的根和茎都大，瓣多的，味辣而带苦的是大蒜。又名小蒜。

【性味】味辛，性温，有小毒。

【主治】益脾肾，止霍乱吐泻，解腹中为安，消积食，温中调胃，除邪祛毒气，下气，治各种虫毒，敷在蛇虫咬伤处和沙虱疮上，有很好的效果。

※叶

【主治】治心烦痛，解各种毒，治小儿发红疹。

【发明】华佗看见一个人哽住吃不下食物，就叫店家取大蒜榨出两升汁叫患者喝下，立即吐出一条蛇，患者把蛇挂在车上，去拜谢华佗，看见墙壁北面挂着数十条蛇，才知道他的神奇。还有《奇疾书》一书说：人头上、脸上有火光，别人的手靠近就像有火在烧烤，这是中了蛊毒。取大蒜榨汁25克，和着酒服下，即吐出像蛇一样的东西。由此看来，大蒜是治中毒的重要药物，现在很少有人知道这一点。

山　蒜

【释名】山蒜、泽蒜、石蒜都是同一种蒜，只是分别生长在山中、沼泽中、石头之间等不同的地方。

【性味】味辛，性温，无毒。

【主治】治积块和妇女的血瘤，用苦酒磨细后服下，治疗效果非常好。

※泽蒜、石蒜

【主治】都能温补下气。

芸 薹

【释名】它的籽可以榨油。九十月间播种，长出来的叶子形状颜色有点像白菜。也叫油菜。

油菜开黄色的小花，花有四瓣，像芥花。结荚收籽，它的籽也像芥籽，呈灰赤色。

※茎叶

【性味】味辛，性温，无毒。

【主治】治丹毒，乳房肿块，破腹内痞块结血。治产后贫血及瘀血。煮来吃治腰脚麻木。捣叶涂于女人乳房疗肿块。治瘰疬、豌豆疮，散血消肿，伏蓬砂。芸薹破血，产妇宜食。

【发明】贞观七年内江县因饮酒过量，夜间感觉四肢骨肉疼痛，次日清晨头痛，额角上发丹如弹丸，肿痛，到中午肿得厉害，眼睛都睁不开。再过一天几乎会死。我想到本草所载芸苔可治丹毒。于是取芸苔叶捣烂来敷，马上就消了红肿，灵验如神。也可以捣汁来服用。

※籽

【性味】味辛，性温，无毒。

【主治】通滞血，破冷气，消肿结，治难产，产后心腹部各种疾病，赤丹热肿，金疮血痔。取它的油敷头，会让头发长黑。

【附方】治手足瘭疮：此疮常长在手、脚、肩、背上，密密麻麻像红豆，剥破它有汁渗出。用芸苔籽煮水服1升，并且多吃晒干煮熟的芸薹菜，吃时加少量的盐、酱。冬季用芸薹籽研水服。

治泻下血色鲜红，腹痛日夜不止：用芸薹叶捣烂取汁200毫升，加蜂蜜100毫升，温服。

治产后恶露不下，血结心中：用炒过的芸薹籽、当归、桂心、赤芍各等份，研为末，每次用酒服下10克，便能排出胞宫内遗留的余血和浊液。

治大便下血：用生芸薹籽、甘草炙一起研为末，每次服15克，用水煎来吃。

治偏头痛：用芸薹籽0.5克，大黄1.5克，研为末，吸入鼻中，很快就会好。

治扭伤骨节：用芸薹籽50克，炒黄米360克，龙骨（蛇骨）少许研为末，醋调成膏，摊在纸上，敷贴骨节扭伤处。

治小儿天钓：芸薹籽、去掉皮尖的生乌头各10克，研为末，用水调和后涂在头顶上。

生 姜

【释名】四月份取母姜栽种，到五月份就长出苗，竹叶宽，对生，叶味辣香。种在低湿沙地。秋后经霜，姜就老了。

【性味】味辛，性温，无毒。

【主治】久服去臭气，通神明。功能是归五脏，除风邪寒热，伤寒头痛鼻塞，咳逆气喘，止呕吐，去痰下气，去水肿气胀，治时令外感咳嗽。合半夏能治胃脘部急痛。加入杏仁煎，治急痛气实，心胸拥膈冷热气。捣烂取汁和蜜服，治中暑呕吐不能下食。散烦闷，开胃。把生姜汁煎服，下一切结食，冲胸膈恶气，特效，还能破血调中，去冷气。

※汁

【主治】解药毒，除恶热，治痰喘胀满，寒痢腹痛，转筋胸闷，去胸中臭气、狐臭，杀腹内寄生虫。开胃健脾，散风寒，解菌蕈等各种菌毒。姜生用时，能发散，熟用时和中。能解吃野禽中毒而致的咽喉肿痛。点入眼中可以治红眼病。和黄明胶熬，贴风湿疼痛，治疗效果非常好。

【发明】俗话说，"上床萝卜，下床姜"，说的就是姜能开胃，萝卜能消食。姜味辣而不荤，去邪辟恶。生吃熟吃，或同醋、酱、糟、盐、蜜煎后调和，无所不宜。既可作蔬菜、调料，又可入药做果脯，用途非常广泛。凡是早上外出或者走山路，都宜含一块生姜。

※**姜皮**

【性味】味辛，性凉，无毒。

【主治】可以消浮肿，腹胀，腹腔内的痞块，调和脾胃，去眼球上的白膜。

※**叶**

【性味】味辛，性温，无毒。

【主治】治吃鱼导致的结石，捣汁饮用，即消。

【附方】治产后肉线：有一个妇女产后用了力，导致肉线裂出1.0～1.3米，一触疼痛连心，不堪忍受。有一个道士叫人买来老姜1.5千克，苧皮捣烂，倒入1千克麻油拌匀炒干。先将消过毒的绢1.6米，折成方后叫人轻轻盛起肉线，使肉线曲成三团放入产户。再用绢袋盛姜，就近熏，姜袋冷了就换。熏了一天一夜，肉线就收缩了大半，两天便痊愈了。据说这是魏夫人秘传的怪病方，不能让肉线断了，否则，就成了不治之症。

脉溢怪症，一人毛窍节次血出不止，此胀如鼓，不久目、鼻、口被气胀：用生姜，姜汁和水各半盏服用，即愈。出自夏子益的《奇疾书》。

胡荽

【释名】因张骞出使西域带回来的种子，所以叫胡荽。现在俗称荽，山西人称它为香菜。又叫沁香菜，也叫胡菜、原荽。八月份下种，阴天特别好。初生时茎柔叶圆，叶有花歧，根软是白色的。冬春采来食用，香美可口，立夏后开成簇细花，颜色呈淡紫色。五月收子，子大如麻子，也有辛香。它的子、叶都用，生、熟均可食，对世人非常有益，适宜种植在肥沃的地里。

※根、叶

【性味】味辛，性温，无毒。

【主治】可消食，治五脏，补不足，利大小肠，通小腹气，清四肢热，止头痛。疗瘙疹、豌豆疮不出，用胡荽酒喷于患处，立出。通心窍，补筋脉，开胃。如果治肠风，就用热饼裹胡荽吃，治疗效果非常好。和各种菜一同吃，气香，爽口，辟飞尸、鬼疰、蛊毒。解鱼毒，肉毒。但有狐臭、口臭、烂齿和脚气、金疮的人，都不可吃胡荽，否则病情加重。久食令人健忘。它的根，会发痼疾。切不可与邪蒿同食，否则令人汗臭难以治愈。凡是服用一切补药以及药中含有白术、牡丹的人，不能吃它。

※籽

【性味】味辛、酸，性平，无毒。

【主治】主治消食开胃，解蛊毒治五痔，及吃肉中毒，吐血，下血，可煮汁冷服。又可以用油煎，涂小儿秃疮。能发痘疹，除鱼腥。

胡萝卜

【释名】因是元朝时从西域引进来，所以得名胡萝卜。根有黄色、红色两种，带点蒿气，长16～20厘米，大的有手握满那么粗。三四月茎高6～10厘米，开碎小的白花，像伞的形状，胡萝卜籽有毛，是褐色的，它有萝卜气味。

※根

【性味】味甘、辛，性温，无毒。

【主治】主要是下气调补中焦，利胸膈和肠胃，安五脏，增强食欲，对人体有利没有害。

※籽

【主治】治久患痢疾。

茼 蒿

【释名】茼蒿四月起苔，有60厘米多高。开深黄色花，花的形状像单瓣菊花。一朵花可结籽近百个，成圆形，最易繁殖，有蒿气。又名蓬蒿。

【性味】味辛，性平，无毒。

【主治】主治安心气，养脾胃，消痰饮，利肠胃。但多吃动风气，薰人心，令人气胀。

芹　菜

【释名】芹菜有水芹、旱芹两类。水芹生在沼泽的边上；旱芹则生在陆地，有红、白两种。一般二月份长出幼苗，它的叶子成对生长。五月开出细小的白花。它的茎上有棱，中间是空的，它的气味芬芳。它是对人的身体有益的菜。

※水芹

【性味】味甘，性平，无毒。

【主治】治女子大出血，且有止血养精，保养血脉，强身补气的功效。令人身体健壮，食欲增强。捣水芹汁服用，又可去除暑热。医治结石。饮它的汁后，小儿可以去除暴热，大人可治酒后鼻塞及身体发热，又可去头中风热、利口齿和滑润大小肠。同时还可解烦闷口渴，妇科出血和白带增多，以及痫症和五种黄疸病。芹菜和醋一起调和吃，不损牙齿。红芹是害人的，不可以吃。腹有包块的人不能吃。

【发明】春秋时节，蛇卵附在芹菜上，人们误认为是食物而把它同芹菜一起吃了，导致生病，出现面色青紫，腹部胀满症状，像怀孕一样疼痛难忍，叫作蛟龙病。宜吃硬糖3.6～5.4千克，每日3次，直到吐出像蜥蜴一样的秽物后症状消失。芹菜生长在水边。蛟的行为变化莫测，它的精卵哪能附在芹菜上呢？大概是蜥蜴、水蛇之类的动物，在春夏之时交配时，将精液遗留在那里的原因吧。况且蛇喜欢吃芹菜，这尤以证明上述结论。

※旱芹

又名堇。

【性味】味甘，性寒，无毒。

【主治】捣成汁后，可以用来洗马身上的毒疮，同时也可服用。又将汁涂在蛇、蝎毒痈肿患处，可治。经常食用堇菜可以消除胸腹间的烦闷发热及寒热，治颈淋巴结核病。具有聚积精气，除下瘀血，止霍乱腹泻的功效。还可以将生堇菜捣成汁取半升服，能够驱除体内毒性产物。

※红芹

又称紫堇。长在水边。它的叶是青色的，有10多厘米长，叶上有黄色斑点，它的味道苦涩。它的根嚼起来有极浓的酸、苦、涩味。

※苗花

【性味】味酸，性平，微毒。

【主治】治大人、小孩脱肛。

芥

【释名】味辛烈，样子像白菜，菜叶上有柔毛。也叫芥菜。

※茎叶

【性味】味辣，性温，无毒。

【主治】可通鼻，祛肾脏经络邪气，利九窍，明耳目，安中。常吃温中。止咳嗽上气，除寒冷气。去头痛，通肺消痰，利膈开胃。叶子大的好，叶子小且有毛的对人有害。

※籽

【性味】味辛，性热，无毒。

【主治】主通鼻，祛一切邪恶疰气，咽喉肿痛。治疰气发没有定处，及被毒箭伤，做成药丸或捣为末服，治胃寒吐食，肺寒咳嗽，伤风受寒引起的胸腹腰痛，口噤，消散痈肿瘀血。芥籽的功用与芥菜相同。它的味辣能散发，利九窍，通经络，治口噤、耳聋、鼻出血的病症；又能消瘀血，疗痈肿，祛痛痹的邪气。它的性热而且温中，因而又能利气化痰，治咳止吐，主胸腹各种疾病。白色的芥籽更加辛烈，治病尤为好。

【附方】治伤寒没有汗：用水调芥籽末填入肚脐内，然后用热药物隔着衣服熨肚脐处，直至出汗为止。

治身体麻木：芥菜籽末加醋调和后，涂在身体麻木的地方。

治牙龈溃烂出臭水：把芥菜杆烧存性，研细为末，频敷患处就可以治疗。

治飞丝入目：用青芥菜汁点入眼中，功效神验。

治漆疮搔痒：用芥菜煎汤洗患处。

治咽喉肿痛：用芥菜籽末加水调好后，敷咽喉部，等到药干了再换。又方：将芥菜籽研细成末，调醋取汁，点入喉内。等到喉内有响声，再用陈麻秆点烧，烧烟吸入喉内，立即见效。

治夜盲：用紫芥菜籽炒黑研成末，用羊肝一具分作八服。每服用芥籽15克捻在羊肝上，再用竹笋皮裹好，煮熟冷却后服用，并用煮它的水送下。

治妇女闭经不行已有一年的，脐腹痛，腰腿沉重，寒热往来：用芥菜籽100克，研成末。每次用10克，空腹用酒服下。

治阴证伤寒引发，腹痛呕逆：用芥菜籽研成末，加水调和后贴在肚脐上。

治颈淋巴结结核：用芥制成末加醋调和后，贴患处。

白 芥

【释名】这种菜虽然属于芥类，但它和其他的芥类有很大区别。又叫胡芥，也叫蜀芥。

※茎叶

【性味】味辛，性温，无毒。

【主治】可驱冷气，安五脏，它的功用与芥菜相同。

※籽

【性味】味辛，性温，无毒。

【主治】可发汗，治胸膈痰冷，气息急促，将它研成末，加醋调和后敷可治毒箭伤。用熨的方法可除恶气风毒脓肿，四肢疼痛。对患咳嗽不止，胸胀气喘且多唾的人，每次温酒吞下7粒。它还能利气化痰，除寒暖中，消肿止痛，治咳嗽翻胃，下肢麻木，筋骨腰各种痛。如果痰在胁下及皮里膜外，非白芥籽不能治。

【附方】防痘疮（天花）余毒未尽，复受风邪，治眼中作痒，眼睑红赤溃烂等：用白芥籽末，加水调和后涂足心中，引毒气下行，使疮疹不进入眼中。

治胸胁水饮，皮肤苍白或肿而不红及胸痛：用白芥籽25克，白术50克，研为末，加入枣肉捣烂后，做成梧桐子大的药丸，每服用50丸白开水下。

韭

【释名】只要种一次便长期生长，所以叫韭。一年可割三四次，只要不伤到它的根，到十一二月份用土盖起来，三四月份来临之前又开始生长，一丛一丛地生长，叶长得茂盛，韭叶颜色翠绿。又名起阳草。

【性味】味辛、微酸，性温、涩，无毒。

【加工】叶子长到10厘米长时就可以收割，如果要收种子就只收割一次。八月份开一丛丛花，收取后腌藏作为菜，叫作长生。说的是割后又能长，久久不衰。九月份收种子。它的种子呈黑色，形状扁平，需放在通风的地方阴干，不要放在潮湿的地方。

【主治】主治归心，安抚五脏六腑，除胃中烦热，对患者有益，可以长期吃。另可归肾壮阳，止泄精，温暖腰部、膝部，可治吐血、咯血、鼻血、尿血，及妇女月经失调，跌打损伤和呃噎病。和鲫鱼一同煮来吃，可治急性痢疾。将生韭菜捣汁服，可治胸部疼痛。煮来吃，可以使肺气充沛，除心腹陈寒痼冷和腹部包块，治肥胖人中风后失音。还可解各种药物的毒性，治疗狂犬咬伤，毒蛇、蝎子、毒虫咬伤，捣烂后，局部外敷，解它的毒性。把韭菜炸熟和上盐、醋，空腹吃十顿，主治胸膈噎气。三四份月吃起来香，五月份间吃了则使人疲乏没有力，六七月份吃起来臭，十一二月份吃起则小便频繁。不能与牛肉同食。昔日人们在过节时要吃五种荤辛类食物来驱除邪气，这五种荤辛就有韭菜，元宵日吃辛，用它来资助人的正气。

※花

【主治】食之动风。

※根

【主治】可治各种癣症。

※籽

【主治】可治梦中遗精、便血。可暖和腰膝，驱除鬼气附身，补肝脏及命门，治小便频繁，遗尿，可治妇女白带量过多。将其研成末，拌入白糖可治腹泻；拌入红糖则可治腹泻便血。用陈米汤服下，有神效。

【附方】服食方：有位贫穷的老人患上了消化道肿瘤，一吃食物马上就呕吐，而且胸中像针刺一样痛。有人叫他用韭菜汁，加入少量盐、梅和卤汁，先细细呷一点，再渐渐加量，吐出数升浓痰后明显好转。

治产后大量出血而晕倒：将韭菜切碎装入瓶中，再倒入热醋浸泡，使气吸入患者鼻中，就能苏醒。

治鼻出血不止：将韭菜根、葱根一起捣碎，捏成枣子一般大小，塞入鼻孔中，不时更换，两三次就能止住流血。

二、柔滑类

菠　菜

【释名】叶子是绿色，细腻而且柔厚，它的茎柔脆而且是空心的。它的根有数寸长，大如桔梗而且是红色的，味道甘甜香美。

※菜及根

【性味】味甘，性冷、滑，无毒。

【主治】利五脏，去除肠胃的热，饮酒过量而中毒。服用丹石的人吃它更好。具有疏通血脉，开胸下气，调涩，止口渴润燥的功效。但它不能和各种鱼一同煮来吃，容易引起腹泻。北方人吃肉、面食时，吃菠菜就会起平衡的作用；南方的人吃鱼、虾米时，吃它便于降温。但多吃了伤及大、小肠，使人生病。大便涩滞不通或有痔疮的人，应该常常吃菠菜、葵菜之类的食物。它的性滑可以护养窍穴，自然通利肠道，而没有枯涸的害处。

荠

【释名】它的茎坚硬而且有毛，不好吃。开白色的小花，许多小花集在一起。结出的荚只有三只角。四月收摘。因为它的茎能避蚊子和飞蛾，所以又叫护生草。

※荠菜

【性味】味甘，性温，无毒。

【主治】可利肝和中，益五脏。

※根

【主治】可治眼睛疼痛，具有聪耳明目、轻身，使人肌肤润泽，精力旺盛，不易衰老，益胃的功效。

※根叶

【主治】将荠菜的根叶烧成灰后饮用，治赤白痢非常有效。

※实

【加工】每年四月八日采摘。灾荒年采摘它的籽和水调成块状，或煮成粥。做成饼都很黏滑。

【性味】味甘，性平，无毒。

【主治】它能使眼睛明亮，治眼痛、青光眼，同时可以滋补五脏不足。也可治腹部胀痛，去除风毒邪气，治疗眼内积尘，白翳并解热毒。如果长期服用，会使眼睛看物更加清晰。

※花

【主治】放在床席下面，可以驱臭虫。又能避蚊子、飞蛾。把花阴干研细成末，用枣汤送服，每次10克，可以治慢性腹泻。

马齿苋

【释名】在田园野外都有生长。它的茎柔软并且铺在地上，叶子很小，对称性地生长。六七月份开小花，结小的尖形果实，果实中有籽。它的苗煮熟晒干食用。另一种叫水马苋，生长在水中，形状和马齿苋相似，也可以洗干净后生吃。也叫长命菜。

※菜

【性味】味酸，性寒，无毒。

【主治】治各种肿瘘疣结。方法是：将马齿苋捣碎后涂在患处。又能消除腹部包块，止消渴，增强肠道功能，令人不饥饿。治女人赤白带。饮用马齿苋汁水，可以治反胃和各种淋症，止金疮流血，破除局部瘀血，尤其对小孩效果较好，汁水还可以治口唇紧闭和皮面上的疮疱。将它制成膏，可以涂抹在湿癣、白发、秃头处，有效。又主治36种风症。**将它煮成粥，可以治痢疾及腹部疼痛。使人头发长年不白。**用生的马齿苋捣碎取汁服用，还可治痈疮，杀灭各种肠道寄生虫。它的汁加梳子上的污垢，调后封贴在疔疮处，有消肿的作用。可以将马齿苋烧成灰加入陈醋浸泡，先烤一下后再封贴在疔疮处，有消肿的作用。马齿苋还有散血消肿，利胸滑胎，解毒通淋，治产后出虚汗的功能。这种菜受阴气很多，所以吃它时应该加蒜调和。马齿苋的节叶间粘有白灰的，是最好的一种。

※籽

【主治】可使眼睛明亮，具有聪耳明目、轻身，使人肌肤润泽，精力旺盛，不易衰老的功效。

【附方】多年恶疮，各种药方都治不愈，或者皮肤发炎肿胀疼痛不止：捣马齿苋敷于患处，两三次即愈。

治妇女产后血痢，小便不通，肚脐腹部疼痛：将马齿苋用木棒捣取它的汁300毫升，煎到沸腾时加上蜂蜜100毫升，调和匀后服用。

治小便淋沥不畅：用马齿苋汁服用。

治中毒生命垂危：用马齿苋捣碎后取汁饮用。

苦　菜

【释名】春无生长幼苗，有红茎、白茎两种。苦茎中空而脆，折断后有白汁流出。叶像花萝卜菜叶一样颜色，绿中带碧。叶柄依附在茎上，每片叶子有分叉，相互交撑挺立，开黄花，像野菊。一枝花结籽一丛。当花凋谢时就可以采集。苦菜籽上有茸茸的白毛，随风飘动，花落的地方就带有籽落地，就会生长出来。又叫苦苣。

※菜

【性味】味苦，性寒，无毒。

【主治】祛五脏邪气，厌食胃痛。经常服用安心益气，精神饱满，轻身耐老，耐饥饿和耐寒，豪气不减，增强体力。虽然苦菜性冷但对人有好处。可治腹泻，清热解毒，及恶疮疾病。调节十二经脉，治霍乱后胃气烦胀。捣它的汁饮用，可清除面目和舌头下的湿热。它的汁是白色的，涂抹在疔疮肿痛之处，能拔出病根。把苦菜汁滴在痣上，立即使痣溃烂，脓汁排出。能耳聪目明、轻身，使人肌肤润泽，精力旺盛，不易衰老，治各种痢疾和血淋痔瘘疾病。野苣不能和蜂蜜一起吃，容易使人患内痔，脾胃虚寒的人不可以食用。凡是患痔疮的人，适宜用苦菜，新鲜或晒干的都可以，放入锅中煮到熟烂的程度，把热的苦菜汤放入器皿中，人横坐在凳上，先用热苦菜汤熏，再用苦菜汤洗，直到汤冷，每天洗数次，数日后见效。

※根

【主治】治赤痢、白痢和骨结核，三种病都可以煮汁服用。同时苦菜根还能治血淋，利于小便的排泄。

※花、籽

【加工】主治黄疸病时，可用苦菜籽加上莲子一起研细，每次取10克加水煎服后服用，每天两次，效果良好。

【性味】味甘，性平，无毒。

【主治】祛中暑，安定神志。

【附方】治口腔恶疮：用野苦苣捣烂取汁水一盏，加入姜汁一匙，调和后用酒服用，用渣敷患处，一两次即可。

治喉痹肿痛：用野苦菜捣烂后取汁半盏，再用灯芯加热浸泡，拘谨捻灯芯汁水半盏，与野苦菜汁调匀拌和后服用。

苜 蓿

【释名】结圆扁形的小荚，周围有刺，结的荚非常多，老了就变成黑色。荚内有像米的籽，可以做饭吃，也可以用来酿酒。

【性味】味苦，性平、涩，无毒。

【主治】可安中调脾胃，有益于人，可以长期食用，轻身健体。祛脾胃间的邪热气，祛小肠各种热毒，可以加酱油煮吃，也可煮成羹吃。对大小肠有利，把苜蓿晒干来吃对人有益，其功能与新鲜时相同。

※根

【性味】性寒，无毒。

【主治】治热病烦闷，眼睛发黄，小便呈黄色，酒精中毒，捣碎后服1升，让人呕吐后就可把病治好。也可以把它捣碎取汁煎来服用，治结石引起的疼痛。苜蓿不可和蜜同吃，令人腹泻。

苋

【释名】苋都是三月份撒种，六月份以后就能吃。长老了能抽出很高的茎，开小花结成花穗，穗中有细籽，籽呈扁形，有黑色的光泽。苋有六种：赤苋、白苋、人苋、紫苋、五色苋和马苋。又名苋菜。

【性味】味甘，性冷利，无毒。

【主治】白苋补气、除热，使九窍畅通。

※**赤苋**

【主治】治赤痢、箭伤和虫病。

※**紫苋**

【主治】消除虫毒，治气痢。

※**六苋**

【主治】利大小肠，治初痢、滑胎。苋动气，所以令人烦闷，性寒损伤脾胃，不能和鳖一起吃，容易产生结石。五月五日收苋菜籽，和马齿苋一起研为末，两者分量相等，孕妇常服，容易分娩。

※**苋实**

【性味】味甘，性寒，无毒。

【主治】治青光眼，并可使人聪耳明目、轻身，让人肌肤润泽，精力旺盛，不易衰老。除眼中邪恶之物，利大，小便排泄，去除寒热。经常服用增加元气和体力，使身体感觉轻松，不容易饥饿。又可治眼疾，杀死蛔虫，增加精气。

※**根**

【主治】捣烂外敷可治下腹及阴部疼痛。

地　瓜

【释名】又名土蛹，也叫甘露子。二月份生苗。苗长30厘米左右；茎是方的，对节而生；叶上有鸡冠似的齿。四月份开小花，根相连，五月份掘它的根来蒸吃煮吃，味道像百合。既可做菜，又可当果品。又名草石蚕。

※根

【性味】味甘，性平，无毒。

【主治】和五脏，下气，清神。泡酒喝，除风破血。煮食，治水中恶虫之毒。焙干吃，散血止痛。茎叶上的节也可捣成末和酒服。但不宜生吃或多食，否则生寸白虫。如果与各种鱼同食，会使人呕吐。

鸡肠草

【释名】生在低洼潮湿的地方。结出小果实，果实中有细籽。它不如鹅肠味美。生嚼时有滑腻感，所以可以用来捕捉飞虫。然而鹅肠菜生嚼没有黏性，这样自然就可以分辨。又名鸡肠菜。

【性味】味辛、苦，性平，无毒。

【主治】治毒肿和小便次数过多。治疗昆虫引起的疮病。主治遗溺，洗手脚因水毒而糜烂。五月五日将它晒干研成末加入盐调和混匀，可以治疗一切疮和风丹导致的遍身瘙痒症；也可以取它的汁液加蜂蜜调和服用，治小儿红、白痢疾，治疗效果非常好。把它研成末或者烧成灰，擦在牙齿上，具有洁齿、去牙垢的功效。

灰涤菜

【释名】四月份生苗，茎上有紫红线棱。叶尖而有齿，叶面青色，叶背白色。茎心、嫩叶背面都有白灰，在原野生长。

【性味】味甘，性平，无毒。

【主治】治恶疮，虫、蚕、蜘蛛等咬伤，可将灰涤捣烂后和油敷搽。也可将它煮来食用，或做汤，洗浴治疥癣风瘙。把灰涤烧成灰后放入牙缝中，可消炎。如用来漱口，去痦疮。用灰涤的灰淋汁，可蚀息肉，除白癜风、雀斑。而皮肤接触了生灰汁，会生疮。

※子仁

【性味】味甘，性平，无毒。

【主治】做成饭或磨成面食，可杀虫。

土 芋

【释名】叶像豆叶，像鸡蛋大小。南方人叫作香芋，北方人称为土豆。又名土豆。

【性味】味甘、辛，性寒，有小毒。

【主治】解诸药毒，如生研水服，吐出恶物就止。煮熟了吃，则味道甘美，养人肠胃，治热嗽。

百 合

【释名】百合只有一茎向上，叶向四方伸长。五六月份时，茎端开出大白花，花瓣有16厘米长，花有六瓣，红蕊向四周垂下，颜色也不红。开红花的叶子像柳叶，叫作山丹。

※根

【性味】味甘，性平，无毒。

【主治】治邪气所致的心痛腹胀，利大小便，补中益气。除浮肿胪胀，胸腹间积热胀满、阻塞不畅全身疼痛、乳难和咽喉肿痛，吞口涎困难，止涕泪。辟百邪鬼魅，涕泣不止；除膈部胀痛，治脚气热咳。还可安心、定神，益志，养五脏，治癫邪狂叫惊悸，产后大出血引起的血晕，杀血吸虫，胁痛、乳痈发背的各种疮肿。也可治百合病，温肺止嗽。如心下急黄，宜将百合同蜜蒸食。

※花

【主治】将百合花晒干后研成末，和入菜油，可涂天气引起的小儿湿疮，治疗效果非常好。

※籽

【主治】加酒炒至微红，研成末用汤服，可治肠风下血。

【附方】治天泡湿疮：生百合捣烂涂搽，一两日即安。

治肺病吐血：将新鲜的百合捣成汁，和水饮或煮食。

治百合病：可用百合知母汤。因为此病是因伤寒引起的，百脉一宗，全身受邪，行、住、坐、卧不安，像有鬼神附身似的。如已发汗的，可将百合七枚，用泉水浸泡一夜，次日凌晨再取泉水2升煮至1升，然后将知母100克，同泉水2升煮取1升，再同百合汤煮取1.5升，分次服下。百合鸡蛋汤：可治百合病已经呕吐的人。用泉水将百合7枚浸泡一夜，次日凌晨再用泉水2升，煮取1升，加入鸡蛋黄一个服用。百合代赭汤：治百合病已经恶化的。用百合7枚，按上面的方法浸泡后煮取汁，然后将代赭50克，滑石150克，水2升，煮取1升后，再同百合汤煮取1升，分次服下。百合地黄汤：治百合患者未发汗、呕吐泻泄的。依照上述方法，加入地黄汁1升，同百合汤煎取1.5升，分次服下。

竹 笋

【释名】竹笋10天之内为笋，嫩而能食，而10天之后则成竹了。各种竹笋中，苦的味道也特别苦，也有不中吃的。

※诸竹笋

【性味】味甘，性寒，无毒。

【主治】主治消渴，利尿，益气，可经常食。还利膈下气，清热消痰，爽胃口。

※苦竹笋

【性味】味苦、甘，性寒。

【主治】治失眠，去面目及舌上热黄，消渴，聪耳明目、轻身，使人肌肤润泽，精力旺盛，不易衰老，解酒毒，除热气，使人健康。理心烦闷，益气力，利尿，下气化痰。理风热脚气，治出汗后伤风失音。将干的苦竹笋烧研后加盐，可擦牙疳。

※淡竹笋

【性味】味甘，性寒。

【主治】治化痰，除狂热壮热，头痛头风，及妇头晕，颠仆惊悸，瘟疫迷闷，小儿惊痫天吊。

※冬笋

【性味】味甘，性寒。

【主治】可解毒，治小儿痘疹不出。

※青笋

【性味】味甘。

【主治】可以治愈慢性肺病、吐血和出血。还可治五痔及妊娠反应。

蕨

【释名】二月份生芽，形状卷曲。长成后则像展开的凤尾，有1.0～1.3米高，生长在山中。

【加工】蕨茎嫩时可采，在石灰汤里煮去涎滑，然后晒干作蔬菜，味道甘美滑。也可以和醋食用。蕨的根呈紫色，皮内有白粉，捣烂后再三洗净，待沉淀后，取粉做饼，或刨掉皮做成粉条吃，粉条颜色淡紫，味道非常滑美。

【性味】味甘，性寒、滑，无毒。

【主治】去暴热，利水道，令人睡，补五脏不足，气壅塞在经络和筋骨间。

※蕨根

【主治】烧成灰后和油调匀，敷蛇咬伤。但不能经常食用，否则令人目暗、落发。小儿食后，会脚软没有力，不能行走。而且长期吃会使妇女脐下长硬块。吃得过多，消阳气，使人昏昏欲睡，脚软没有力。

蒲公英

【释名】蒲公英生长在平原沼泽的田园之中。它的茎、叶都像莴苣，折断后有白汁流出，可以生吃，花像头饰金簪头，也叫金簪草，形状像一只脚立地的样子，也叫黄花地丁。

※**苗**

【性味】味甘，性平，无毒。

【主治】治妇女乳房痛和水肿，方法是：煮汁饮用和封贴在患处，立刻消肿。解食物中毒，驱散滞气，化解热毒，消除恶肿、结核及疔肿。放入牙中，可以使胡须、头发变得乌黑，滋壮筋骨，用蒲公英的白汁涂在恶刺上立即治愈。这草属土，开黄花，味道甘美。可进入阳明和太阴经，所以能滋阴壮阳。对化解热毒，消肿核有奇妙的功用。蒲公英加忍冬藤煎汤，再混入少量的酒调佐服用，可以治乳腺炎。服用后想睡，这是它的一个作用，入睡后感觉出汗，病就治愈了。

【发明】主治恶刺的方法，出自孙思邈的《千金方》。书中序上说：孙思邈在贞观五年七月十五日夜，因左手中指触碰了庭木，到天亮时已疼痛难忍了。十几天过去后，伤处痛得更加厉害，疮一天天地肿大。经常听长辈说有这个药方，于是用了这个药来治疗。疼痛被止住，疮也好了，没到10日，手就恢复了原状。

【附方】用蒲公英500克，连根带叶将它洗干净，不要让它见阳光，阴干后放入斗中，将50克盐、25克香附研细成末，加入蒲公英里腌上一夜，然后做成20个药丸。用牛皮纸包三四层，捆好扎紧，用61条蚯蚓吐出的泥把药丸敷贴牢固，再放入灶内烘干，至药丸通红时再取出来，去掉表面蚯蚓泥后把药丸研细为末，早晚用来擦牙漱口，吐出来，咽下去长期使用才有效。此方能稳固牙齿，强筋壮骨，滋润肾脏。

治肠痈：用蒲公英100克、忍冬藤100克，将它们捣烂，加两盅治背脊肿痛，用截菜捣汁涂肿痛处，留一小孔宣泄热毒，待冷后即换掉。

治小儿脱肛：先用朴硝水洗脱出的肛肠，然后将鱼腥草捣烂，用芭蕉叶托住药，再让小儿坐在上面，脱肛便自然缩回。

治虫牙痛：用鱼腥草、花椒、菜籽油各等份，捣匀，加入泥少许，做成豆子大的小丸。随左右牙痛塞入相应的耳内，两边轮换，不可一起用，恐闭耳气。塞一日一夜，取出看，如有细虫，就有效。

治疟疾：紫葳一把，捣烂用绢布包裹，抹擦全身，睡觉时得汗即愈。每次发病前1小时实施。

治蛇虫咬伤：用鱼腥草、皱面草、槐树叶、决明草，一同捣烂，敷伤处甚有效。

甘 薯

【释名】二月份栽种，十月份收采。甘薯的根似芋根，头很大。大的像鹅蛋，小的像鸡蛋、鸭蛋。

【加工】把它的紫皮剥去，里面的肉则纯白如脂肪。南方人把它当作粮食、水果，蒸烤后味道十分香美。

【性味】味甘，性平，无毒。

【主治】补虚乏，益气力，健脾胃，强肾阴，功效同薯蓣一样。

豆芽菜

【释名】在夏秋两季之间，将绿豆浸泡3天，绿豆便发3厘米左右长的芽，它是蔬菜中最清洁的。

【性味】味甘，性凉，无毒。

【主治】可解毒，清脏腑积热，利肠胃。脾胃虚寒的人不宜常食。

莴 苣

【释名】正月、二月下种，它的叶像白苣呈尖形，颜色比白苣稍轻点，折断后有白汁流出粘手。四月份抽薹，苔有1.0～1.3米高，削去莴苣的皮生吃，味像胡瓜。也可以腌制食用。又名莴菜。

【性味】味苦，性冷，微毒。

【主治】利五脏，通经脉，开利胸膈。种气，壮筋骨，去除口臭，使牙齿变白，使眼睛明亮。又有催乳汁的作用。利小便排泄，解虫毒和蛇咬之毒。但经常食用又令人眼睛浑浊不清。患寒病的人不宜食用。莴苣有毒，食用害人，各种各样的虫不敢靠近它。

※籽

【主治】催乳汁，又可利小便，治阴部肿胀、痔漏出血和扭伤。

芋

【释名】芋的种类很多，有水、旱两种：旱芋可种在山地

108

上，水芋可种在水田中，叶都相似，但水芋的味更佳。芋茎也可以吃。芋不开花，有偶尔在七八月份间开的，抽茎开黄花，很像半边莲花。芋又名土芝。

※芋头

【性味】味辛，性平、滑，有小毒。

【主治】可宽肠胃，养肌肤，滑中。吃冷芋头，疗烦热，止渴。令人肥白，开胃，通肠闭。破瘀血，祛死肌。产妇吃了芋头，破血；饮芋头汤，止血渴。和鱼煮食，很能下气，调中补虚。白色的芋吃来没有味，紫色的芋吃了破气。煮汤饮，止渴。十月后将芋晒干收藏，到冬季吃不会发病。但在其他的季节却不能吃。

【附方】芋和鲫鱼、鲤鱼一同煮羹很好。但长期吃芋会令人虚劳、没有力。将煮芋的汤用来洗脏衣，会使衣服洁白如玉。

※茎、叶

【性味】味辛，性冷、滑，无毒。

【主治】可除烦止泻，疗妊妇心烦迷闷，胎动不安。另外，将茎叶和盐一同研碎，敷蛇虫咬伤和痈肿毒痛及毒箭处。

※梗

【主治】用来擦蜂刺毒特别有效。

※汁

【主治】涂蜘蛛咬伤，有治疗效果。

【发明】处士刘汤隐居在王屋山时，曾看见一只大蜂误入蛛网，蜘蛛便过来想缚它，却反而被大蜂刺伤坠地，不久只见蜘蛛腹胀欲裂，便徐徐爬入草丛中，咬开芋梗，将伤处对着芋梗磨，磨了很久，腹胀才渐渐消散，最后，恢复到原来轻盈的样子。从此后，凡是有被蜂刺伤的人，将芋梗敷在伤处，即愈。

三、瓜菜类

冬 瓜

【释名】它在冬月成熟，所以叫冬瓜。瓜嫩时绿色有毛，熟后发青色，皮坚厚有粉，瓜肉肥白。瓜瓤叫作瓜练，像絮一样白而虚松，可用来洗衣服。瓤中的籽叫瓜犀，排列生长。

【加工】在霜后摘下冬瓜，瓜肉可以蒸吃，也可加蜜糖制成果脯；籽仁也可食用。可兼蔬菜、果品用。凡收的瓜应避免接触酒、漆、麝香和糯米，否则必烂。

※白冬瓜

【性味】味甘，性温，无毒。

【主治】主治小腹水胀，利小便，止渴。能益气耐老，除心胸胀满，去尖面热；利大小肠，压丹石毒。可消热毒痈肿、将冬瓜切成片摩擦痱子，治疗效果非常好。捣成汁服，可以治愈消渴烦闷，解毒。冬瓜热吃味佳，冷吃会使人消瘦。煮食养五脏，因为它能下气。想要体瘦轻健，可以多吃冬瓜；要想长胖的人则不要吃。凡是患有发背及一切痈疽的人，可以削一大块冬瓜贴在疮上，感到瓜热时就换掉。用冬瓜散热毒很好。但久病阴虚的人要忌吃。

【发明】九月份不要吃冬瓜，否则令人反胃。只有经霜后的冬瓜吃了最好。

※瓜练

瓜练即瓤。

【性味】味甘，性平，无毒。

【主治】吃后令人面色悦泽，益气不饥。久服能轻身耐老，除烦闷不乐。可用来做面脂，去皮肤风及黑斑，润肌肤，还可治肠内结块。

※瓜皮

【加工】可制成丸服用，也可做面脂。

【主治】主治驴马汗入疮引起的肿痛，则将瓜皮阴干为末涂搽，还可治伤折损痛。

※叶

【主治】能治肿毒，杀蜂、疗蜂叮。主糖尿病和尿崩症引起的消渴，治疟疾寒热。又可将瓜叶焙干研末，敷多年的恶疮。

※藤

【主治】烧灰，可除文身。煎汤，可洗黑癜及疮疥。捣汁服，能解木耳毒。煎水，洗脱肛。

【附方】治消渴不止：将冬瓜去皮，每日饭后吃100～150克，5～7次就会有效。另一方法：将冬瓜一个，去皮后，埋在湿地中，一月份后取出，剖开取瓜中的清水，每日饮用。也可将冬瓜烧熟绞汁饮用。

治水肿危急：冬瓜不论多少，任意煮，神效无比。

治十种水气、浮肿喘满：取大冬瓜一个，切盖去瓤，填满赤小豆，然后盖上瓜盖，用纸筋泥密封，放在阳光下晒。再将两大箩糯米的糠倒进瓜内，煨至火尽，取瓜切片，又同豆焙干为末，用水糊成梧桐子大小的丸。每服70丸，煎冬瓜籽汤服下，每日服3次，直至小便通畅为止。

治食鱼中毒：饮冬瓜汁，效果良好。

治男子白浊，女人白带：将陈冬瓜子仁炒为末。每日空腹用米饮下25克。

治多年损伤不愈：温酒服冬瓜籽末。

治腰损伤痛：将冬瓜皮烧研，用酒服5克。

南 瓜

【释名】南瓜的茎，中间是空的，叶子的形状大如荷叶。八九月时开黄花，如西瓜花。结的瓜很圆，比西瓜更大，皮上有棱如甜瓜。南瓜三月份下种，四月份生苗，一根蔓可长到十余丈长，节节有根，附地而生。一根藤可结瓜数十颗，瓜的颜色或绿或黄或红。经霜后将它收置于暖处，可贮存到三四月份。南瓜籽也像冬瓜籽，肉厚色黄，可炒熟吃。它适宜种在肥沃的沙地。

【性味】味甘，性温，无毒。

【主治】能补中益气。但多食发脚气、黄疸，不能同羊肉一起食用，否则令人气壅。

胡 瓜

【释名】二月份下种，三种生苗牵藤。叶像冬瓜叶，也有毛。四月份开黄花，结的瓜长的可达30厘米。瓜皮青色，皮上有小刺，皮到老的时候则变成黄色。胡瓜又名黄瓜。

【性味】味甘，性寒，有小毒。

【主治】能清热解渴，利水道。但不能经常吃，否则动寒热，多疟疾，积瘀热，发痃气，令人虚热上逆、少气，损阴血，发疮疥脚气和虚肿百病。患天行病后，也不能吃。小儿切忌，不然会滑中生疳虫。不能同醋食。

※叶

【性味】味苦，性平，有小毒。

【主治】治小儿闪癖，每年用一张叶，生搓揉汁服，得吐、下则良。

※根

【主治】捣碎后敷狐刺毒肿。

【附方】治小儿热痢：嫩黄瓜同蜜吃十余枚，好。

治水鼓，四肢浮肿：将胡瓜一个破开，连同瓜子用醋和水各煮一半至烂，空腹吃，不久即下水。

治烫火伤：五月五日时，掐一只黄瓜放入瓶内，封后挂在屋檐下，取瓶里的水擦伤处，良。

治小儿出汗香瓜丸：用黄连、黄檗、川大黄（煨熟）、鳖甲（醋炙烤）、柴胡、芦荟、青皮等各等份，共捣为末，用黄色的大黄瓜一个，割下头，用上药填满，盖定封住，以慢火煨熟，同捣烂，加面糊做绿豆大小的丸，每次服二三十丸，食后就水下。

丝 瓜

【释名】丝瓜的叶大如蜀葵却多叉，叶尖有细毛刺，它的茎上有棱。六七月开五瓣的黄花，有些像黄瓜花，丝瓜比黄瓜稍大些，因它老时丝很多，所以叫丝瓜。丝瓜又名天丝瓜，也叫天罗、布瓜、蛮瓜。

【性味】味甘，性平，无毒。

【主治】治痘疮不出，将枯丝瓜烧灰存性，加朱砂研末，用蜜水调服，很好。同鸡、鸭、猪、鱼烹食也佳，能除热利肠。将老丝瓜烧灰存性服，可去风化痰，凉血解毒，杀虫，通经络，行血脉，下乳汁，治大小便带血、痔漏、崩中、黄积、疝痛卵肿、血气作痛、痈疽疮肿、虫牙、痘疹胎毒。能暖胃补阳，固气和胎。

※籽

【性味】味苦，性寒，有毒。

【主治】主治四肢浮肿，消肿下水。令人呕吐。甜丝瓜籽，有毒。能除烦止渴，治心热，利尿，调心肺。治泌尿系结石，吐蛔虫，压丹石。如患脚气、虚胀和冷气的人吃了，病会加重。

※叶

【主治】治癣疮，将叶在癣疮处频频揉搓。也可治痈疽疔肿。

※藤根

【主治】治虫牙和鼻塞脓浊滴出，杀虫解毒。

【附方】治痘不起发，或未出的，令多的减少，少的变得稀疏：可用老丝瓜接近蒂的150克，连皮烧存性，研末，用砂糖调服。

治痈疽不敛，疮口太深：可用丝瓜捣汁频频抹擦。

114

治玉茎疮溃：将丝瓜连籽捣汁，和五倍子末，频频擦涂。

治下血危急不可救的：将丝瓜一条烧存性，槐花减半，捣为末。每次空腹用米饭服10克，即愈。

治咽喉肿痛：用丝瓜研水灌进咽喉。

治咽喉骨鲠：七月七日，取丝瓜根阴干，烧存性，每服10克，用原鲠物煮汤服。立即有效。

治肺经火热，面部疖疮：用丝瓜、牙皂各等份，烧灰，调油涂抹。

治冻疮：将老丝瓜烧存性，调腊猪油涂抹。

治下血不止：将老丝瓜和棕榈烧灰，各取等份，用淡盐水送服。

治乳汁不通：把丝瓜连籽烧存性，研末，用酒服10克，盖被取汗即通。

治小肠疝气，疼痛冲心：将连蒂老丝瓜烧存性，研末。每次服15克，热酒调下。严重的不过二三次即愈。

预解痘毒：五六月份取丝瓜藤上的卷须，阴干，至正月初一子时，用125克煎汤。

治各种疮久溃：取丝瓜的老根熬水洗，如感到溃烂处清凉，即愈。

治腰痛：将丝瓜根烧存性，为末，每次温酒服10克。

治风癣虫癣：每日清晨，采带露水的丝瓜叶7片，逐片擦癣7次，其效如神。但忌吃鸟、鱼等发物。

治刀疮：用陈石灰、新石灰、韭菜根、丝瓜根叶（要丝瓜刚起瓢，瓢内才长出两瓣如匙形的）各等份，捣一千下做成饼，阴干，临用时才研末揉搓刀疮，止血定痛生肌，其效如神。

治疗疮：取丝瓜叶、葱白、韭菜各等份，一同捣碎取汁，用热酒和服，将渣贴在腋下。如病在左手贴左腋，病在右手则贴右腋；在脚上贴胯，左右都一样；在身体中部贴脐心，用布缚住，待肉下红线处都变白了，疗疮就消散了。

苦 瓜

【释名】五月下种，生苗牵藤，茎叶卷须，都像葡萄却小。七八月份开黄色的小花，花有五瓣，是圆的。结青色的瓜，皮上有细齿，也像荔枝皮的形状，瓜熟时色黄而自裂，里面有红瓤黑子。瓤的味道甘美可食。苦瓜又名锦荔枝，也叫癞葡萄。

【性味】味苦，性寒，无毒。

【主治】除邪热，解劳乏，可使人清心，聪耳明目、轻身，让人肌肤润泽，精力旺盛，不易衰老。

※籽

【性味】味苦、甘，无毒。

【主治】益气壮阳。

果　部

一、五果类

李

【释名】核小而肉厚，姑苏有南居李，还有绿李、黄李、紫李、牛李、水李都甘美好吃。山上的野李味道苦，但它的核仁能作药用。李，绿叶白花，树的存活期很长，有近百个品种。又名叫嘉庆子。

【加工】现代的人将李子用盐晒、糖藏、蜜饯等方法制成干果，唯有晒干的白李有益。制作方法：六七月份，李子色黄时摘下，加盐揉搓去汁，再和盐晒，最后剥去核晒干即可。用它来下酒和供陈设均佳。

【性味】味苦、酸，性温，无毒。

【主治】祛骨节间劳热。肝有病的人宜于食用。晒干后吃，祛痼热，调中。不能经常吃，会使人发热。喝水前吃李会使人发痰疟。不能与麻雀肉同时吃。合蜜吃，会损五脏。在水中不下沉的李有毒，食用害人，不能吃。

※**核仁**

【性味】味苦，性平，无毒。

【主治】治摔跌引起的筋折骨伤，骨痛瘀血。使人颜色好。治女子小腹肿胀，利小肠，下水气，除浮肿，治面上黑斑。

※**根白皮**

【性味】性大寒，无毒。

【主治】治糖尿病和尿崩症引起的消渴，止腹气上冲引起的头昏目眩。治小儿高热，解丹毒。煎水含漱，治牙痛。煎汤饮服，治赤白痢。烤黄后煎汤，次日再饮，治女人突然带下赤白。

※**花**

【性味】味苦、香，无毒。

【主治】将它制成末洗脸，使人面色润泽，去粉刺黑癍。

※**叶**

【性味】味甜、酸，性平，无毒。

【主治】治小儿壮热，疟疾引起的惊痫，则煎汤洗身，效果良好。

※**树胶**

【性味】味苦，性寒，无毒。

【主治】治目翳，镇痛消肿。

【附方】治蝎子咬：将苦李仁嚼烂涂在伤口上，效果良好。

治女人面生黑癍：用李核仁去皮后研细，以鸡蛋白和如饴后在黄昏涂上。次日清晨用浆水洗去。再涂胡粉。不过五六日便会有效。

治小儿丹毒，从双腿长到阴头：用李根烧成末，以田中的流水调和后涂。

治咽喉肿痛：用皂荚末吹鼻使人打喷嚏，再以李树靠近根的皮，磨水涂喉炎，良。

治女人面黑粉刺：用李花、梨花、樱桃花、白葵花、白莲花、红莲花、旋复花、川椒各30克，桃花、木瓜花、丁香、沉香、青木香、钟乳粉各15克，玉屑10克，珍珠2.5克，黄豆1.26千克，一同研成细末用瓶装起来。每日用它盥洗手脸，百日后便洁白如玉。

杏

【释名】二月份开红花，叶子圆而尖，有很多种：黄色的金杏，还有梅杏等。又名甜梅。现在处处都有。

【加工】凡是杏熟时，都可榨出浓汁，涂在盘中晒干，再摩刮下来，和水调麦面吃，是五果类最常用的调味配料。

【性味】味酸，性热，有小毒。

【主治】它是杏的果，有心病的人宜食用。但生吃太多，则伤筋骨。在杏类中像梅的味酸，像桃的味甜。凡杏的性都多热，多吃致疮疖膈热，动旧疾，使人眼盲、须眉脱落。生痰热，精神昏乏。产妇尤其要忌食。晒干作果脯吃，祛冷热毒。

※核仁

【性味】味甘、苦，性温、冷利，有小毒。

【主治】治咳逆上气如同雷鸣，咽喉肿痛，下气，产乳金疮，寒心如奔豚。惊痫，心下烦热，风气往来，时节性头痛，解肌，消心下胀痛，杀狗毒，解锡毒。治上腹闷胀不通，发汗，主温病脚气，咳嗽上气喘促。加天门冬煎，润心肺。和酪做汤，润声音。除肺热，治上焦风躁，利胸膈气逆，润大肠治便秘。杀虫，治各种疮疥，消肿，去头脸各种风气引起的水泡样小疙瘩。面粉、豆粉碰到杏仁则会烂。

【发明】曾有一位官兵因吃面粉积食，医师用积气丸、杏仁各等份研成丸，用开水送下，数次即愈。

※花

【性味】味甘，性温，无毒。

【主治】花主补不足，女子伤中，关节红肿热痛和肢体酸痛。

※叶

【主治】治急性肿胀，全身浮肿，煮成浓汤热浸，也可口服少许。

※枝

【主治】治摔伤，取一把加1升水，煮至水减半，加酒300毫升和匀，分次口服有效。

※根

【主治】根治吃杏仁太多，以致迷乱将死，则将根切碎煎汤服，即解。

【附方】治咽喉肿痛和突然声哑：杏仁去皮熬黄1.5克，和桂末0.5克，研成泥，口含，咽汁。

治瘫痪，半身不遂，失音不语：生吞杏仁7枚，不去皮尖，逐日加到49枚，周而复始。每次吃后，再喝竹叶上的露水。直到病愈。

治头面伤风，眼皮跳和歪嘴：杏仁研碎，加水煮后沐头，效果良好。

治破伤风，身体反张抽搐：杏仁杵碎，蒸令气溜，绞成汁服一大盏，同时擦些在疮上，效果良好。

治小便不通：杏仁14枚，去皮尖，炒黄研细，和米饭吃。

治血崩不止诸药不效时，服此方立止：用杏仁上的黄皮，烧存性，研成粉末。每次服15克，空腹用酒送服。

肠道有虫生疮，痛痒不一：杏仁杵成膏，常常敷搽。

治女人外阴生疮：杏仁半升，用面包好煨熟，去面后研烂，去油。每次服少许，加铜绿少许，研匀点在患处。

治小儿脐烂成风：杏仁去皮研后敷搽，良。

治白癜风：每日早上嚼烂14枚杏仁，用来擦患处，使其变红。晚上睡觉时再擦1次。

治箭头射入肉中，或在咽膈等隐处：杵杏仁敷上，即出。

治妇女不孕：二月份的丁亥日，取杏花、桃花阴干捣成末，然后在戊子日调井水送服，每日服3次。

治粉刺黑癍：将杏花、桃花各1升，用江河水浸7天后，用来洗脸21次，极巧妙。

梅

【释名】结的果很酸，人们叫它酸梅。和杏是一类，树、叶都很像，比其他很多果树先开花。

【加工】采半黄的梅子用烟熏制成即成乌梅，用盐腌青梅便成了白梅。也可将梅加以蜜煎、糖藏，当果品食用。熟了的梅榨汁晒成梅酱。乌梅、白梅可以入药，也可食用。

【性味】味酸，性平，无毒。

【主治】生吃能止渴。经常吃，损齿伤筋，蚀脾胃，使人发膈上痰热。服黄精的人忌食。吃梅后牙酸痛的人，可嚼胡桃肉止痛。

※乌梅

【加工】用篮子装青梅，放在灶头上熏黑，如再用稻草灰水淋湿后蒸过，则饱满而不被虫蛀。

【性味】味酸，性温、干涩，无毒。

【主治】可下气，除热、安心，治肢体痛，偏枯不灵，死肌，去青黑痣，蚀恶肉，去痹，利筋脉，止下痢，好唾口干。泡水喝，治伤寒烦热，止渴调中，祛痰，治疟瘴，止吐泻，除冷热引起的下痢。治肺痨病，消酒毒，安神得睡。与建茶、干姜一起制成丸服，止休息痢最好。敛肺涩肠，止久嗽，反胃噎膈，蛔厥吐利，消肿涌痰。杀虫，解鱼毒、马汗毒、硫黄毒。

※白梅

就是霜梅，又名盐梅。

【加工】将大青梅用盐水浸泡，白天晒晚上泡，十天便成。时间一长便会上霜。

【性味】味酸、咸，性平，无毒。

【主治】主要功效是和药点痣，蚀恶肉。有刺在肉中时，嚼烂敷上即出。治刀箭伤，止血，则研烂后敷搽。乳痈肿毒，则杵烂贴敷。治中风惊痫，喉痹痰厥僵仆。牙关紧闭的人，拿梅肉揩擦牙龈，口水出来牙便打开。又治泻痢烦渴，霍乱吐下，下血血崩，功效与乌梅相同。

※核仁

【性味】味酸，性平，无毒。

【主治】可使人耳聪目明、轻身，让人肌肤润泽，精力旺盛，不易衰老，益气，不饥。除烦热。治手指忽然肿痛，则捣烂和醋浸泡。

※花

【性味】味酸，性涩，无毒。

【主治】梅花汤：用半开的花，用溶蜡封住花口，投入蜜罐中，过段时间后，取50克朵加上一匙蜜用沸水快速服下。梅花粥：将飘落的梅花瓣放入米粥中煮来吃。

※叶

【性味】味酸，性平，无毒。

【主治】治休息痢和霍乱，则将叶煮成浓汤喝。揉梅叶在清水中，用此水洗蕉葛衣，衣服经盛夏的阳光暴晒也不会坏，如六七月份的衣料长霉点，用梅叶煎汤洗，即去。

※根

【主治】治肢体酸痛，痛而游来没有定处。刚生下来的小孩，用梅根和桃、李的根煮水洗身，以后便不会有疮热之患。煎汤喝，治霍乱，止休息痢。长在地面上的梅根毒人。

【发明】杨起在《简便方》中说：我的臂上长了一个疽，溃烂流脓百日才好。中间有块恶肉突出，如蚕豆般大，一个多月不消，医治也没有效。因读《本草》得一方：用乌梅肉烧存研细，敷在恶肉上。一试，一天一夜去掉一大半，再敷一天即好。

栗

【释名】栗树长得很高，树叶像栎树叶，四月份里开青黄色的花，每枝至少有四五个，苞的颜色有青、黄、红三种。子生时壳黄，熟时壳变紫，壳内有膜裹住，到九月份降霜时才熟。只有苞自己裂开掉出来的籽才能久藏，否则容易腐坏。

【性味】味咸，性温，无毒。

【主治】可益气，厚肠胃，补肾气，令人耐饥。生吃可治腰脚不遂。疗筋骨断碎，肿痛瘀血，生嚼后涂上，立刻见效。吴栗虽大但味差，不如北栗。栗只要是晒干后吃，都能下气补益；不然仍有木气而失去补益。用火煨去汗，可除木气味，生吃则发气。蒸炒熟食也会胀气。用栗制成的粉喂养小儿，会使小儿不长牙齿。小儿不宜多吃，生的难消化，熟的则胀气，膈食生虫，往往致病。

【发明】栗在五谷中属水。水灾之年，则栗不熟，是物类相应的原因。有人内寒，腹泻如注，让他吃煨过的栗二三十枚后，顿愈。肾主大便，栗能通肾，由此可验证。《经验方》治肾虚腰腿没有力，用袋装生栗悬挂起来晾干，每天吃十余枚，再配以猪肾粥相助。久食必强健。风干栗比晒干的好，火煨油炒的栗比煮蒸的好。但仍须细嚼，连津液吞咽才有益。如快速吃饱，反伤脾。

※栗楔

一个苞有3枚栗子，其中扁的1枚叫栗楔。

【主治】主治筋骨风痛，活血尤为有效。每天生吃7枚，破胸胁和腹中结块。将它生嚼，还可拔恶刺，出箭头，敷颈淋巴结肿痛。

※栗壳

栗的黑壳。

【性味】气味同栗。

【主治】煮汤喝治反胃，消渴，止泻血。

※毛球

栗外面的刺苞。

【主治】煮汤，洗火丹毒肿。

※花

【主治】花治颈淋巴结结核。

※树皮

【加工】剥带刺的皮煎水洗。

【主治】治丹毒五色无常。

※树根

【主治】用酒煎服，治偏坠疝气。

【附方】治骨鲠在咽：将栗子内的薄皮烧灰存性，研末，吹入咽喉中，骨鲠即下。钓鲠丸：用栗子肉上的皮25克，制成末，与一个鮎鱼肝和7.5克乳香同捣，做成梧子大小的丸。视鲠的远近：用线将丸子系紧，喝少许水吞下，提线即可钓出鲠。

治小儿疳疮：嚼生栗子敷上。芦刺入肉，方法相同。

治被马咬：独颗栗子烧研敷。野兽爪抓伤，方法相同。

治小儿口中生疮：大栗煮熟，天天吃，甚效。

治鼻出血不止：宣州大栗7枚刺破，连皮烧灰存性，出火毒，加少许麝香研匀。每次服10克，温水送下。或者用栗子壳炭研成末，做粥吃。

治老人肾虚腰痛：栗子同公狗腰子、葱、盐煮吃，一个月即愈。

治跌打斗殴伤：生嚼栗子涂搽，良。

治栗子颈：用栗苞内隔断薄膜嚼烂敷。

治膈气：用煅烧过的栗子黑壳与等份的舂米槌上的糠，制成桐子大小的蜜丸。每次空腹服30丸。

治眼红疼痛，火气上升，眼球上血丝：用栗子7枚，同黑鱼煮成羹吃。

治颈淋巴结结核不愈：采栗花同贝一起制成末，每日用酒送服5克。

枣

【释名】枣树是红色的，长着小刺，四月份里长叶，五月开白带青的花，各处都有栽种，只有山西、山东的枣大。

【加工】干枣做法：需先清扫地面，铺上菰箔之类来承接枣，日晒夜露后，再拣除烂的，晒干后即可。切了晒干的叫枣脯。煮熟后榨出的汁叫枣膏。蒸熟的叫胶枣，加糖、蜜拌蒸则更甜。加麻油叶同蒸，颜色更润泽。胶枣捣烂后晒干则成了枣油，具体做法为：选红软的干枣放入锅中，加水至刚好淹平，煮沸后捞出，在砂盆中研细，用棉布包住绞取汁，涂在盘上晒干，它的形如油，刮摩成末后收取。每次用一匙放入汤碗中即成美浆，酸甜味足，用来和米粉，最止饥渴、益脾胃。

※生枣

【性味】味甘、辛，性热，无毒。

【主治】多食令人寒热，腹胀滑肠。瘦人尤其不能吃。

※大枣

大枣即晒干的大枣。

【性味】味甘，性平，无毒。

【主治】祛心腹邪气，安中，养脾气平胃气，通九窍，助十二经，补少气、少津液、身体虚弱，大惊，四肢重，和百药。长期服食能轻身延年。但有齿病、疳病、蛔虫的人不宜吃，腹中胀满的人不宜吃，小儿不宜多吃。忌与葱同食，否则令人五脏不和。如与鱼同食，令人腰腹痛。现在的人蒸枣大多用糖、蜜拌过，长期吃最损脾，助湿热。另外，枣吃多了，令人齿黄生虫。枣是益脾的，脾病宜食。

※核仁

【主治】核仁存放三年的最好。主治腹痛邪气，恶气猝忤痓。

※核

【主治】核烧研，掺胫疮很好。

※叶

【性味】味甘，性温，微毒。

【主治】覆盖麻黄，能令发汗。和葛粉，擦痱子疮，效果好。

※木心

【性味】味甘、涩，性温，有小毒。

【主治】治寄生虫引起的腹痛，面目青黄，淋露骨立。锉取木心一斛，加水淹过10厘米，煮至20升水时澄清，再煎至5升。每日晨服500毫升，呕吐即愈。另外煎红水服，能通经脉。

※根

【主治】煎水洗浴，可治小儿赤丹从脚背发起。

※皮

【加工】枣树皮与等量相同的老桑树皮烧研。

【主治】每次用180克，以井水煎后，澄清，洗目。一个月3次，眼昏的人会复明。但须忌荤、酒、房事。

【附方】调和胃气：将干枣肉烘燥后，捣成末，加少许生姜末，用白开水送服。

桃

【释名】桃树栽种五年后应当用刀割树皮，它流出脂液，就可多活数年。花有红、紫、白，千叶单瓣的区别；它的果子有红桃、碧桃、绯桃、细桃、白桃、乌桃、金桃、银桃、胭脂桃，都是用颜色命名的。桃树很容易栽种，一般三年就结果。

【性味】味辣、酸、甜，性热，微毒。

【主治】作果脯食，益于养颜。它是补肺的果实，得肺病的人宜吃。桃吃得太多后立即洗浴，易使人患寒热病。多吃生桃，会发热膨胀，发丹石毒，以及长痈疖，有损没有益，桃被列为五果中的下品就是据此而来的。桃与鳖同食，患心痛。

※**冬桃**

【主治】解劳热。

※**核仁**

【性味】味苦、甘，性平，无毒。

【主治】治瘀血血闭，腹内积块，杀小虫，止咳逆上气，消心下坚硬，除卒暴出血，通月经，止心腹痛，治血结、血秘、血燥，通润大便，破瘀血，杀三虫。每夜嚼1枚和蜜，涂手和脸，效果良好。治血滞，肢体游移性酸痛，肺痨病，肝疟寒热，产后血病。疗崩中，破两肋间积块，祛邪气。

※**桃枭**

又名桃奴。即在桃树上过冬不掉，正月采下来的桃。

【性味】味苦，性温，有小毒。

【主治】杀百鬼精物，祛五毒。和酒磨后热服，可疗心绞痛，治肺气腰痛，破血，疗心痛。治吐血，将它烧存性，研成末，用米汤调用，立即见效。还治小儿虚汗，妇女妊娠出血，破腹部气块，止邪疟。可烧烟熏痔疮，烧黑后用油调，敷在小儿头上可除疮疖。

※**花**

【性味】味苦，性平，无毒。

【主治】杀疰恶气，使人面色润泽，除水气，破尿路结石，利大小便，下三虫，消肿胀，下恶气。治心腹痛及秃疮。利宿水痰饮积滞，治风狂。研成末，敷头上的肥疮，手脚疮。

※**叶**

【性味】味苦，性平，无毒。

【主治】除尸虫，去疮毒。治恶气，小儿微热和突然受外界惊吓引起的面青、口涩、喘息、腹痛等症，疗伤寒，湿气，肢体游移性酸痛，治头风，通大小便，止霍乱腹痛。

※茎及白皮

【性味】味苦，性平，无毒。

【主治】除腹痛，去胃中热，治心腹痛，解蛊毒，避疫疠，疗黄疸身目如金，杀各种疮毒。

※桃胶

【加工】桃茂盛时，用刀割树皮，久了胶则溢出。采收下来用桑灰汤浸泡，晒干后用。如服食，应当按本方制炼，效果才妙。

【性味】味苦，性平，无毒。

【主治】炼制后服，保中不饥，忍风寒，下尿道结石，破血，治中恶疰忤，和血益气，治下痢，止痛。

【附方】治噩梦：取21枚桃仁炒后去掉皮尖，临睡时，朝着东方用自己的小便送服。

治产后百病：桃仁1200枚，去掉皮尖和双仁的，熬捣至极细后，加井水30升，曲6升，米10.8千克，煮熟。用常规方法酿酒，每天空腹时任意喝。

治大肠痞结，干粪不出，胀痛呻吟：用50克新鲜的毛桃花和100克面做馄饨煮熟，空腹吃。至正午腹鸣如雷，即可排出腹内恶物。

治面生粉刺：用等份的桃花、丹砂制成末。每次服5克，井水送服，每日3次。20天后小便当是呈黑色，但面色却莹白了。

将三月三日收到桃花和七月七日取的鸡血，和涂在面上。二三天后剥下，则会使人面色光滑。

治疠肠痧：桃叶加水煎服。

治女人阴中生疮，如虫咬痒痛一样：将桃叶捣烂，再用布裹好放入。

治黄疸：晴天的清晨，取朝东长的，大如筷子像钗股的桃根一把，切细。用一大杯水，煎至剩4/5，空腹服。三五天后，全身黄色自退，百天后完全恢复。

二、山果类

梨

【释名】梨树很高，叶子光滑，二月份开白色的花，梨的品种很多，有青黄红紫四种颜色。到处都有。

【加工】收藏，或削梨蒂插在萝卜上，就可以一年不烂。现在北方人每年在树上将梨包裹起来，过冬后才摘。

※**实**

【性味】味甘、微酸，性寒，无毒。

【主治】治热嗽，止渴。治咳热，中风不语，伤寒发热，解丹石热气，惊邪。利大小便，除贼风，止心烦气喘热狂。润肺凉心，消痰降火，解疮毒、酒毒。

【发明】《别录》谈梨，只说它的害，不说它的功。古人说到病大多与风寒有关，用药都是桂、附，却不知梨有制风热、润肺凉心、消痰去火、解毒的功用。当今人们的病十有六七是痰病、火病。梨的有益之处肯定不少，但也不宜过量而食。遗憾的是，只有乳梨、鹅梨、消梨可吃，其他梨即使可以吃也不能治病。

※花

【主治】治面黑粉刺。

※叶

【主治】捣汁服，解菌毒。治小儿疝气。煮汁服，治霍乱吐痢不止。煎服，治风。

【附方】治消渴饮水：用香水梨，或鹅梨，或江南雪梨都可以，取它的汁加蜜水熬成后，用瓶收藏。随时可用白开水调服。

治反胃吐食，药物不下：取一个大雪梨，将15粒丁香刺入梨内，再用湿纸包四五层，煨熟吃。

治痰火咳嗽，年久不愈：将好梨去核后捣成一碗汁，放入椒40粒，煎沸后去滓，放黑糖50克，细细含咽即愈。又方：用一个梨，刺上50个孔，每孔放椒1粒，用面裹好，柴灰火煨熟，待冷后去掉椒吃。又方：梨去核，加酥、蜜，裹上面烧熟，冷吃。又方：梨切成片，煎酥吃。又方：梨捣汁1升，加酥、蜜各50克，地黄汁1升，煎成后含咽。

治眼红肿痛：鹅梨一个捣汁。黄连末25克，腻粉50克，和匀后用布裹好浸入梨汁中，用此梨汁每天点眼睛。

治中风失音：喝一杯生梨捣的汁，次日再喝。

木　瓜

【释名】树木的形状像柰。春末开花，深红色。果子大的像西瓜，小的像拳头，皮黄色。木瓜很多，但宣城出产的最佳。

【性味】味酸，性温，无毒。

【主治】治肌肤麻木，关节肿痛，脚气，霍乱大吐，转筋不止。治脚气剧痒难忍，用嫩木瓜一个，去籽煎服。另外作饮料喝，可以治愈呕逆，心膈痰唾，消食，止水痢后口渴不止。止水肿冷热痢，心腹痛。

【发明】俗话说梨有百损而一益，木瓜有百益而一损。所以古诗说，投之以木瓜，报之以琼浆。

※木瓜核

【主治】主治霍乱烦躁气急，每次嚼7粒，温水咽下。

※枝、叶、皮、根

【性味】味酸，性温、涩，无毒。

【主治】煮水喝，都止霍乱吐下转筋，疗脚气：枝作拐杖，利筋脉。根叶煮水洗足胫，可以防止脚软跌倒。木材作桶洗脚，对人有益。

※花

【主治】治面黑粉刺。

【附方】治霍乱转筋：用木瓜50克，酒1升，煎服，不饮酒的人，用水煎服。再用布浸水裹脚。

治脐下绞痛：用木瓜3片，桑叶7片，大枣3枚，水3升，煮至半升，一次服下即愈。

治翻花痔：木瓜研成末，用鳝鱼身上的黏涂调后，贴在痔上并用纸护住。

山 楂

【释名】因它的味道像楂子，所以也叫楂。

【加工】山楂树很高，叶有五尖，丫间有刺。三月份开五瓣小白花。果实有红、黄二种，像花红果，小的如指头，到九月熟后，将熟山楂去掉皮和核、和糖蜜一起捣，做成山楂糕。

【性味】味酸，性冷，无毒。

【主治】能消食积，补脾，治小肠疝气，发小儿疮疹，健胃，通结气。治妇女产后枕痛，恶露不尽，可煎水加砂糖服，立即见效。

【发明】李时珍的邻家有一小儿，因积食而黄肿，腹胀如鼓。偶然到羊丸树下，将羊丸吃了个饱。回去后大吐痰水，病也就好了。羊丸与山楂是同类，它的功效也相同。

※核

【主治】核吞下，化食磨积，治睾丸肿硬，坠胀麻木和妇女小腹肿大。

※赤瓜木

【性味】味苦，性寒，无毒。

【主治】治水痢和头风身痒。

※根

【主治】消积，治反胃。

※茎叶

【主治】煮水，洗漆疮。

金　橘

【释名】它的树像橘，不太高大。五月份开白花，到秋冬果黄就成熟了，大的3厘米多，小的如指头，长形而皮厚，肌理细莹，生时是深绿色，熟后则是金黄色。它的味酸甜，而且芳香可爱，糖造、蜜煎都很好吃。又名金柑。

【性味】味酸、甜，性温，无毒。

【主治】治下气快膈，止渴解醉酒，辟臭。皮的效果更好。

柑

【释名】是南方果，它的树与橘没有区别，只是刺少些，柑皮比橘皮稍厚、颜色稍黄，纹理稍粗且味不苦。柑不好保存，容易腐烂。柑树比橘树怕冰雪。这些是柑、橘的区别。

【性味】味甘，性寒，无毒。

【主治】利肠胃热毒，解丹石，止暴渴，利小便。

※皮

【性味】味辣、甘，性寒，无毒。

【主治】可下气调中。皮去白后焙研成末，加盐做汤喝，可解酒毒及酒渴。

※山柑皮

【主治】治咽喉肿痛，有效。

※核

【主治】做涂脸药。

※叶

【主治】治耳内流水或成脓血，取嫩叶尖7片，加几滴水，杵取汁滴入耳孔中即愈。

【附方】治妇女难产：柑瓤阴干，烧灰存性，研末，温酒送服10克。

橙

【释名】橙是橘类中最大的，熟得晚能存放很久；柚是柑类中最大的，黄得早而不好收藏。它们都有大小二种。橙树的枝很高，叶不太像橘树叶，也有刺。产于南方，果实像柚而香，也有一种味很臭。

【性味】味酸，性寒，无毒。

【主治】行风气，疗颈淋巴结核和甲状腺肿大，杀鱼蟹毒。洗去酸水，切碎和盐煎后贮食，止恶心，祛胃中浮风恶气。吃多了会伤肝气，发虚热。与肉一起吃，会使人头眩恶心。

※橙皮

【性味】味苦、辛，性温，无毒。

【主治】做酱、醋很香美，食后可散肠胃恶气，消食下气，去胃中浮风气。和盐贮食，止恶心，解酒病。加糖做的橙丁，甜美，而能消痰下气，利膈宽中，解酒。

※核

【主治】浸湿研后，夜夜涂可治面皯粉刺。

【附方】香橙汤：宽中下气，消酒。用橙皮1千克切成片，生姜250克切焙擂烂，加烤过的甘草末50克，檀木25克，和后做成小饼，用加盐的肥肠送下。

治闪挫腰痛难忍：橙核15克炒研后，用酒送服，即愈。

杨　梅

【释名】二月份开花结果，果子的形状像楮实子。五月份才成熟，有红、白、紫三种颜色，红的比白的好，紫的又比红的好，因为它肉多核小。

【加工】盐藏、蜜渍、糖收都很好。

【性味】味酸、甜，性温，无毒。

【主治】止渴，和五脏，能涤肠胃，除烦溃恶气。烧成灰服，断下痢。盐藏而食，去痰止呕吐，消食下酒。常含一枚咽汁，利五脏下气。干后制成屑，喝酒煎服，止吐酒。

※核仁

【主治】治脚气。据王性之《拷录》载，稽杨梅为天下之冠，童贯苦于脚气，听说杨梅仁可以治，郡守王巘便送了2500千克，童贯用后便好了。取仁法：用柿漆拌核而晒，核会自己裂开。

※树皮及根

【主治】煎汤，洗恶疮疥。煎水，漱牙痛。口服，解砒霜毒。烧成灰调油，涂烫伤烧伤。

【附方】

治中砒霜毒，心腹绞痛，欲吐不吐，面青肢冷：用杨梅树皮煎汤二三碗，喝下即愈。

核　桃

【释名】现在陕西、商洛一带很多。核桃树大，叶厚而枝叶茂盛，三月份开像栗花一样的花，结果到八九月份成熟，形状像青桃。果实有壳，秋冬成熟时采摘。又名羌桃。

【加工】熟时用水泡烂皮肉，取果核。

【性味】味甘，性平、温，无毒。

【主治】吃了使人健壮，润肌，黑须发。多吃利小便，去五痔。将捣碎的桃核肉和胡粉放入毛孔中，会长出黑毛。核桃烧灰存性和松脂研，可敷颈淋巴结核溃烂。另外吃核桃使人开胃，通润血脉，骨肉细腻。补气养血，润燥化痰，益命门，利三焦，温肺润肠，治虚寒喘嗽、腰脚重痛、心腹疝痛、血痢肠风，散肿痛，发痘疮，制铜毒。同破故纸蜜丸服，补下焦。治损伤、尿道结石。吃酸导致牙酥的人，细嚼胡桃便可解。小儿疹疹后不能吃，必须忌半年，不然则会滑肠，痢不止。多食动痰饮，令人恶心、吐水、吐食物。还会动风，脱人眉。同酒吃得过多，会使人咯血。

※油核桃

【性味】味辛，性热，有毒。

【主治】杀虫攻毒，治痈肿、麻风、疥癣、梅毒、白秃等疮，润须发。

※树皮

【主治】治水痢。春季研皮汁洗头，可黑发。将皮煎水，可染粗布。

※壳

【主治】烧灰存性，可投入下血、崩中的药。

【附方】吃核桃的方法：核桃绝不能暴食，必须渐渐地吃。第一天吃一颗，每过五天加1枚，到每天20枚时止，周而复始。常吃能使人胃口大增，肌肤细腻光润，须发黑泽，血脉流通，延年不老。

治尿路结石疼痛，便中有石子：核桃肉1.8千克，细米煮的粥1升，相和后一次服下即愈。

治女子血崩不止：用核桃肉15枚，在灯上烧灰存性，空腹用温酒一次送服，有效。

治一切痈肿、背痛、附骨疽未成脓：核桃肉寸10个煨熟后去壳，加槐花50克研磨杵匀，热酒送服。

治白癜风：用一个核桃壳外的青皮，与一皂荚子大的硫黄，同研匀。每天敷患处。

樱　桃

【释名】树不太高，初春时开白花。樱桃树大都枝繁叶茂，绿树成荫，熟得早，它的果熟后，颜色深红色；苄作朱樱；紫色，皮中有细黄点的，称作紫樱，味最甜美；还有红黄光亮的，叫作蜡樱；小而红的樱珠，味都不如紫樱。最大的樱桃，像弹丸，核小而肉肥，十分难得。又名含桃、莺桃。

【加工】三月份熟时，樱桃用盐藏、蜜煎都可以，或者同蜜捣烂做糕食。

【性味】味甘，性热、涩，无毒。

【主治】可调中，益脾气，养颜，止泄精、水谷痢。但多食会发热，有暗风的人不能吃，吃后即发。还会伤筋骨，败血气。

※叶

【性味】味甘，性平，无毒。

【主治】治蛇咬，将叶捣成汁喝，并敷。另外，煮老鹅时，放几片叶在锅中，容易煮烂。

※花

【主治】治面黑粉刺。

※枝

【主治】治雀斑，将枝同紫萍、牙皂、白梅肉研和，每日用来洗脸。

※东行根

【主治】煮水喝，即下寸白虫。

柚

【释名】它的果有大小两种：小的像柑和橙；大的像瓜和升，甚至有围大超过30厘米的，也属橙类。它的皮很厚，但味道甘美，它的肉有甜有酸。柚的树、叶似橙。

【性味】味酸，性寒，无毒。

【主治】可消食，解酒毒，治饮酒的人口臭，祛肠胃恶气，疗孕妇厌食、口淡。

※皮

【性味】味甘、辛，性平，无毒。

【主治】可治下气，消食快膈，散愤懑之化痰。

※叶

【主治】同葱白一起捣烂，贴在太阳穴上，可治头风痛。

※花

【主治】与麻油一起蒸成香泽的面脂，可长发润燥。

枇 杷

【释名】隆冬开白花，到三四月份结出像球一样的果，熟时颜色像黄杏，有小毛，皮肉很薄，核大像茅栗。树高3米多，枝叶茂盛，叶背面有黄毛，四季都不凋谢。

【性味】味甘、酸，性平，无毒。

【主治】止渴下气，利肺气，止吐逆，退上焦热，润五脏。多吃发痰热，伤脾。与烤肉和热面一起吃，会使人患黄病。

※叶

【性味】味苦，性平，无毒。

【主治】煮水喝，主治猝不止，下气，嚼叶咽下也可治呕吐不止，妇女产后口干，还治渴疾、肺气热嗽及肺风疮、胸面上疮。能和胃降气，清热解暑毒，疗脚气。

※花

【主治】治头风，鼻流清涕。花和辛夷各等份研末，用酒送服5～10克，每天服2次。

※木白皮

【主治】生嚼咽汁，止吐逆而不下食，煮汁冷服更好。

石 榴

【释名】单叶的结果；多叶的不结果，结果也没有子。果实有甜、酸、苦三种。石榴五月开花，有红、黄、白三色。

※甘石榴

【性味】味甜、酸，性温、涩，无毒。

【主治】甜的治咽喉燥渴，理乳石毒，制三尸虫。酸的治赤白痢、腹痛，同籽一起捣成汁，每次服1枚。又止泻痢，崩中漏下，却不可经常吃，否则损人肺，损人齿，使人黑。凡是正在吃药的人忌食。榴即是留。它的汁酸性滞，会恋膈成痰。

※酸石榴

【性味】味酸，性温、涩，无毒。

【主治】治赤白痢、腹痛，连同籽一起捣成汁，顿服1枚。还可以治愈泻痢崩带下。

※酸榴皮

【主治】治筋骨风，腰脚不遂，步行挛急疼痛，涩肠。止下痢和滑精。用汁点目，止泪下。煎服，下蛔虫。止泻痢，便血脱肛，崩中带下。

※东行根

【主治】治蛔虫、寸白。青的可以染发。治口齿病。止涩泻痢、带下。功效与皮相同。

※花

【加工】阴干成末，和铁丹一起服，一年变白发如漆。铁丹，能飞的铁称为丹，也即铁粉。

【主治】千叶石榴花治心热吐血。另外，研成末吹入鼻中，止鼻出血，立效。也可敷金疮血。

【附方】治滑肠久痢黑神散：用酸石榴一个，煅烧至烟尽，泄出火毒一夜后研成末，再与一个酸石榴煎汤，神效无比。

治鼻出血不止：酸石榴花15克，黄蜀葵花5克，制成末。每次用末5克，水一盏，煎服。

橘

【释名】树高几米，茎上长刺。夏初开白花，六七月份结果，到十一二月份才熟，变成黄色的。扒皮后，内分几瓣，瓣中有核。内瓣甘润香美，是果中的贵品。

【性味】味甘、酸，无毒。

【主治】甘的润肺，酸的消渴，开胃，徐胸中膈气。都不可经常吃，否则恋膈生痰，滞肺气。忌同蟹吃，会使人患软痈。

※黄橘皮

【性味】味苦、辛，性温，无毒。

【主治】袪胸中结块结热逆气，利水谷，下气，治呕咳，治气冲胸中、吐逆霍乱，疗脾不能消谷，止泄，除膀胱留热停水、五淋，利小便，去寸白虫。清痰涎，治上气咳嗽，开胃，治气痢，胸腹结块肿痛。疗呕秽反胃嘈杂，时吐清水，痰痞疾疟，大肠秘涩，妇女乳痈。久服去臭，下气通神。做调料，解鱼腥毒。

※青橘皮

【性味】味苦、辛，性温，无毒。

【主治】治气滞，消食，破积结和膈气，去下焦部等各种湿，治左胁肝经积气。小腹疝痛，消乳肿，疏肝胆，泻肺气。

※瓣上筋膜

【主治】治口渴、呕吐。炒熟后煎汤喝，很有效。

※橘核

【性味】味苦，性平，无毒。

【主治】治腰痛、膀胱气痛、肾冷，将橘核炒研，每次温酒送服5克，或用酒煎服。治酒风鼻赤，则炒研，每次服5克，胡桃肉1个，擂烂用酒送服，以病情而定量。

※橘叶

【性味】味苦，性平，无毒。

【主治】治胸膈逆气，人厥阴，行肝气，消肿散毒，乳痈胁痛，还可行经。

【附方】治突发性心痛：如果在旅途中，用药不便，只要用橘皮去白后煎水喝，效果好。

治嵌甲作痛，不能走路：用浓煎陈皮浸泡很久，甲和肉便自己分开，轻轻煎去甲，并用虎骨末敷上即可。

治肾经气滞腰痛：橘核、杜仲各50克，炒后研成末。每次吃10克，盐酒送服。

治肺痈咳脓血：绿橘叶洗净后，捣绞出一盏汁，服下，吐出脓血即愈。

柿

【释名】四月份开黄白色小花。结的果实为青绿色，八九月份才成熟。生柿收藏后自行变红的，叫烘柿；晒干的叫白柿；用火熏干的叫乌柿；水泡储藏的叫酸柿。柿有核呈扁状，像木鳖子仁而坚硬。柿根很牢固，叫作柿盘。柿，树高叶大，圆而有光泽。

※烘柿

【加工】烘柿不是指用火烘，是说将青绿的柿放在器具中自然变红熟，像火烘出来的一样，而且涩味尽去，味甜如蜜。

【性味】味甘，性寒、涩，无毒。

【主治】可通耳鼻气，治肠胃不足，解酒毒，压胃间热，止口干。生柿性冷，不能同蟹一起吃，否则会使腹痛泻痢。

【发明】有一人吃了蟹后，又吃了很多红柿，结果整夜大吐，以至吐血，不省人事。一位道士讲：只有木香可解。于是用木香磨水灌下，才渐渐苏醒过来。

※白柿、柿霜

白柿，即干柿长霜。

【加工】去皮捻扁，日晒夜露至干，放入瓮中，等到生白霜时才取出。现在人们叫它柿饼，也称柿脯，又名柿花。它的霜叫作柿霜。

【性味】味甘，性平、涩，无毒。

【主治】补虚劳不足，消腹中瘀血，涩中厚肠，健脾胃气。能化痰止咳，治吐血，润心肺，疗慢性肺疾引起的心热咳嗽，润声喉，杀虫，温补。经常吃可去面瘫。治反胃咯血，肛门闭急并便血，痔漏出血。

※霜

【主治】清心肺热，生津止渴，化痰平嗽，治咽喉口舌疮痛。

※乌柿

火熏干的。

【性味】味甘，性温，无毒。

【主治】主治杀虫，疗金疮，烧伤感染，可长肉止痛。抬狗啮疮，断下痢。服药口苦和呕吐的人，吃少许即止。

※柿糕

【加工】用糯米和干柿做成粉，蒸来吃。

【主治】治小儿秋痢、便血。

※柿蒂

【性味】性平、涩，无毒。

【主治】煮水服，治咳逆哕气。

※木皮

【主治】治便血。晒焙后研成末，吃饭时服10克。烧成灰，和油调敷，治烫火烧伤。

※根

【主治】治血崩、血痢、便血。

【附方】解桐油毒：吃干柿饼即愈。

治小儿秋痢：用粳米煮粥，熟时加入干柿末，再煮二三沸后吃。乳母也吃。

治小便血淋：用3个干柿烧灰存性，研末，用陈饭送服。又方：用白柿、乌豆、盐花煎汤，滴入墨汁服下。

治小便热淋涩痛：干柿、灯芯草各等份，煎水喝，效果良好。

治脾虚泻痢，食不消化：干柿1.5千克，酥500克，蜜250克。用酥、蜜煎匀，放入干柿煮沸10余次，再用干燥的器皿贮藏起来。每天空腹吃三五枚，效果良好。

治咳出血丝血屑：用青州出产的大柿饼，在饭上蒸熟后扳开。每次将1枚柿饼，掺青黛5克，临睡时吃下。

治妇女产后气乱心烦：用干柿切碎，加水煮成汁后小口小口地喝。

治小儿痘疮人目：白柿天天吃，效果好。

治面生黑点：天天吃干柿。

治咳逆不止：用柿蒂、丁香各两钱，生姜5片，煎水服。治虚人咳逆，则再加人参5克；如胃寒，则加好姜、甘草各等份；如气虚，则加青皮、陈皮、半夏。

三、夷果类

荔枝

【释名】树木高大，树叶一年四季不落，果在五六月份成熟。又名离枝。诗人白居易曾描述：此果若离开枝干，一日则色变，二日则香变，三日则味变，四五日后色、香、味都已没有存，所以名离枝。

【加工】果鲜时肉白，经晒干后呈红色。日晒火烘，卤浸蜜煎，可以运到远方。成朵荔果晒干称为荔棉。

【性味】味甘，性平，无毒。

【主治】止渴，益人颜色，提神健脑。可治头晕心胸烦躁不安，背膊不适，颈淋巴结结核，脓肿和疔疮，发小儿痘疮。荔枝气味纯阳，新鲜荔枝食入过多，会出现牙龈肿痛、口痛或鼻出血。所以牙齿有病，及上火患者忌食。

※核

【性味】味甘，性温、涩，无毒。

【主治】可治胃痛、小肠气痛、妇女血气刺痛。方法是将一枚核煨成性，研成末，以酒调服。

※壳

【主治】治小儿疮痘出不快，煎汤饮服。又解荔枝热，浸泡水饮服。

※花、皮、根

【主治】治喉痹肿痛，用水煮汁，细细含咽。

【附方】治水痘发出不畅：荔枝肉浸酒饮，并吃肉。忌生冷。

治疔疮恶肿：用荔枝三个或五个，不用双数，以狗粪中米淘净为末，与糯米粥同研成膏，摊在纸上贴。留一孔出毒气。或用荔枝肉、白霜梅各3枚，捣成饼子。贴于疮上，消除病根。

治呃逆不止：用荔枝7枚，连皮核烧灰存性，研成末，白汤调服，即止。

治疝气：荔枝核、青橘皮、茴香各等份，炒灰存性研开。用酒调服10克，每日3次。

治妇女血气刺疼，胃痛，腰腹背痛：用荔枝核烧存性，取25克，香附子炒50克，研成末，每次服10克，用盐汤、米汤调服均可。

治痢疾（赤白痢）：荔枝壳、橡斗壳、石榴皮、甘草各白炒后煎服。

龙　眼

【释名】树木高6～10米，和荔枝相比荔枝叶子小些，冬季不谢，春末夏初开细白花，七月份果子成熟。又名圆眼。

【性味】味甘，性平，无毒。

【主治】祛五脏邪气，治厌食、食欲不振，驱肠中寄生虫及血吸虫。长期食用，强体魄，延年益寿，安神健脑长智慧，开胃健脾，补体虚。新鲜龙眼用沸汤淘过食，不伤脾。食品以荔枝为贵，而强身健脑则以龙眼为良。因为荔枝性热，而龙眼性平。可治思虑过度伤及心脾。

※核

【主治】主治腋臭。用6枚，同胡椒10枚研，出汗时即擦患处。

※龙荔

【释名】形状像小荔枝，而肉的味道如龙眼，它的树禾、枝叶都和龙眼荔枝相似，所以名龙荔。二月份开花，和荔枝同时熟。生长于岭南。

【性味】味甘，性热，有小毒。

橄　榄

【释名】同吃时味道苦涩，可回味甘美。树高耸直挺。结子没有棱瓣，八九月份采摘。又名青果、谏果。

【加工】橄榄树高，在果子将熟时，用木钉钉树，再放少盐入树皮内，果实一旦成熟便自落。橄榄果生食甚佳，用蜜渍、盐藏后可运到远方。橄榄树枝如黑胶的，烧烤时气味清烈，称为榄香。

【性味】味酸、甘，性温、涩，无毒。

【主治】生食、煮饮，都町解酒醉，解河豚毒。嚼汁咽下，治鱼骨鲠及一切鱼蟹毒。又有生津止渴的作用，治咽喉痛。

【发明】按《名医录》载：吴江一富人，食鳜鱼被鲠。

鱼骨在胸中不上不下，疼痛无比，半月后奄奄一息。忽遇渔人张九，告知取橄榄服食，当时没有橄榄，便用橄榄核研末，取急流水调服，骨遂下而愈。如今人们煮河豚和团鱼，都放入橄榄，因知橄榄能治一切鱼蟹之毒。

※榄仁

【性味】味甘，性平，无毒。

【主治】治唇边燥痛，研烂敷于患处。

※核

【性味】味甘，性温、涩，无毒。

【主治】磨汁服，治各种鱼骨鲠喉及食鱼过多，消化不良，又治小儿痘疮后生瘢，烧后研末敷。

【附方】治下部疳疮：橄榄烧灰成性，研末，用油调敷，或加冰片、孩儿茶等份。

中医养生宝典

国医传世灵方

于向阳 / 主编

江西科学技术出版社

图书在版编目（CIP）数据

中医养生宝典 . 5，国医传世灵方 / 于向阳主编 . —
南昌：江西科学技术出版社，2020.12
ISBN 978-7-5390-7520-4

Ⅰ . ①中⋯ Ⅱ . ①于⋯ Ⅲ . ①验方—汇编 Ⅳ .
① R212 ② R289.5

中国版本图书馆 CIP 数据核字（2020）第 175720 号

国际互联网（Internet）地址：http://www.jxkjcbs.com
选题序号：ZK2020274
图书代码：B20293-101

责任编辑　宋　涛
责任印制　夏至裳
封面设计　书心瞬意

中医养生宝典 . 5，国医传世灵方　　　　　　　　　　于向阳　主编
ZHONGYI YANGSHENG BAODIAN.5，GUOYI CHUANSHI LINGFANG

出版 发行	江西科学技术出版社
社址	江西省南昌市蓼洲街 2 号附 1 号
	邮编：330009　电话：（0791）86623491　86639342（传真）
印刷	北京一鑫印务有限责任公司
经销	全国各地新华书店
开本	880mm × 1230mm　1/32
字数	96 千字
印张	5
版次	2020 年 12 月第 1 版　2023 年 5 月第 2 次印刷
书号	ISBN 978-7-5390-7520-4
定价	168.00 元（全 5 册）

赣版权登字 –03-2020-313

前/言

在世界文化科技史上，中医是唯一一个历经两千余年仍能焕发勃勃生机的文化与科技奇迹。中医药方是传统中医的智慧结晶和组成部分。可以这么说，如果没有那些神奇灵妙的药方，中医必将黯淡无光，奇迹也将无从谈起。

中医药方讲求辨证施治、君臣佐使，在治疗各种疾病时，常常能收到奇特的疗效；但中医药方散见于各种医学典籍之中，难以查找。为了在一定程度上解决这个难题，本书从上百种古医典籍中选取了多种验方、秘方，另外还搜集了部分民间流传的药方，并且根据其主治疾病加以分类整理，汇编成书。

由于本书是资料整理汇集，药方主要来自古医书和民间，未经编者科学验定，仅可供专业医生处方时参考，一般患者使用需专业医生指导。

本书部分药方属民间流传方剂，无法标明确切出处，特此说明。

因本书编者学术水平有限，难免挂一漏万，存有遗珠之憾。敬请专家指正。

目／录

皮肤科

　　皮肤是人体最大的组织器官，也是人体抵御病菌的第一道防线。因而，皮肤一旦发生病变，便会给人们的工作、生活带来极大的困扰。祖国医学认为，皮肤病虽表现在外，但其病因却大多是由于体内阴阳失调和脏腑功能失调所致，只要调理好体内的失调，便能达到治疗皮肤病的目的。千百年来，历代医者们流传下来诸多良方，使得皮肤病的治疗多了其他的途径。

湿 疹

※ 地黄饮

【来源】《医宗金鉴》卷七十四。

【功用】凉血润燥，祛风止痒。

【主治】血风疮、旋耳疮迁延日久，血虚化燥生风，身体或耳内生疮如粟米，瘙痒无度，疮面粗糙，上覆痂皮或鳞屑，心烦便秘，夜不得寐。

【组成】生地黄、熟地黄、何首乌（生）各9克，当归6克，丹皮、黑参、白蒺藜（炒，去刺）、僵蚕（炒）各4.5克，红花、甘草（生）各1.5克。

【用法】上药以水煎，早、晚各服。

【禁忌】服药期间，忌食辣椒、酒、鸡、鹅。

※ 黄芪化毒汤

【来源】《外科大成》卷四。

【功用】益气养血，化毒排脓。

【主治】干疔瘙痒，见血无脓。

【组成】黄芪（生）15克，连翘6克，防风、当归、何首乌、白蒺藜各3克。

【用法】上药以水煎服。

【加减】日久不干，加白术6克，茯苓3克。

脂溢性皮炎

※ 养血润肤饮

【来源】《外科证治全书》。

【主治】面游风，初起面目浮肿，燥痒起皮，如白屑风状，渐渐痒极，延及耳项，有时痛如针刺。现用于治疗皮肤瘙痒症、牛皮癣静止期（血虚风燥型）、红皮症等病久血虚风燥而见皮肤干燥、脱屑、瘙痒，舌质红等。

【组成】当归9克，熟地、生地、黄芪各12克，天冬（去心）、麦冬（去心）各6克，升麻、片芩各3克，桃仁泥、红花各2克，天花粉4.5克。

【用法】水煎，温服。

【加减】如大便燥结，可加大麻仁、郁李仁各9~15克；如风盛痒甚，加明天麻4.5克，同时宜配合外治，如生猪油或鳗鲡油涂抹局部。

【禁忌】药后禁食荤腥，如鱼、虾、螃蟹和辣椒、生姜等刺激性饮食。

黄水疮

※ 升麻消毒饮

【来源】《医宗金鉴》卷七十四。

【主治】黄水疮。

【组成】当归尾、赤芍药、金银花、连翘（去心）、牛蒡子（炒）、栀子（生）、羌活、白芷、红花、防风、甘草（生）、升麻、桔梗（小剂各3克；中剂各5克；大剂各6克）。

【用法】上药用水400毫升，煎至320毫升，空腹服。

【加减】若疮生于头面，除去当归尾、红花。

※ 蛇床子汤

【来源】《医宗金鉴》卷六十九。

【功用】清热燥湿，祛风止痒。

【主治】肾囊风，干燥极痒，喜浴热汤，甚起疙瘩，形如赤粟，麻痒，搔破浸淫脂水，皮热痛如火燎。

【组成】威灵仙、蛇床子、当归尾各15克，缩砂壳9克，土大黄、苦参各15克，老葱头7个。

【用法】上药以水1升，煎数滚，倾入盆内，先熏，候温浸洗。

脓疱疮

※ 何首乌汤

【来源】《疡医大全》卷三十五。

【功用】清利湿热，祛风解毒。

【主治】湿热风毒，遍身脓窠，黄水淋漓，肌肉破烂。

【组成】何首乌、黄连、防风、金银花、荆芥、苍术、白鲜皮、甘草（炙）、苦参、连翘、木通等量。

【用法】上药以灯芯草为引，水煎服。或磨为细末，水叠为丸，每服9克，用淡酒送下。

【加减】溏泄，加泽泻；夏热，加栀子、黄芩；身痒，加白蒺藜；脾胃弱者，去苦参，加赤茯苓。

※ 鲫鱼膏

【来源】《疡医大全》卷七。

【主治】无名肿痛，脓窠疮疖。

【组成】大蛤蟆、活乌背鲫鱼各7个，蓖麻仁360克。

【用法】麻油1千克，同蛤蟆、鲫鱼、蓖麻仁文武火熬枯，滤去滓，熬至滴水成珠，离火，入轻粉120克，铅粉360克，收藏。临用取膏摊贴。

癣 疮

※ **三神丸**

【来源】《圣济总录》卷一三七。

【主治】一切癣疾。

【组成】蒺藜（炒）、海桐皮（锉）、草乌头（盐炒熟，去盐不用）各30克。

【用法】上药同研细末，以面糊调和为丸，如绿豆大。每服10～15丸，温水或盐汤送下。

※ **土大黄膏**

【来源】《外科正宗》卷四。

【主治】干湿顽癣，不论新旧，但皮肤顽厚，串走不定，唯痒不痛者。

【组成】硫黄240克，生矾120克，点红川椒60克。

【用法】上药各研为末，用土大黄根捣汁，和前药调成膏。新癣抓损搽之，多年顽癣加醋调搽，如日久药干，以醋调搽。

※ **土荆皮散**

【来源】《青囊立效秘方》卷一。

【主治】一切风湿癣癫痒风。

【组成】土荆皮、吴茱萸、洋庄、西丁、人信、斑蝥、番八仁、明矾、川椒、细辛、海桐皮、槟榔、胆矾、煅皂矾、皮硝、巴豆仁、蛇床子、烟胶、雄黄、桃丹各9克。

【用法】上药共研为细末。烧酒浸搽。

※ 马齿苋膏

【来源】《医宗金鉴》卷六十二。

【主治】杨梅遍身如癞，发背诸毒，顽疮、臁疮，久不收口，及湿癣、白秃、丹毒等。

【组成】马齿苋。

【用法】上药一味，干品每次30～60克，鲜品60～120克，水煎或酒水煎服；外用捣烂外敷，或取汁用。

※ 必效散

【来源】《医宗金鉴》卷七十四。

【功用】杀虫止痒。

【主治】年久顽癣。

【组成】川槿皮120克，海桐皮、大黄各60克，百药煎42克，巴豆（去油）4.5克，斑蝥（全用）1个，雄黄、轻粉各12克。

【用法】上药共研为极细末。用阴阳水调药，将癣抓损，薄敷。药干待自落。

※ 何首乌散

【来源】《太平惠民和剂局方》卷八。

【功用】养血祛风。

【主治】脾肺风毒攻冲，遍身疥癣瘙痒，或生隐疹，搔之成疮，肩背拘倦，肌肉顽痹，手足皲裂；并治紫癜、白癜。

【组成】荆芥穗、蔓荆子（去白皮）、蚵蚾草（去土）、威灵仙（净洗）、何首乌、防风（去芦、叉）、甘草（炙）各25克。

【用法】上药捣罗为末。每服3克，饭后用温酒或沸汤调下。

牛皮癣

※ 立止散

【来源】《普济方》卷二八一。

【主治】牛皮癣。

【组成】冬瓜皮（烧灰）。

【用法】上药共研为末。以油调搽于疮上。

※ 百部膏

【来源】《医学心悟》卷六。

【主治】牛皮癣。

【组成】百部、蓖麻子（去壳）、白鲜皮、鹤虱、黄柏、当归、生地各30克，黄蜡60克，明雄黄末15克，麻油240毫升。

【用法】先将百部等前七味入油熬枯，滤去滓，再将其熬至滴水成珠，下黄蜡，至入水不散为度，起锅；将雄黄末和入，稍冷，倾入瓷钵中收贮，退火备用。用时搽敷于患处。

头 癣

※ 一扫光

【来源】《万病回春》卷七。

【主治】小儿头疮。

【组成】细茶9克（口嚼烂）、水银（入茶内研）3克，牙皂、花椒各6克。

【用法】上药研为细末。麻油调搽。

※ **苦参洗汤**

【来源】《备急千金要方》卷五。

【主治】小儿头疮。

【组成】苦参、黄芩、黄连、黄柏、甘草（炙）、大黄、川芎各9克，蒺藜6克。

【用法】上八味，咀碎。以水600毫升，煮取300毫升，渍布拓疮上，一日数次。

※ **肥油膏**

【来源】《医宗金鉴》卷六十三。

【主治】秃疮初起。

【组成】番木鳖18克，当归、藜芦各15克，黄柏、苦参、杏仁、狼毒、白附子各9克，鲤鱼胆2个。

【用法】用麻油300克，将前药入油内，熬至黑黄色，去滓，加黄蜡36克，溶尽，用布滤过罐收。每次用蓝布裹于手指，蘸油少许擦疮。

※ **黄粉膏**

【来源】《圣济总录》卷一八二。

【主治】小儿头上恶疮。

【组成】胡粉、黄连末各30克，水银1克，糯米22粒，赤小豆14粒（和黄连捣）。

【用法】上药研为细末。先将水银于手掌中以唾液研化，即以麻油调药，与水银和匀，涂疮上。

梅毒、下疳

※ 二灵丹

【来源】《疡疾大全》卷二十四。

【主治】下疳初起流脓。

【组成】儿茶3克，冰片0.9克。

【用法】上药研匀。将疮先用冷茶或甘草（炙）汤洗净晾干，以鸡翎将药扫上。

※ 十味淡斋方

【来源】《疡科心得集》卷下。

【主治】下疳广疮，误服轻粉升药，致烂喉塌鼻，遍体骨节酸楚，或腐烂不堪。

【组成】川贝母（去心，生研）30克，白芷（焙）30克，防风（焙）30克，海螵蛸（浸淡，漂净，去甲）30克，当归（炒）30克，川芎（炒）30克，金银花（晒）30克，花粉（晒）30克，半夏（姜汁制炒）30克，南星（姜汁制炒）45克。

【用法】各药放入瓦盆内炒，用木槌于石臼内打成末，筛净，分为21服，每服15克，每日用鲜土茯苓500克，不见铁器，于石臼内捣碎，放于瓦罐中，用河水3升，煎至1.5升，去滓，下药末15克，再煎至750毫升，早、午、晚各服250毫升。服此药63日收效。

【禁忌】煎药时忌一切金、银、铜、铁、锡器；服药期间，须忌一切盐味。

※ **九龙丹**

【来源】《外科正宗》卷三。

【异名】九龙败毒丸（《经验奇方》卷上）。

【主治】鱼口、便毒，骑马痈，横痃等初起未溃，及梅毒初起，遍身见有红点，或阳物肿痛破烂者。

【组成】儿茶、血竭、乳香、没药、巴豆（不去油）、木香各等份。

【用法】上药研为末，与生蜜调成一块，瓷盒盛之，团成寒豆大的小丸。每服9丸，空腹时用热酒适量送下。大便行四五次，再吃稀粥。肿甚者，间日再用一服自消。

※ **千里光明汤**

【来源】《寿世保元》卷九。

【主治】杨梅疮毒邪陷伏，延溃不能杜绝，手足心皮干枯类似白鹅掌风，筋骨疼痛，并起风块。

【组成】青木香、黄连、黄柏、黄芪、荆芥、防风、苦参、苍耳子、蛇床子、羌活、升麻、麻黄、甘草（炙）各15克，鸡肠草（焙）、冬青叶（焙）各适量。

【用法】上药作为一剂。用布包，水煮，于无风处洗浴，凉了再加热。出微汗拭干。

【附注】原书用本方治上症，同时以托里解毒汤内服。

※ **苓姜饮**

【来源】《仙拈集》卷四。

【主治】杨梅结毒，及玉茎烂完。

【组成】土茯苓500克，生姜120克。

【用法】分数次煎服，10日内即愈。其溃处以药汁调面糊敷之。

※ 萆薢汤

【来源】《外科正宗》卷三。

【主治】杨梅疮结毒，筋骨疼痛，头胀欲破及已溃腐烂。

【组成】川萆薢6克，苦参、防风、何首乌各15克，威灵仙、当归、白芷、苍术、胡麻、石菖蒲、黄柏各1.8克，羌活、川椒各1.2克，龟板4.5克，红花1克，甘草（炙）1.5克。

【用法】用水400毫升，煎至320毫升，临服入酒适量，病在上，食后服；病在下，空腹时服。

※ 清肝渗湿汤

【来源】《外科正宗》卷三。

【主治】阴囊玉茎潮湿肿胀，坠重作痛，小便不利。

【组成】苍术、白术、茯苓、山栀、厚朴、泽泻、陈皮、木通、天花粉、昆布各3克，甘草（炙）1.5克，木香0.9克，川芎、当归各1.8克。

【用法】用水400毫升，煎至320毫升，空腹时服。

【加减】局部色红灼热者，加黄连、龙胆草各2.1克。

※ 琼花膏

【来源】《外科大成》。

【功用】祛风除湿，清热解毒。

【主治】杨梅疮并结毒，筋骨疼痛；一切腰腿疼痛，诸毒恶疮。

【组成】闹羊花根皮45克，五加皮、归身各60克，威灵仙

30克，防风、荆芥、元参、花粉各45克，甘草（炙）30克。

【用法】上药用麻油1.5升浸，煎如法，再用铅粉收膏，退火毒7日后可用。摊贴患处。

※ **搜风解毒汤**

【来源】《本草纲目》卷十八。

【主治】杨梅结毒，初起结肿，筋骨疼痛；及服轻粉药后筋骨挛痛，瘫痪不能动者。

【组成】土茯苓12克，薏苡仁、金银花、防风、木通、木瓜、白鲜皮各6克，皂角子5克。

【用法】上药用水400毫升，煎至200毫升，温服，一日3次。病深者月余，病浅者半月即愈。

【禁忌】服药期间，忌食清茶，牛、羊、鸡、鹅、鱼肉，烧酒，面，戒房事。

【加减】若气虚，加人参10克；血虚，加当归10克。

※ **紫金丹**

【来源】《仙拈集》卷四。

【主治】杨梅结毒，疼痛腐烂，甚至咽喉唇鼻破坏者。

【组成】龟板（酒炙3次焦黄）60克，石决明（煅红，童便渍）、朱砂各6克。

【用法】上药共研为末，烂米饭丸，如麻子大。每服3克，量病大小，食前后服之。筋骨疼痛，用酒送下；腐烂，用土茯苓汤送下。至重者，40日愈。

※ **黑香散**

【来源】《疡医大全》卷二十四。

【功用】杀虫止痒。

【主治】男女下疳，腐烂红肿，痛痒难当；及梅毒内蕴，邪火正盛者；并治一切极痒诸疮。

【组成】橄榄核（烧灰存性）。

【用法】上药研为细末。每3克，加冰片0.6克，研匀密贮。用时或干搽，或用麻油、猪胆汁调搽患处。

※ 解毒紫金膏

【来源】《外科正宗》卷三。

【主治】杨梅结毒，腐烂作臭，脓水淋漓，诸药无效；兼治诸毒顽臁等疮。

【组成】细块红矾、明净松香各500克。

【用法】共碾极细末，麻油调稠。先将患处用熏洗结毒方洗净，搽上此药，油纸盖上，以软布条扎紧。毋令血行，3日一换；如无熏洗结毒方，只煎葱、艾、甘草（炙）等汤俱可洗换。

【禁忌】愈后忌吃煎炒发物。

【附注】熏洗结毒方，见《外科正宗》卷三。

※ 翠云散

【来源】《外科正宗》卷三。

【主治】杨梅疮，已服内药，根脚不红，疮势已减者。

【组成】铜绿、胆矾各15克，轻粉、石膏（煅）各30克。

【用法】共研极细末，瓷罐收贮。湿疮干搽，干疮用公猪胆汁调搽，每日1次，连用3日，其疮白干而愈。

疥 疮

※ **一笑散**

【来源】《证治准绳·疡医》卷五。

【主治】周身疥癞，瘙痒生疮。

【组成】槟榔、硫黄、藁本、蛇床子、枯矾、五倍子、白胶香各等份。

【用法】上药研为细末。湿者干搽，干者以麻油调敷。

※ **一擦光**

【来源】《串雅内编》卷二。

【主治】疥疮，妇女阴蚀疮，漆疮。

【组成】蛇床子、苦参、芫荑各30克，雄黄15克，枯矾45克，硫黄、轻粉、樟脑各6克，川椒、大风子肉各15克。

【用法】上药共研为末。以生猪油调敷。

※ **白矾散**

【来源】《太平圣惠方》卷六十五。

【主治】疥疮。

【组成】白矾（烧为灰）30克，硫黄（细研）30克，胡粉30克，黄连（去须）45克，雌黄（细研）30克，蛇床子22克。

【用法】上药捣细为散，研匀，以猪膏和成面糊。用时以盐浆水洗，拭干涂之。

※ **消毒散**

【来源】《疡医大全》卷三十五。

【功用】疏风去湿，清热解毒。

【主治】风湿热毒，侵袭肌肤，致生疥疮，瘙痒不已。

【组成】金银花、连翘、白蒺藜、荆芥、白芷、牛蒡子、防风、白鲜皮、赤芍药、甘草（炙）各等量。

【用法】上药以水煎服。

【加减】日久不愈，加何首乌；干燥，加当归；有热，加黄芩；下部多，加黄柏；小便涩，加木通。

※ **藁本散**

【来源】《医方类聚》卷一六九引《施圆端效方》。

【功用】止痒除疥。

【主治】疥癣。

【组成】藁本、蛇床子、黄柏各15克，硫黄11克，白矾（生）7.5克，轻粉3克。

【用法】上药研匀，与油蜡和成膏子。擦敷患处。

※ **苦参散**

【来源】《外科精义》卷下引《野夫多效方》。

【主治】遍身疮疥，经年不效。

【组成】苦参、蔓荆子、何首乌、荆芥穗、威灵仙各等份。

【用法】上药共研为细末。每服6克，空腹以酒调服，一日2服。

【禁忌】服药期间。忌食发风物。

※ **三物浴汤**

【来源】《杨氏家藏方》卷十二。

【主治】遍身疮疥瘙痒。

【组成】山牡丹（枯叶）1000克，鹿梨根1000克，生姜500克。

【用法】上药咀碎。以水50升，煮三五沸，浴之。久患疮疥者，不过三五次浴即可见效。

※ 扫疥散

【来源】《疡科选粹》卷三。

【主治】疥疮。热疮，遍身疮疖。

【组成】大黄、蛇床子、黄连、金毛狗脊、黄柏、苦参各15克，硫黄、水银（以茶末捣匀）各12克，轻粉3克，雄黄、黄丹各10克，大风子（去壳）、木鳖子（去壳）各15克。

【用法】先将前六味共研为细末，再加入后七味捣匀。用时以生猪油调匀，洗浴后搽于疮上。

※ 当归饮子

【来源】《重订严氏济生方》。

【主治】心血凝滞，内蕴风热，皮肤疮疥，或肿或痒。

【组成】当归（去芦）、白芍药、川芎各30克，生地黄（洗）、白蒺藜（炒，去尖）、防风、荆芥各30克，何首乌、黄芪（去芦）、甘草（炙）各15克。

【用法】上药咀碎。每服12克，用水220毫升，加生姜5片，煎至180毫升，去滓温服，不拘时间。

※ 参椒汤

【来源】《外科证治全书》卷四。

【主治】疥疮。

【组成】苦参30克，花椒9克。

【用法】用米泔水煎，待温洗之。洗后避风，拭干搽去药渍。

※ 疥灵丹

【来源】《古今医鉴》卷十五。

【主治】疥疮。

【组成】白芷30克，枳壳（麸炒）21克，连翘21克，白蒺藜（炒）30克，羌活21克，栀子（炒）21克，当归21克，荆芥穗21克，苦参（糯米泔浸一日，晒干）60克。

【用法】上药共研为细末，炼蜜为丸，如梧桐子大。每服50丸，温开水送下。

※ 疥疮散

【来源】《青囊秘传》。

【主治】疥疮。

【组成】白椒、樟冰、硫黄、槟榔、生明矾各等份。

【用法】上药研末。猪油调搽。

※ 何首乌散

【来源】《卫生宝鉴》卷九。

【主治】紫白癜风，筋骨疼痛，四肢少力，鼻梁塌陷，皮肤疮疥及手足皲裂，睡卧不稳，步履艰辛。

【组成】何首乌、蔓荆子、石菖蒲、荆芥穗、甘菊花、枸杞、威灵仙、苦参各15克。

【用法】上药共研为末。每服9克，以蜜茶调服，不拘时。

※ 消风散

【来源】《外科正宗》卷四。

【功用】养血祛风，清热燥湿。

【主治】风湿侵淫血脉，致生疮疥，瘙痒不绝，及大人小儿风热隐疹、遍身云斑点、乍有乍无者。

【组成】当归、生地、防风、蝉蜕、知母、苦参、胡麻、荆芥、苍术、牛蒡子、石膏各3克，甘草（炙）、木通各1.5克。

【用法】用水400毫升，煎至320毫升，空腹服用。

※ 椒艾汤

【来源】《杨氏家藏方》卷十二。

【功用】祛风、除湿、止痒。

【主治】遍身生疮疥、下部湿痒、脚气等。

【组成】石菖蒲（锉）30克，川椒7.5克，艾叶（锉）7.5克，葱白7克。

【用法】上药用水1.8升，煎数沸，淋洗。

荨麻疹

※ 四物消风饮

【来源】《外科证治全书》卷五。

【主治】素体血虚，风热外客，皮肤游风，隐疹瘙痒；及劳伤冒风，身热口燥。

【组成】生地黄12克，归身、赤芍各6克，荆芥、薄荷、蝉蜕各4.5克，柴胡、川芎、黄芩各3.6克，甘草（生）3克。

【用法】以水煎服。

※ 加味败毒散

【来源】《寿世保元》卷四。

【功用】疏风去湿，凉血解毒。

【主治】风热客于肌肤，气滞血凝，发为隐疹；感冒风湿，以致发斑者。

【组成】羌活、独活、前胡、柴胡、当归、川芎、枳壳（去瓤）、桔梗、茯苓、人参各15克，薄荷、甘草（炙）、白术、防风、荆芥、苍术（米泔水浸）、赤芍、生地黄各1.5克。

【用法】上锉一剂。加生姜、大枣，水煎，温服。

白癜风

※ 三黄散

【来源】《杂病源流犀烛》卷二十五。

【主治】白癜风。

【组成】雄黄、硫黄各15克，黄丹、天南星、枯矾、密陀僧各9克。

【用法】先以姜汁擦患处，再用姜片蘸药擦，后渐黑，次日再擦，黑散则愈。

※ 商陆散

【来源】《外台秘要》卷十五引《古今录验》。

【主治】白癜风。

【组成】生商陆根（切）270克，白蔹、天雄（炮）、黄芩各90克，干姜120克，附子（炮）30克，踯躅花270克。

【用法】上七味，捣筛为散。每服1.5克，酒送下，每日3次。

【禁忌】服药期间，忌食猪肉、冷水。

【附注】方中附子原无用量，现据《备急千金要方》卷二十三补。

※ 苦参散

【来源】《太平圣惠方》卷二十四。

【主治】肺脏久积风毒，皮肤生白癜不止。

【组成】苦参（锉）90克，露蜂房（微炒）60克，松脂60克，附子（炮裂，去皮、脐）60克，栀子仁60克，乌蛇（酒浸，去皮、骨，炙微黄）90克，木兰皮60克。

【用法】上药捣细为散。每服6克，不拘时候，以温酒调下。宜常吃萝卜白菜。

【禁忌】服药期间，忌食鸡、雀、猪、鱼、大蒜、湿面等。

※ 胡麻丸

【来源】《外科正宗》卷四。

【主治】癜风初起，皮肤作痒，后发癜风，渐至开大。

【组成】大胡麻120克，防风、威灵仙、石菖蒲、苦参各60克，白附子、独活各30克，甘草（炙）15克。

【用法】上药研为细末，用酒调成丸子。每服6克，形瘦者4.5克，饭后临睡以白开水送服。

【禁忌】服药期间，忌动风发物，如海鲜、煎炒、鸡、鹅、羊肉、火酒，愈后戒百日。

※ 追风丹

【来源】《瑞竹堂经验方》卷五。

【异名】追风丸（《寿世保元》卷九）。

【主治】白癜风。

【组成】何首乌、荆芥穗、苍术（米泔浸一夜，焙干）、苦参各等份。

【用法】上药共研为细末。用肥皂角（去皮、弦）1.5千克，于瓷器内熬为膏，和丸，如梧桐子大。每服30～50丸，空腹时用酒或茶送服。

【禁忌】服药期间，忌食一切动风发物。

白屑风

※ 玉肌散
【来源】《外科正宗》卷四。

【主治】一切风湿雀斑、酒刺、白屑风、皮肤作痒。

【组成】绿豆500克，滑石、白芷、白附子各6克。

【用法】上药共研为细末。每次30克，早晚洗面时，冲洗患处。

※ 祛风换肌丸
【来源】《外科正宗》卷四。

【主治】白屑风及紫白癜风，顽风顽癣，湿热疮疥，瘙痒无度，日久不绝，愈而又发。

【组成】威灵仙、石菖蒲、何首乌、苦参、牛膝、苍术、大胡麻、天花粉各等份，甘草（炙）、川芎、当归减半。

【用法】上药共研为末，以酒调和为丸，绿豆大。每服6克，白开水送下。

【禁忌】服药期间，忌食牛肉、火酒、鸡、鹅、羊等发物。

鹅掌风

※ 二矾汤

【来源】《外科正宗》卷四。

【异名】二矾散（《医宗金鉴》卷六十八）。

【主治】鹅掌风，皮肤枯厚，破裂作痛，症情较重。

【组成】白矾、皂矾各120克，儿茶15克，柏叶250克。

【用法】上药用水2.5升，煎数滚候用。先以桐油搽抹患处，再用浸透桐油的纸捻，将其点燃，以烟熏患处片刻，次用前汤趁热贮净桶内，将患手置于桶中，以布将手连桶口盖严，以汤气熏之，勿令泄气。待微热时将汤倾入盆内，再行蘸洗，一次可愈。

【禁忌】鹅掌风轻症不宜；熏洗后，7日内不可下水。

※ 小枣丹

【来源】《疡医大全》卷二十八。

【主治】鹅掌风。

【组成】防风、白僵蚕、荆芥、何首乌、全蝎、蔓荆子、羌活、牛蒡子、独活、威灵仙、黄芩、赤芍药、生地、大风肉、大黄、苦参各60克，薄荷、枸杞子、明天麻、天南星各30克，柏枝、山栀各120克，甘草（炙）15克，两头尖3克，白术500克。

【用法】上药共研为末，与枣肉拌匀制成丸，如梧桐子大。每服60丸，用薄荷汤送服。

※ 透骨丹

【来源】《外科大成》卷四。

【主治】鹅掌风，多年顽癣。

【组成】青盐、大黄、轻粉、儿茶、胆矾、铜绿、雄黄、枯矾、皂矾各1.2克，杏仁7个，麝香0.3克，冰片0.15克。

【用法】上药共研为细末。用苏合油调匀，擦患处，用炭火烘之，以透明为度，5～6次即愈。

雀 斑

※ 玉盘散

【来源】《疡医大全》卷十二。

【主治】雀斑，粉刺。

【组成】白牵牛、甘松、香附、天花粉各30克，藁本、白蔹、白芷、白附子、宫粉、白及、大黄各15克。

【用法】用皂荚500克捶烂，与上药和匀。每日擦面，数日有效。

※ 改容丸

【来源】《医学心悟》卷六。

【主治】风热上攻，致患雀斑、粉刺。

【组成】大贝母（去心）、白附子、防风、白芷、菊花叶、滑石各15克。

【用法】上药共研为细末，用皂荚10个，蒸熟去筋膜，捣和药为丸，早晚洗面。

※ 犀角升麻丸

【来源】《医宗金鉴》卷六十三。

【主治】雀斑，粉刺。

【组成】犀角45克，升麻30克，羌活30克，防风30克，白附子15克，白芷15克，生地黄30克，川芎15克，红花15克，黄芩15克，甘草（生）7.5克。

【用法】上药各研为细末，和匀，蒸饼为小丸。每服6克，空腹、临卧时用清茶送服。

汗　斑

※ 五神散

【来源】《外科证治全书》卷四。

【主治】紫白癜风。

【组成】雄黄、硫黄、黄丹、密陀僧、天南星等量。

【用法】上药共研为细末。先用葱白搽患处，再用姜片蘸药末搽之。

※ 除风散

【来源】《圣济总录》卷十八。

【主治】紫癜风。

【组成】防风（去枝）、蝎梢（炒）各30克，白花蛇头（酒浸，炙）2枚。

【用法】上药捣碎为散。每服1～2克，温酒调下。

※ 密陀僧散

【来源】《外科正宗》卷四。

【主治】汗斑。

【组成】硫黄、雄黄、蛇床子各6克，石黄、密陀僧各3克，轻粉1.5克。

【用法】上药共研为末。以醋调和，搽患处。

酒渣鼻

※ 二神散

【来源】《景岳全书》卷六十。

【主治】赤鼻日久不愈。

【组成】大黄、朴硝等份。

【用法】上药共研为末。调涂鼻上。

※ 栀子仁丸

【来源】《重订严氏济生方》。

【主治】肺热，鼻发赤瘰，酒糟鼻。

【组成】栀子仁。

【用法】熔黄蜡等份，和为丸，弹子大。空腹时用茶酒嚼下。

※ 凉血四物汤

【来源】《医宗金鉴》卷六十五。

【功用】凉血调荣，散淤化滞。

【主治】胃火熏肺，鼻部血液淤滞所生的酒糟鼻。

【组成】当归、生地、川芎、赤芍、黄芩（酒炒）、赤茯芩、陈皮、红花（酒洗）、甘草（生）各3克。

【用法】上药用水400毫升，姜3片，煎320毫升，加酒20毫升，调五灵脂末6克，热服。

※ **清血散**

【来源】《杏苑生春》卷六。

【主治】酒糟鼻。

【组成】当归、川芎、白芍药、黄芩（中枯者）、熟地各3克（以上均用酒浸），茯苓、陈皮各2.4克，甘草（生）、红花（酒浸）各1.5克，生姜3片。

【用法】上药咀。水煎，调入五灵脂末少许，空腹时热服。

【加减】气弱，加黄芪（酒焙）3克。

※ **清肺饮子**

【来源】《古今医鉴》卷九。

【功用】清肺祛风。

【主治】酒糟鼻，鼻头发红，甚则延及鼻翼，皮肤病变。

【组成】山茶花60克，黄芩60克，胡麻仁60克，山栀子60克，连翘30克，薄荷90克，荆芥30克，芍药30克，防风30克，葛花60克，苦参60克，甘草（炙）60克。

【用法】上药共研为末。以清茶调服，每次9克。

※ **疏风散**

【来源】《杂病源流犀烛》卷二十三。

【主治】酒糟鼻。

【组成】防风、荆芥、薄荷、黄芩、甘草（炙）、赤芍、归尾、灯芯、蒺藜各适量。

【用法】上药以水煎服。

【功用】疏风去湿。

脱　发

※ 二仙丸

【来源】《古今医鉴》卷九。

【主治】头发脱落。

【组成】侧柏叶（焙干）240克，当归（全身）120克。

【用法】上药忌铁器，共研末，以水调和为丸，如梧桐子大。每服50～70丸，早、晚各一服，以黄酒或盐汤送服。

※ 生发膏

【来源】《备急千金要方》卷十三。

【异名】甘松膏（《普济方》卷四十八）。

【功用】祛风生发。

【主治】头中风痒，白屑。

【组成】蔓荆子、附子、细辛、续断、皂荚、泽兰、零陵香、防风、杏仁、藿香、白芷各60克，松叶、石南各90克，莽草30克，松膏、马鬐膏、猪脂各1.8千克，熊脂1.2千克。

【用法】上药，咀，以清醋1.8升渍药一夜，天明以马鬐膏等微火煎，三上三下，以白芷色黄即膏成。外用泽发。

※ 洗发菊花散

【来源】《御药院方》卷八。

【主治】头发干燥、脱落。

【组成】甘菊花60克，蔓荆子、干柏叶、川芎、白皮桑根（去粗皮，生用）、白芷、细辛（去苗）、旱莲草（根、茎、花、叶）各30克。

【用法】上药以粗筛碾碎。每次用药60克，浆水750毫升，煎至500毫升，去滓。洗发。

粉　刺

※ **枇杷清肺饮**

【来源】《外科大成》卷三。

【主治】肺风酒刺。

【组成】枇杷叶、桑白皮（鲜者更佳）各6克，黄连、黄柏各3克，人参、甘草（炙）各1克。

【用法】上药用水300毫升，煎至200毫升，空腹饮服。

※ **苦参汤**

【来源】《外科正宗》卷四。

【主治】痤痱疮，痒疼难睡。

【组成】苦参120克，大菖蒲60克。

【用法】水煎数滚，临洗和入4～5具公猪胆汁，淋洗患处。

【禁忌】愈后避风，忌食发物。

※ **颠倒散**

【来源】《医宗金鉴》卷六十五。

【异名】二黄散（《医宗金鉴》卷七十二）。

【主治】肺风粉刺，面鼻疙瘩，赤肿疼痛。

【组成】大黄、硫黄各等份。

【用法】上药共研为细末，共合一处，再研匀，以凉开水或茶叶水调敷；或以药末直接撒布患处；也可以适量药末加水冲洗患处。

皮肤瘙痒

※ 二味消毒散

【来源】《外科大成》卷一。

【异名】二味拔毒散（《医宗金鉴》卷六十二）。

【功用】消疹止痒。

【主治】热疖、痤、疥、疹，风湿痒疮。

【组成】白矾30克，明雄黄6克。

【用法】上药共研为细末。清茶调化，用鹅翎蘸扫患处。

※ 防风浴汤

【来源】《太平圣惠方》卷二十四。

【功用】祛风，润燥，止痒。

【主治】风湿外侵，周身瘙痒不止。

【组成】防风90克，蒴（切）30克，羊桃根90克，石南30克，秦艽30克，川升麻30克，苦参90克，茵芋30克，白蒺藜30克，蛇床子30克，白矾30克，枳壳30克。

【用法】上药细锉。用水14升，煎至10升，去滓，于暖室中洗浴，令汗发出。

※ 苦参散

【来源】《太平圣惠方》卷二十四。

【主治】遍身风瘙痒不可止。

【组成】苦参（锉）30克，苍耳苗30克，蔓荆子30克，牡荆子30克，晚蚕沙30克，白蒺藜（微炒，去刺）30克，晚蚕蛾15克，玄参30克，胡麻子30克，蛇床子30克，天麻30克，乳香15克。

【用法】上药捣细为散。每服6克，不拘时候，以紫笋茶调下。

内　科

　　中医认为，人体无论外感病、内伤病、躯体病或是脏腑病都是以脏腑为中心的病变，因此治疗手段的关键在于为肝脏扶正祛邪。众所周知，中医治病良方多采用人们日常生活中的草根树皮，其作用效果比较明显，而且对身体基本没有伤害。本篇就让我们来了解各种草药是如何通过有效搭配，来达到治愈百病功效的。

一、外感病症

感　冒

※ 一柴胡饮

【来源】《景岳全书》卷五十一。

【主治】外感四时不正之气，或发热，或寒热，或妇人热入血室，或产后冒风，以致寒热如疟，但外有邪而内兼火。

【组成】柴胡6克，黄芩5克，芍药6克，生地5克，陈皮5克，甘草（炙）2克。

【用法】水煎，分2次温服。

【加减】内热甚，加连翘6克；外邪甚，加防风3克；邪结在胸痞满者，去生地，加枳实6克；热结阳明而渴者，轻加花粉或葛根6克，重加知母、石膏。

※ 荆防败毒散

【来源】《摄生众妙方》卷八。

【功用】疏风解表，败毒消肿。

【主治】风寒感冒初起，恶寒发热，头疼身痛，苔白，脉浮者；疮肿初起，见表寒证。

【组成】羌活、独活、柴胡、前胡、枳壳、茯苓、防风、荆芥、桔梗、川芎各4.5克，甘草（炙）1.5克。

【用法】上药用水300毫升，煎至240毫升，温服。

※ 菊叶汤

【来源】《宣明论方》卷三。

【异名】菊花散（《证治准绳·类方》卷五）。

【主治】外感风邪，头目昏眩，呕吐，面目浮肿。

【组成】菊花（去梗）、羌活、独活、旋复花、牛蒡子、甘草（炙）各等份。

【用法】上药共研为细末。每服6克，以水150毫升，加生姜3片，同煎至100毫升，去滓温服。

※ 防风冲和汤

【来源】《医学入门》卷四。

【主治】伤风有汗，脉浮缓。

【组成】防风、白术、生地各4.5克，羌活、黄芩、白芷、甘草（炙）各3克，川芎1.5克。

【用法】水煎，温服。

【加减】汗未止，加黄芪、芍药。

※ 百解散

【来源】《活幼心书》卷下。

【主治】小儿外感风寒，鼻流清涕，头痛发热，昼轻夜重。

【组成】干葛75克，升麻、赤芍药各60克，黄芩30克，麻黄22.5克，薄桂（去粗皮）7.5克，甘草（炙）45克。

【用法】上药咀。每服6克，用水150毫升，加生姜3片，葱1根，煎至100毫升，温服。

【加减】风热盛者，加薄荷。

※ 冲和散

【来源】《百一选方》卷七。

【异名】苍荆散（《医学入门》卷八）。

【主治】外感风寒挟湿，身体沉重，肢节酸疼，项背拘急，头目不清，鼻塞声重，哈欠泪出，气壅上盛，咽渴不利，胸膈凝滞，饮食不入。

【组成】苍术1.8千克，荆芥穗900克，甘草（炙）375克。

【用法】上药共研为粗末。每服9克，用水230毫升，煎至180毫升，去滓热服，不拘时候；药滓再煎。

※ 柴胡半夏汤

【来源】《医学入门》卷四。

【主治】伤风发热恶寒，头痛无汗而咳嗽，或胁热自痢；兼治一切痰症，状似伤寒。

【组成】柴胡、半夏各3克，黄芩、白术、陈皮、麦门冬各3克，甘草（炙）1.5克，姜3片，大枣2枚。

【用法】水煎，温服。

【加减】小便不利，加茯苓；冬月无汗，加麻黄；三时无汗，加苏叶；冬月有汗，加桂枝；三时有汗，加防风；咽喉痛，加桔梗；喘咳，去白术，加杏仁、桑白皮；酒热，加黄连；食积，加山楂、神曲；痰伏胁下作痛，加白芥子；痰甚喉中如牵锯，加竹沥、姜汁；痰稠如胶，加金沸草、前胡；胸膈痞闷，加枳壳。

※ 正柴胡饮

【来源】《景岳全书》卷五十一。

【功用】平散风寒。

【主治】外感风寒，发热恶寒，头疼身痛，疟疾初起。

【组成】柴胡3～9克，防风3克，陈皮4.5克，芍药6克，甘草（炙）3克，生姜3～5片。

【用法】用水300毫升，煎至200毫升，热服。

【加减】如头疼者，加川芎3克；热而兼渴者，加葛根3～6克；呕恶者，加半夏4.5克；湿胜者，加苍术3克；胸腹有微滞者，加厚朴3克；寒气胜而邪不易解者，加麻黄3～9克，去浮沫服之，或加苏叶亦可。

※ **柴陈煎**

【来源】《景岳全书》卷五十一。

【功用】解表发汗，化痰止咳。

【主治】伤风兼寒，咳嗽发热，痞满多痰者。

【组成】柴胡6～9克，陈皮4.5克，半夏6克，茯苓6克，甘草（炙）3克，生姜3～7片。

【用法】用水220毫升，煎至160毫升，空腹时温服。

【加减】如寒盛者，加细辛2.1～2.4克；如风盛气滞者，加苏叶4.5克；如冬月寒甚，加麻黄4.5克；气逆多嗽者，加杏仁3克；痞满气滞者，加白芥子1.5～2.1克。

※ **川芎散**

【来源】《古今医统》卷六十二引《医林》。

【主治】伤寒鼻塞。

【组成】苍术（米泔浸）150克，藁本、白芷、细辛、羌活、川芎、甘草（炙）各30克。

【用法】上药咀。每服9克，用水150毫升，加生姜3片，葱白10克，煎取100毫升，温服。

※ **三柴胡饮**

【来源】《景岳全书》卷五十一。

【主治】素禀阴分不足，或肝经血少而偶感风寒；或感邪不深，可兼补而散；或病后、产后感冒，宜用解散而因血气虚弱不能外达。

【组成】柴胡6～9克，芍药4.5克，甘草（炙）3克，陈皮3克，生姜3～5片，当归6克（溏泄者，易以熟地代之）。

【用法】上药用水300毫升，煎至240毫升，温服。

【加减】如微寒咳呕者，加半夏3～6克。

※ 八物汤

【来源】《三因极一病证方论》卷四。

【异名】八物散（《医学入门》卷四）。

【主治】厥阴伤风，恶风体倦，自汗，小腹急痛，寒热如疟，骨节烦疼，其脉尺寸俱微而迟者。

【组成】桂心、当归、川芎、前胡、防风各22.5克，芍药45克，甘草（炙）、茯苓各15克。

【用法】上药咀。每服12克，用水220毫升，加生姜5片。大枣3个，煎取180毫升，去滓，空腹时服。

伤　寒

※ 二气丹

【来源】《太平惠民和剂局方》卷五。

【功用】助阳消阴，正气温中。

【主治】内虚里寒，冷气攻击，心胁脐腹胀满刺痛，泻痢无度，呕吐不止，自汗时出，小便不禁，阳气渐微，手足厥冷；伤寒阴证，霍乱转筋，久下冷痢，少气羸困，一切虚寒痼冷。

【组成】硫黄（细研）、肉桂（去皮，为末）各0.3克，干姜（炮，为末）、朱砂（研，为衣）各6克，附子（炮，去皮、脐，为末）15克。

【用法】上药研匀，用细面糊为丸，如梧桐子大。每服30

丸，空腹时用煎艾盐汤放冷送下。

※ **茯苓四逆汤**

【来源】《伤寒论》卷三。

【主治】伤寒，发汗或下后，病仍不解。

【组成】茯苓12克，人参3克，附子（生用）、甘草（炙）各6克，干姜4.5克。

【用法】上五味，以水1升，煮取600毫升，去滓，温服150毫升，一日2次。

※ **八解散**

【来源】《太平惠民和剂局方》卷二。

【主治】四时伤寒，头疼壮热，感风多汗；及劳伤过度，骨节疼痛，饮食无味，四肢疼倦，行步喘乏，面色萎黄，怠惰少力；或咳嗽寒热，羸弱自汗，胸膈不快，呕逆恶心。

【组成】人参、茯苓、甘草（炙）、陈皮（去白）、白术、藿香（去土）各30克，厚朴（去粗皮，锉，生姜自然汁浸一夜，炒紫色）60克，半夏（汤洗7次）30克。

【用法】上药共研为细末。每服6克，用水150毫升，加生姜3片，大枣1枚，葱白10克，同煎至100毫升，温服。不拘时候。

※ **人参散**

【来源】《太平惠民和剂局方》卷十。

【功用】调中和胃，止呕除烦。

【主治】脾胃不和，昏困多睡，食量减少，及伤寒，胃气不顺，吐痢止后，躁渴不解。

【组成】干葛60克，人参、白茯苓（去皮）各30克，木香甘草（炙）、藿香叶各15克。

【用法】上药共研为末。每服3克，用水250毫升，煎至170毫升，去滓温服，不拘时候。

※ **复阳丹**

【来源】《景岳全书》卷五十一。

【主治】阴寒呕吐，泄泻腹痛，寒疝。

【组成】附子（制）、炮姜、胡椒、北五味（炒）、甘草（炙）各30克，白面60克（炒熟）。

【用法】上药共研为末，和匀，入温汤捣为丸，梧桐子大。每服3克，随症用药引送下。

※ **香芎散**

【来源】《传信适用方》卷一。

【主治】伤寒伤风，鼻塞头痛，及流行性瘟疫。

【组成】香附子（炒，去皮）180克，川芎、香白芷、甘草（炙）各60克，藿香叶120克，石膏（研粉）90克。

【用法】上药共研为细末。每服5克，热茶调下，不拘时候。

※ **犀角玄参汤**

【来源】《证治准绳·伤寒》卷六。

【主治】伤寒热盛发斑，心烦狂言，或咽痛。

【组成】犀角屑、升麻、射干、黄芩、人参、黑玄参各等份。

【用法】上药用水400毫升，煎至200毫升，去滓温服。

※ **七物黄连汤**

【来源】《备急千金要方》卷九。

【主治】夏日伤寒，四肢烦疼发热，心烦，呕逆支满。

【组成】黄连、茯苓、黄芩各9克，芍药、葛根各12克，甘草（炙）15克，小麦30克。

【用法】上各咀。以水700毫升，煮取300毫升候冷，分2次服。

※ 大柴胡汤

【来源】《伤寒论》。

【功用】和解少阳，内泻热结。

【主治】少阳、阳明合病，往来寒热，胸胁苦满，呕不止，郁郁微烦，心下痞硬或满痛，大便秘结，或协热下利，舌苔黄，脉弦有力者。现用本方加减治疗急性胰腺炎、急性胆囊炎、胆石症等见有上述症状者。

【组成】柴胡15克，枳实（炙）9克，生姜（切）15克，黄芩9克，芍药9克，半夏（洗）9克，大枣12枚，大黄6克。

【用法】上七味药，用水1.2升，煮取600毫升，去滓再煎，温服200毫升，每日3服。

※ 柴胡饮子

【来源】《宣明论方》卷四。

【异名】人参柴胡饮子（《医门法律》卷五）。

【主治】伤寒发汗不解；或中外诸邪热，口干烦渴；或下后热未除，汗后劳复；或骨蒸肺痿喘嗽，妇人余疾，产后经病。

【组成】柴胡、人参、黄芩、甘草（炙）、大黄、当归、芍药各15克。

【用法】上药共研为末。每服9克，用水150毫升，加生姜3片，煎至100毫升，温服。每日3服。

※ 柴芩清膈煎

【来源】《重订通俗伤寒论》。

【功用】攻里兼和解。

【主治】少阳表邪，内结膈中，膈上如焚，寒热如疟，心烦懊，大便不通。

【组成】川柴胡2.4克，生锦纹（酒浸）4.5克，生枳壳4.5克，焦山栀9克，青子芩4.5克，苏薄荷4.5克，苦桔梗3克，青连翘6克，甘草（生）1.8克，鲜淡竹叶36片。

【用法】水煎服。

※ 五积散

【来源】《仙授理伤续断秘方》。

【功用】散寒去湿，理气活血，化痰消积。

【主治】外感风寒，内伤生冷，胸腹痞闷，呕吐恶食，头身疼痛，肩背拘急，以及妇女血气不调，心腹疼痛等症。

【组成】苍术、桔梗各600克，枳壳、陈皮各180克，芍药、白芷、川芎、当归、甘草（炙）、肉桂、茯苓、半夏（汤泡）各90克，厚朴、干姜各120克，麻黄（去根、节）180克。

【用法】上除枳壳、肉桂两种外，余细锉，用慢火炒，令色变，摊冷，入枳壳、肉桂调匀。每服9克，加水150毫升，姜3片，煎至75毫升，热服。

※ 柴胡枳桔汤

【来源】《古今医鉴》卷三。

【主治】伤寒胸胁痛，潮热作渴，咳痰气喘。

【组成】麻黄、杏仁、桔梗、枳壳、柴胡、黄芩、半夏、知母、石膏、干葛、甘草（炙）各等份。

【用法】上锉末为一剂。加生姜3片，水煎，温服。

※ 麻桂饮

【来源】《景岳全书》卷五十一。

【主治】伤寒瘟疫，阴暑疟疾，阴寒气胜而邪不能散。

【组成】官桂3～6克，当归9～12克，甘草（炙）3克，陈皮（用量随意，用或不用均可），麻黄6～9克。

【用法】用水300毫升，加生姜5～7片，煎至240毫升，去浮沫，不拘时服。服药后，不必厚盖，但以微汗透彻为度。

【加减】阴气不足者，加熟地黄9～15克；若三阳并病者，加柴胡6～9克。

※ 玄参升麻汤

【来源】《类证活人书》卷十八。

【功用】清热解毒化斑。

【主治】伤寒发汗吐下后，毒气不散，表虚里实，热发于外，身斑如锦纹，甚则烦躁谵语；兼治喉闭肿痛。

【组成】玄参、升麻、甘草（炙）各15克。

【用法】上药锉碎。每服15克，用水220毫升，煎至160毫升，去滓服。

※ 发表散

【来源】《寿世保元》卷二。

【功用】解表发汗。

【主治】伤寒伤风，头疼发热，口干鼻涕，瘟疫流行。

【组成】葛根6克，西芎4.5克，黄芩6克，甘草（炙）2.4克。

【用法】上锉一剂。加生姜3片，葱白3根，水煎，热服出汗。

风 湿

※ **大青汤**

【来源】《杂病源流犀烛》卷二。

【主治】风寒所冲，毒邪内陷，疹子出一日即退；温毒发斑，其形㿎肿，如蚊蚤所啮，或成片如锦纹云霞。

【组成】大青、木通、元参、桔梗、知母、山栀、升麻、石膏各等份。

【用法】水煎，调入黄土末6～9克服之。

【加减】如大便结闭，口干腹胀，身热烦躁者，此热秘也，加酒炒大黄。

※ **人参化斑汤**

【来源】《寿世保元》卷四。

【功用】清热生津，凉血化斑。

【主治】皮肤发斑，斑色紫赤，高热烦渴，脉洪数。

【组成】人参9克，石膏30克，知母7.5克，当归、紫草茸、白茯苓（去皮）、甘草（炙）各9克。

【用法】上锉一剂。以水煎服。

※ **加味清宫汤**

【来源】《温病条辨》卷二。

【主治】暑温蔓延三焦，邪气久留，舌绛苔少，热搏血分。

【组成】元参心9克，莲子心1.5克，竹叶卷心6克，连翘心6

克，犀角尖6克（磨冲），连心麦冬9克，知母9克，金银花6克。

【用法】水煎，加竹沥50毫升冲入服。

※ **冬地三黄汤**

【来源】《温病条辨》卷二。

【功用】养阴生津，清热泻火。

【主治】阳明温病，邪热伤阴，无汗，小便不利。

【组成】麦冬24克，黄连3克，苇根汁（冲）100毫升，元参12克，黄柏3克，金银花露（冲）100毫升，细生地12克，黄芩3克，甘草（生）9克。

【用法】用水800毫升，煮取300毫升，分2次服。以小便得利为度。

※ **桑杏汤**

【来源】《温病条辨》卷一。

【功用】清宣燥热，润肺止咳。

【主治】秋感温燥，灼伤肺津，身不甚热，干咳无痰，咽干口渴，舌红，苔薄白而燥，右脉数大。

【组成】桑叶3克，杏仁4.5克，沙参6克，象贝3克，香豉3克，栀皮3克，梨皮3克。

【用法】水400毫升，煮取200毫升，顿服之。重者再作服。

※ **柴葛解肌汤**

【来源】《医学心悟》卷二。

【功用】解肌清热。

【主治】外感温邪，内有郁热，发热头痛，不恶寒而口渴。

【组成】柴胡3.6克，葛根4.5克，赤芍3克，甘草（炙）1.5

克，黄芩4.5克，知母3克，贝母3克，生地黄6克，丹皮4.5克。

【用法】水煎服。

【加减】心烦，加淡竹叶10片；谵语，加石膏9克。

※ **香豉汤**

【来源】《外台秘要》卷四引《删繁方》。

【主治】温病肺胃热盛，身发斑点。

【组成】香豉（绵裹）9克，葱须（切）12克，石膏24克，栀子仁9克，生姜24克，大青6克，升麻9克，芒硝9克。

【用法】上八味，切碎。以水600毫升，煮前七味，取250毫升，去滓，下芒硝，分2次服。

※ **清络饮**

【来源】《温病条辨》卷一。

【功用】清透暑热。

【主治】暑温经发汗后，暑症悉减，但头微胀，余邪未解者；或暑伤肺经气分之轻症。

【组成】鲜荷叶边6克，鲜金银花6克，西瓜翠衣6克，鲜扁豆花1枝，丝瓜皮6克，鲜竹叶心6克。

【用法】用水400毫升，煮取200毫升，日2服。或煎汤代茶，预防暑病。

※ **葱豉桔梗汤**

【来源】《重订通俗伤寒论》。

【功用】辛凉解表，疏风清热。

【主治】风温、风热初起，头痛身热，微寒无汗，或有汗不多，咳嗽咽干，心烦口渴，舌尖红赤，苔薄黄，脉浮数。现用于感冒、流行性感冒见上述症状。

【组成】鲜葱白3～5厘米，苦桔梗3～4.5克，焦山栀6～9克，淡豆豉9～15克，苏薄荷3～4.5克，青连翘4.5～6克，甘草（生）2～2.5克，鲜淡竹叶30片。

【用法】水煎服。

【加减】咽阻喉痛者，加紫金锭2粒（磨冲），大青叶9克；胸痞，原方去甘草（炙），加生枳壳6克，白蔻末2.4克；咳甚痰多，加杏仁9克，广橘红4.5克；鼻出血，加生侧柏叶12克，鲜茅根50支。

※ **增液汤**

【来源】《温病条辨》卷二。

【功用】增液润燥。

【主治】阳明温病，无上焦证，数日不大便，其阴素虚，不可用承气汤。

【组成】元参30克，麦冬（连心）24克，细生地24克。

【用法】上药用水1.6升，煮取600毫升，口干则与饮令尽。不大便，再服。

※ **清宫汤**

【来源】《温病条辨》卷一。

【功用】清心解毒，养阴生津。

【主治】温病，邪陷心包，发热，神昏谵语者。

【组成】玄参心9克，莲子心1.5克，竹叶卷心6克，连翘心6克，犀角尖（磨，冲）6克，连心麦冬9克。

【用法】水煎服。

【加减】痰热盛，加竹沥、梨汁各25毫升；咯痰不清，加瓜蒌皮4.5克；热毒盛，加金汁、人中黄；渐欲神昏，加金银花9克，荷叶6克，石菖蒲3克。

湿 温

※ **二加减正气散**

【来源】《温病条辨》卷二。

【功用】芳香化湿，宣通经络。

【主治】湿郁三焦，脘腹胀满，大便溏薄，身体疼痛，舌苔白，脉象模糊。

【组成】藿香梗9克，广皮6克，厚朴6克，茯苓皮9克，木防己9克，大豆黄卷6克，川通草4.5克，薏苡仁9克。

【用法】上药用水800毫升，煮取300毫升，分2次服。

※ **三仁汤**

【来源】《温病条辨》卷一。

【功用】清热利湿，宣畅湿浊。

【主治】湿温初起，头痛恶寒，身重疼痛，舌白不渴，脉弦细而濡，面色淡黄，胸闷不饥，午后身热，状若阴虚，病难速已。

【组成】杏仁15克，飞滑石18克，白通草6克，白蔻仁6克，竹叶6克厚朴6克，生薏苡仁18克，半夏15克。

【用法】上药用甘澜水2升，煮取750毫升，每日3服。

※ **四味枳实散**

【来源】《医学入门》卷七。

【主治】肝气不足，两胁疼痛。

【组成】枳实30克，人参、川芎、芍药各15克。

【用法】上药共研为末。每服6克，以生姜、大枣汤调服。

※ 白虎加苍术汤

【来源】《类证活人书》卷十八。

【功用】清热去湿。

【主治】湿温病，身热胸痞，多汗，舌红苔白腻。现用于风湿热、夏季热等。

【组成】知母180克，甘草（炙）60克（炙），石膏500克，苍术90克，粳米90克。

【用法】上锉如麻豆大。每服15克，用水250毫升，煎至200毫升，去滓，温服。

※ 茯苓皮汤

【来源】《温病条辨》卷二。

【功用】利湿分消。

【主治】湿温，吸受秽湿，三焦分布，热蒸头胀，身痛呕逆，小便不利。神识昏迷，舌白，渴不多饮，用芳香通神利窍之安宫牛黄丸后，湿浊内阻者。

【组成】茯苓皮15克，生薏苡仁15克，猪苓9克，大腹皮9克，白通草9克，淡竹叶6克。

【用法】上药用水1.6升，煮取600毫升，分3次服。

※ 杏仁芥子汤

【来源】《温病指南》卷下。

【主治】湿温盘结气分，神昏谵语，舌苔黄腻。

【组成】杏仁9克，白芥子4.5克，木通4.5克，黄连（以姜水炒）2.4克，连翘（以盐水炒）6克，栀子4.5克，滑石9克，芦根4.5克，竹叶3克，云苓9克，半夏6克。

【用法】上药用水煎服。

※ 连朴饮

【来源】《霍乱论》卷下。

【功用】清热化湿，理气和中。

【主治】湿热蕴伏，霍乱吐利，胸脘痞闷，口渴心烦，小便短赤；舌苔黄腻。现用于肠伤寒，湿热型急性胃肠炎。

【组成】制厚朴6克，川连（姜汁炒）、石菖蒲、制半夏各3克，香豉（炒）、焦山栀各9克，芦根60克。

【用法】上药以水煎，温服。

※ 宣清导浊汤

【来源】《温病条辨》卷三。

【功用】宣泄湿浊，通利二便。

【主治】湿温久羁，三焦弥漫，神志轻度昏迷，少腹硬满，大便不通，小便赤少，舌苔浊腻，脉象实者。

【组成】猪苓15克，茯苓15克，寒水石18克，晚蚕沙12克，皂荚子9克（去皮）。

【用法】上药用水1升，煮成400毫升，分2次服。以大便通利为度。

暑　温

※ 杏仁宣郁汤

【来源】《暑病症治要略》。

【功用】清热化湿，宣气开郁。

【主治】伏暑在上焦，内迫气分，舌白烦渴，心中胀闷，小便短赤。

【组成】苦杏仁6克，广郁金6克，滑石9克，黄芩4.5克，半夏3克，橘红3克，栝楼皮4.5克。

【用法】上药以水煎服。

※ 芦根清肺饮

【来源】《暑病症治要略》。

【功用】祛暑化湿，清肺生津。

【主治】暑湿伤肺，面色淡黄，头身重痛，胸闷，身热汗出，心烦口渴，咳嗽黄痰，喘急，舌苔糙腻、脉浮弦细濡。

【组成】鲜芦根60克，鲜冬瓜皮15克，茯苓9克，通草3克，大豆卷9克，滑石12克，生桑皮6克，黄芩3克，栝楼皮4.5克，生薏苡仁12克。

【用法】上药以水煎服。

※ 椒梅汤

【来源】《温病条辨》卷三。

【功用】驱蛔，祛暑。

【主治】暑邪深入厥阴。舌灰，消渴，心下板实，呕恶吐蚵，寒热，下痢血水，甚至声音不出，上下格拒。

【组成】黄连6克，黄芩6克，干姜6克，白芍（生）9克，川椒（炒黑）9克，乌梅（去核）9克，人参6克，枳实4.5克，半夏6克。

【用法】上药用水1.6升，煮取600毫升，分3次服。

※ 芳香逐秽汤

【来源】《暑病症治要略》。

【功用】清凉涤暑，芳香逐秽。

【主治】暑夹秽恶，伤于三焦气分，面垢，头胀痛，身热汗少，烦渴胸闷，腹痛哕逆，腹痛，便赤短少，舌黄糙腻而燥，脉滞涩。

【组成】广藿香、全青蒿、佩兰各4.5克，白蔻仁2.4克，薄荷3克，苦杏仁9克，广郁金6克，扁豆花4.5克，金银花6克，西瓜翠衣9克，荷花瓣2朵。

【用法】上药以水煎服。

中　暑

※ 泼火散

【来源】《杨氏家藏方》卷三。

【主治】中暑烦躁发渴，口苦舌干，头痛恶心，不思饮食；又治血痢、妇人热崩。

【组成】青陈皮（去白）、赤芍药、黄连（去须）、地榆各等份。

【用法】上药共研为细末。每服3克，浆水调下；热泻，用冷水调下，不拘时候。

【加减】如蓄热，迫血妄行，加甘草（炙）等份。

※ 抱龙丸

【来源】《太平惠民和剂局方》卷六。

【主治】风壅痰实，头目昏眩，胸膈烦闷，心神不宁，恍惚惊悸，痰涎壅塞；及中暑烦渴，阳毒狂躁。

【组成】雄黄（研末）120克，白石英（研末）、生犀角、麝香（研）、朱砂（研末）各30克，藿香叶60克，天南星（牛胆制）500克，牛黄（研）15克，阿胶（碎，炒如珠）90克，金箔（研）、银箔（研）各50片。

【用法】上药共研为细末，入已研药调匀，用温汤调和为丸，如鸡头子大。每服1丸，食后用新水化破，入盐少许送服。

※ 急救绿豆丸

【来源】《痘疹会通》。

【功用】清热解暑，生津利尿。

【主治】夏月中暑受热，霍乱吐泻，腹痛转筋，痢疾。

【组成】绿豆250克，车前子、大麦冬、灯芯草、甘草（炙）各60克。

【用法】上药共研为细末，滴水调和为丸，如绿豆大，朱砂15克为衣。每服3克，温茶送下。

※ 清络饮加杏仁薏仁滑石汤

【来源】《温病条辨》卷一。

【功用】清透络热，利气化湿。

【主治】寒热，舌白不渴，吐血者。

【组成】鲜荷叶边6克，鲜金银花6克，西瓜翠衣6克，鲜扁豆花1枝，丝瓜皮6克，鲜竹叶心6克，杏仁6克，滑石末9克，薏仁9克。

【用法】上药用水400毫升，煮取200毫升，每日2服。

※ **陈皮汤**

【来源】《类证活人书》卷十七

【异名】橘参散（《普济方》卷十五）、橘参饮（《古今医鉴》卷五）。

【主治】伤暑痰逆恶寒；吐利后，胃虚，呃逆。

【组成】甘草（炙）15克，人参7.5克，陈皮（去白）60克。

【用法】上药共研为粗末。每服15克，用青竹蒨1团，生姜4片，大枣1枚，水220毫升，煎至160毫升，去滓热服。

秋　燥

※ **润燥攻下汤**

【来源】《六因条辨》。

【功用】润燥通便。

【主治】秋燥，热结在腑，昏谵妄笑，斑色紫黑，便闭腹胀，舌黑。

【组成】生首乌、鲜生地、鲜石斛、大黄、元明粉、甘草（炙）各等份。

【用法】上药以水煎服。

※ **宁嗽丸**

【来源】《饲鹤亭集方》。

【功用】疏风清热，消痰止咳。

【主治】风热咳嗽，痰多色黄，口干咽燥者。

【组成】南沙参、桑叶、杏仁、茯苓、川贝、姜夏、前胡薄荷各60克，苏子45克，橘红30克，薏苡仁90克，甘草（炙）15克。

【用法】上药共研为末。用川石斛30克，生麦芽60克煎汤法丸。每服9～12克，以淡姜汤送服。

※ **清肺泄热饮**

【来源】《六因条辨》卷中。

【功用】清肺泄热。

【主治】秋燥发热，汗出，咳痰不爽，鼻出血口干。

【组成】沙参、花粉、地骨皮、知母、甜杏仁、玉竹、玄参、甘草（炙）、连翘、枇杷叶、西瓜翠衣各等份。

【用法】上药用水煎服。

※ **沙参麦冬汤**

【来源】《温病条辨》卷一。

【功用】清养肺胃，生津润燥。

【主治】燥伤肺胃阴分，津液亏损，咽干口渴，干咳痰少而黏，或发热，脉细数，舌红少苔者。

【组成】沙参9克，玉竹6克，甘草（生）3克，冬桑叶4.5克，麦冬9克，生扁豆4.5克，花粉4.5克。

【用法】上药用水1升，煮取400毫升，每日服2次。

【加减】久热久咳者，加地骨皮9克。

※ **新加翘荷汤**

【来源】《秋瘟证治要略》。

【功用】辛散风热，降火解毒。

【主治】秋瘟症，燥夹伏热化火，咳嗽，耳鸣耳赤，龈肿咽痛。

【组成】连翘9克，薄荷梗、蝉衣、苦丁茶、栀皮、绿豆衣、射干各4.5克，玄参9克，桔梗1.5克，苦杏仁9克，马勃3克。

【用法】上药用水煎服。

瘟　疫

※ **十神汤**

【来源】《太平惠民和剂局方》卷二。

【主治】时气瘟疫，头痛发热，恶寒无汗，咳嗽，鼻塞声重及风寒湿痹等。

【组成】川芎、甘草（炙）、麻黄（去根、节）、升麻各120克，干葛420克，赤芍药、白芷、陈皮（去瓤）、紫苏（去粗梗）、香附子（杵去毛）各120克。

【用法】上药共研为细末。每服9克，用水220毫升，加生姜5片，煎至150毫升，去滓，热服，不拘时候。

【加减】如发热头痛，加连须葱白三段；中满气实，加枳壳数片。

※ **避瘟丹**

【来源】《医方易简》卷四。

【功用】预防瘟疫。

【组成】乳香、苍术、细辛、甘松、川芎、降香各等份。

【用法】上药共研为末，枣肉为丸，如芡实大。遇瘟疫大作之时，家中各处焚之。

※ **屠苏酒**

【来源】《肘后方》卷八。

【功用】预防瘟疫。

【组成】大黄37.5克，川椒37.5克，白术22克，桂心22克，桔梗30克，乌头7.5克，菝葜15克（一方有防风24克）。

【用法】上药细切，以绢囊包贮，十二月晦日正中时悬至井中，正月朔旦取药，置酒中，煮数沸，先从小量饮起，多少不拘。

※ **雄黄散**

【来源】《备急千金要方》卷九。

【功用】预防瘟疫。

【组成】雄黄150克，朱砂（一作赤术）、菖蒲、鬼臼各60克。

【用法】上药四味，研末过筛。每用少许，涂五心、额上、鼻、人中及耳门。

※ **桂枝黄芩汤**

【来源】《三因极一病症方论》卷六。

【主治】风疫。脉浮数而不弱，头项痛，腰脊痛，发热恶风。

【组成】桂枝（去皮）、芍药、黄芩各15克，甘草（炙）

30克。

【用法】上药共研为粗末。每服15克，用水220毫升，加生姜3片，大枣1枚，煎至160毫升，去滓，空腹时服。

痢　疾

※ 二宜汤

【来源】《太平惠民和剂局方》卷十。

【主治】冒暑饮凉，冷热不调，泄泻口渴，心腹烦闷，及痢下赤白，腹痛后重。

【组成】桂心2.2千克，干姜（砂炒）2千克，甘草（砂炒）1.5千克，杏仁（去皮、尖，砂炒）2.2千克。

【用法】上药共研为末。每服3克，开水调服。如伤暑烦渴，新汲水调下，不拘时候。

※ 七味散

【来源】《备急千金要方》卷十五。

【主治】久痢不愈。

【组成】黄连60克，龙骨、赤石脂、厚朴各15克，乌梅肉15克，甘草（炙）7.5克，阿胶22克。

【用法】上药共研为细末。每服5克，小儿1克，每日服2次，浆水送下。

※ 香连化滞丸

【来源】《妇科玉尺》卷二。

【功用】清热化湿，消积导滞。

【组成】木香、黄连各60克，青皮（炒）、陈皮、厚朴（炙）枳实（炒）、黄芩各75克，当归、白芍各150克，滑石、甘草（炙）槟榔各60克。

【用法】上药共研为细粉，过罗，炼蜜为丸。每服6克，每日2次，温开水送下。

※ **香连丸**

【来源】《政和本草》卷七引《李绛兵部手集方》。

【主治】赤白痢疾。

【组成】黄连、青木香各等份。

【用法】上药，同捣筛，白蜜丸，如梧桐子大。空腹时用温开水送下20～30丸。每日3次。其久冷人，即用煨熟大蒜作丸服。

※ **茜根散**

【来源】《太平圣惠方》卷十八。

【主治】热病，下痢脓血不止。

【组成】茜根30克，黄芩22克，栀子仁7.5克，阿胶（捣碎，炒令黄燥）15克。

【用法】上药捣筛为散。每服12克，以水250毫升，煎至150毫升，去滓，不拘时候温服。

※ **参连汤**

【来源】《万病回春》卷二。

【主治】脾胃虚热，下痢噤口不食者。

【组成】人参15克，黄连30克。

【用法】上锉一剂。水煎，一日内分数次服之。如吐强饮，但得入口下咽即好。加石莲肉9克更佳。此外以田螺捣烂掩脐中，以引热下行。

※ **治痢散**

【来源】《医学心悟》卷三。

【主治】赤痢或白痢初起。

【组成】葛根、苦参（炒）、陈皮、陈松萝茶各500克，赤芍（酒炒）、麦芽（炒）、山楂（炒）各360克。

【用法】上药共研为细末。每服12克，水煎，连药末服下。小儿减半。

【加减】加川连120克尤妙。

【禁忌】服药期间，忌食荤腥、面食、煎炒、闭气发气诸物。

※ **黄连丸**

【来源】《朱氏集验方》卷六。

【功用】清热止血。

【主治】肠风下血。

【组成】黄连、吴茱萸各等份。

【用法】上药同炒令紫，色不得过黑，去茱萸，只以黄连一味软饭丸，如梧桐子大。空腹时用米饮下30～50丸，每日2服；更以胃风汤煎，如法吞下。

霍 乱

※ **大半夏汤**

【来源】《金匮要略》卷中。

【功用】补中降逆。

【主治】胃反呕吐，朝食暮吐，或暮食朝吐。

【组成】半夏（洗，完用）9克，人参6克，白蜜20毫升。

【用法】上药用水1.2升，和蜜扬之240遍，煮药取500毫升，温服200毫升，余分多次再服。

【附注】方中半夏降逆止呕，人参补虚益胃，白蜜甘润缓中。三药合用，共奏补中降逆之功。

※ 养中煎

【来源】《景岳全书》卷五十一。

【功用】温中益气。

【主治】中气虚寒。恶心呕吐或便溏泄泻。

【组成】人参3～9克，山药（炒）6克，白扁豆（炒）6～9克，甘草（炙）3克，茯苓6克，干姜（炒黄）3～6克。

【用法】用水400毫升，煎至280毫升，空腹时温服。

【加减】嗳腐气滞者，加陈皮3克或砂仁1.2克；胃中空虚略感饥者，加熟地9～15克。

※ 香豆散

【来源】《幼幼新书》卷二十七。

【异名】人参蔻散（《传信适用方》卷四）。

【主治】小儿霍乱烦渴。

【组成】藿香、肉豆蔻各30克，白扁豆、人参各15克，甘草（炙）7.5克。

【用法】上药研末过筛，每服3克，用水120毫升，加生姜2片，煎至60毫升，温服。

※ **理气散寒汤**

【来源】《会约医镜》卷七。

【主治】中下二焦寒滞气逆，腹痛，或呕泻；或不呕不泻，而为干霍乱危剧等症。

【组成】苍术、厚朴（姜炒）、陈皮（去白）、甘草（炙）各4克，藿香、砂仁、枳壳各2.5克，木香1.5克，香附、乌药各4.5克。

【用法】上药以水煎，热服。

【加减】如食滞，加山楂、麦芽、神曲各4.5克；如痛而呕，加半夏4.5克；如寒甚喜热者，加吴茱萸、肉桂之类；如气滞而不流通，加白芥子、青皮、槟榔之类；如小腹痛甚，加小茴；如兼疝者，加荔枝核（煨熟）6～9克。

※ **燃照汤**

【来源】《霍乱论》卷下。

【主治】暑秽夹湿，霍乱吐下，脘痞烦渴，外湿恶寒肢冷者。

【组成】草果仁3克，淡豆豉9克，炒山栀6克，省头草4.5克，制厚朴3克，醋炒半夏3克，酒黄芩4.5克，滑石12克。

【用法】上药以水煎，凉服。

疟　疾

※ **四兽饮**

【来源】《三因极一病证方论》卷六。

【功用】和胃化痰，治疟疾。

【主治】五脏气虚、喜怒不节、劳逸兼并致阴阳相胜、结聚涎饮，发为疟疾。

【组成】半夏（汤洗去滑）、茯苓、人参、草果、陈皮、甘草（炙）、乌梅肉、白术、生姜、枣子各等份。

【用法】上药锉散，盐少许，腌食顷，厚皮纸裹，水浸湿，慢火煨香熟，焙干。每服15克，用水300毫升，煎至210毫升，去滓，未发前，并进3服。

※ 半贝丸

【来源】《重订通俗伤寒论》。

【功用】截疟。

【主治】疟疾。

【组成】生半夏、生川贝各9克。

【用法】上药共研细末，姜汁调和，捣匀为丸。每服0.09～0.15克，生熟汤送下。

※ 加味露姜饮

【来源】《温病条辨》卷二。

【功用】甘温补正，化痰截疟。

【主治】太阴脾疟，脉弦而缓，寒战甚则呕吐噫气，腹鸣溏泄者。

【组成】人参3克，半夏6克，草果3克，生姜6克，广陈皮3克，青皮（醋炒）3克。

【用法】上药用水500毫升，煮成200毫升，滴荷叶露30毫升，温服。药滓加水300毫升，煮取200毫升服。

※ 杏仁汤

【来源】《温病条辨》卷一。

【主治】肺疟，咳嗽频仍，寒从背起，舌白渴饮，伏暑所致。

【组成】杏仁9克，黄芩4.5克，连翘4.5克，滑石9克，桑叶4.5克，茯苓块9克，白蔻皮2.4克，梨皮6克。

【用法】用水600毫升，煮取400毫升，每日服2次。

※ 首乌白芍汤

【来源】《镐京直指医方》卷二。

【主治】泄泻日久，肝脾阴伤者。

【组成】制首乌9克，北沙参9克，银柴胡4.5克，白茯苓9克，黑驴胶（蛤粉炒）6克，生白芍6克，炒扁豆6克，扁石斛9克，生薏苡仁18克，生谷芽15克。

【用法】上药以水煎服。

※ 恒山汤

【来源】《备急千金要方》卷十。

【异名】常山汤（《外台秘要》卷五）。

【功用】截疟宣邪。

【主治】肾热发为疟疾。发时寒战，先寒后热，腰脊酸痛，转动不利，头昏目眩，大便不爽。

【组成】恒山9克，乌梅3～7枚，香豉9克，竹叶12克，葱白15克。

【用法】上药五味，咀。以水1.2升，煎至400毫升，去滓，分2次服。首次应在疟发前半日服下，至发时服完。

※ **波雪丸**

【来源】《鸡峰普济方》卷十四。

【主治】五劳七伤，阴汗盗汗，夜多小便，沉寒故冷；脾胃虚损，久不思饮食，消渴，腹胀反胃，口吐酸水，腹中绞结疼痛，泄泻；肺寒咳嗽，寒痰不利；五疟，及一切冷疾。

【组成】荜拨、人参、茯苓（去皮）、干姜（炮）各15克，桂心23克，诃子（炮，去核）45克，胡椒23克，良姜7.5克。

【用法】上药共研为末，以蜜调和为丸，如梧桐子大。每服30丸，空腹时用米汤饮送服。

二、肺系病症

咳　嗽

※ **杏仁萝卜子丸**

【来源】《丹溪心法》卷二。

【功用】宣肺降气，化痰止嗽。

【主治】气壅痰盛，咳嗽气喘。

【组成】杏仁（去皮、尖）、萝卜各15克。

【用法】上药共研为末，以粥调和丸服用。

※ **含奇丸**

【来源】《医学入门》卷七。

【主治】痰热壅肺，喘嗽不止。

【组成】葶苈、知母、贝母各30克。

【用法】上药共研为末，枣肉、砂糖捣和为丸，如弹子大。每用1丸含之，徐徐咽下。

※ 皂荚丸

【来源】《金匮要略》卷上。

【异名】皂角丸（《医方集解》）。

【主治】痰浊壅肺，咳逆上气，时时吐浊，但坐不得眠。

【组成】皂荚（刮去皮，酥炙）112克。

【用法】上一味，研末，以蜜调和为丸，如梧桐子大。以枣膏和汤服3丸，白天3次夜里1次服用。

※ 补肺汤

【来源】《云岐子保命集》卷下。

【功用】补肺益肾，清火化痰。

【主治】劳嗽。肺肾两虚，日晡发热，自汗盗汗，痰多喘逆；虚劳短气自汗，时寒时热，易于感冒，舌色淡，脉软无力者。

【组成】桑白皮、熟地黄各60克，人参、紫菀、黄芪、五味子各30克。

【用法】上药共研为末。每服9克，水煎，入蜜少许，饭后服。

※ 法制竹沥丸

【来源】《古今医统》卷四十三。

【功用】清热降火，化痰止嗽。

【主治】痰火劳嗽，呕恶不欲食。

【组成】陈皮（去白）、白术（炒）、白茯苓各90克，甘草（炙）、半夏曲、贝母、枳壳、神曲（炒）、桔梗、黄芩各90克，玄明粉30克，香附子（制）30克。

【用法】上药共研为粗末，以竹沥250毫升，入姜汁、酒各80毫升和匀，拌诸药，日中晒干，仍依法入竹沥、姜汁，拌晒7次为度；磨罗为细末，滴水为丸，如绿豆大。食后或临卧时白汤送下80丸，3日便见效验。久病者7日效，疲者1月痊愈。

※ **和解散**

【来源】《太平惠民和剂局方》卷二。

【主治】四时伤寒头痛，憎寒壮热，烦躁自汗，咳嗽吐痢。

【组成】厚朴（去粗皮、姜汁炙）、陈皮（洗）各120克，藁本桔梗、甘草（炙）各250克，苍术（去皮）500克。

【用法】上药共研为粗末。每服9克，用水225毫升，加生姜3片，大枣2枚，煎至160毫升，不拘时热服。

※ **蜜酥煎**

【来源】《外台秘要》卷十。

【功用】降气止咳，润肺补虚。

【主治】咳嗽上气，胸痛。

【组成】杏仁420克，白蜜200毫升，牛酥400毫升。

【用法】上三味，先将杏仁放瓷盆中捣碎，研取汁1升；放净器中慢火煎至600毫升，入白蜜及牛酥，再煎至600毫升即成，瓷器收贮。每以暖酒服10～15毫升，每日3次；不能饮酒者，和粥服亦可。

※ **润燥泻肺汤**

【来源】《医醇剩义》卷二。

【功用】养阴清肺。

【主治】肺火伤阴，咳而微喘，烦渴欲饮，鼻端微红，肌肤作痒。

【组成】玉竹12克，瓜蒌皮9克，桑皮9克，沙参12克，麦冬6克，黄芩3克，贝母6克，杏仁9克，薏苡仁12克。

【用法】以水煎服，梨汁100毫升冲服。

※ 润肺丸

【来源】《证治准绳·类方》卷二引《医学统旨》。

【功用】生津润肺，化痰止嗽。

【主治】嗽而失声。

【组成】诃子、五味子、五倍子、甘草（炙）各等份。

【用法】上药共研为末，炼蜜为丸。含化。

【加减】久嗽，加罂粟壳。

【附注】《医学入门》卷七载本方有黄芩。

※ 桂苓白术丸

【来源】《宣明论方》卷九。

【功用】消痰止咳，散痞开结，健脾利水。

【主治】痰饮咳嗽，胸腹痞满，水肿腹胀，呕吐泄泻。

【组成】拣桂、干生姜各30克，茯苓（去皮）、半夏各30克，白术、陈皮（去白）、泽泻各15克。

【用法】上药共研为末，面糊调和为丸，如小豆大。每服20～30丸，用生姜煎汤送下，每日3服。病在膈上，食后；在下，食前；在中，不拘时候。

※ 香朴丸

【来源】《鸡峰普济方》卷十一。

【主治】肺胃虚寒，久冷不除，动作咳喘，痰液清稀，中脘气痞，气道不利，饮食进退，肌肉不泽，多倦乏力，恶怕风寒，鼻中清涕。

【组成】厚朴、生姜各500克，大枣100枚，半夏250克，陈皮60克，人参、白术、白茯苓各60克。

【用法】上药，先以前五味，用水4升，煮尽水，如枣先软，即去皮、核，余直至水尽漉出焙干，入后三味，共研为细末，以枣肉和杵烂，丸如梧桐子大。每服3～5丸，米饮送下。

咳　喘

※ **疏风止嗽丸**

【来源】《慈禧光绪医方选议》。

【功用】疏风解表，化痰止咳。

【主治】外感风寒，咳嗽痰多，或咳痰不爽；及久咳有痰，表邪未尽者。

【组成】苏梗（子）15克，防风9克，干葛9克，枳壳（炒）9克，前胡9克，桔梗9克，桑皮9克，杏仁9克，半夏（炙）9克，茯苓9克，陈皮6克，川贝（去心）6克，羌活6克，黄芩6克，甘草（炙）3克。

【用法】上药共研为细面，少加炼蜜为丸，如绿豆大，朱砂为衣。每服9克，用白开水送下。

※ **缓息汤**

【主治】肺气不足，外感风邪，咳嗽气喘。

【来源】《小儿卫生总微论》卷十四。

【组成】桑白皮45克，白茯苓15克，白僵蚕（炒，去丝）15克，甘草（炙）7.5克，杏仁（去皮、尖，研，后入）15克，人参7.5克（去芦），桔梗（去芦）15克，白术15克，陈皮（去白）15克。

【用法】上药共研为细末。每服3克，用水150毫升，加生姜3片，杏仁2个，煎至90毫升。去滓，不拘时温服。

※ **家秘润肺饮**

【来源】《症因脉治》卷三。

【功用】养阴润肺，化痰止咳。

【主治】肺燥液干，肺气壅塞，喘咳气逆，偶吐痰涎，右胁缺盆，牵引作痛，甚则喘息倚肩，不能卧，寸口脉细数者。

【组成】薏苡仁、百合、杏仁、人参、天门冬、麦门冬、知母、五味子各等份。

【用法】上药以水煎服。

※ **款冬花膏**

【来源】《传信适用方》卷一。

【功用】温补肺气，化痰止嗽。

【主治】肺虚咳嗽。

【组成】人参、白术、款冬花（去梗）、甘草（炙）、川姜（炮）、钟乳粉各15克。

【用法】上药共研为细末，炼蜜丸，每丸重3克。每次服1丸，空腹时用米汤送下。

哮 喘

※ 加减紫金丹

【来源】《医宗金鉴》卷七十三。

【功用】健脾养血，化痰消瘀。

【主治】受伤日久，脾气不足，营血亏损，痰瘀内阻，胸骨高起，肌肉消瘦，痞气膨闷，体倦，痰喘咳嗽。

【组成】白茯苓、苍术（米泔浸，炒）各60克，当归、熟地黄、白芍药（炒）、陈皮各120克，肉苁蓉（酒洗，去鳞甲）30克，丁香3克，红花15克，瓜儿血竭9克，乳香（去油）9克，没药（去油）9克。

【用法】上药共研为细末，炼蜜为丸，如弹子大。用黄酒送服。

※ 二母丸

【来源】《寿世保元》卷三。

【主治】哮喘。

【组成】知母（去皮、毛）60克，贝母（去心）60克，百药煎30克。

【用法】上药共研为细末，将乌梅肉蒸熟捣烂与药末为丸，如梧桐子大。每服30丸。临卧或食后用连皮姜汤送下。

※ 五虎汤

【来源】《仁斋直指》卷八。

【主治】风热壅肺，身热，咳喘痰多。

【组成】麻黄2.1克，杏仁（去皮、尖）3克，甘草（炙）1.2克，细茶（炒）2.4克，白石膏4.5克。

【用法】上药只作一剂。以水煎服。

※ **木香消胀丸**

【来源】《袖珍方》卷二。

【主治】用于气恼，胸腹胀满，或咳嗽喘急者。

【组成】木香7.5克，槟榔15克，陈皮30克，大腹皮30克，萝卜子60克，枳壳（麸炒）30克，桑白皮30克，紫苏子30克，香附子60克。

【用法】上药共研为细末，以面糊调和为丸，如梧桐子大。每服50丸，以姜汤送服。

肺 胀

※ **人参平肺散**

【来源】《医学发明》卷六。

【主治】心火刑肺，咳嗽喘呕，痰涎壅盛，胸膈痞满，吞咽不利。

【组成】桑白皮30克，知母21克，甘草（炙）、地骨皮各15克，五味子300个，茯苓、青皮、人参各12克，陈皮（去白）15克，天门冬（去心）12克。

【用法】上药咀。用水300毫升，煎至150毫升，去滓，食后温服。

【加减】如热甚，加黄芩12克，紫苏叶、半夏（洗）各15克。

※ **温肺桂枝汤**

【来源】《医醇剩义》卷四。

【功用】温肺降气。

【主治】肺胀，虚满而喘咳。

【组成】桂枝1.5克，当归6克，茯苓6克，沉香1.5克，苏子4.5克，橘红3克，半夏3.6克，瓜蒌仁12克，桑皮6克。

【用法】上药以水煎，加姜汁5毫升冲服。

肺 痿

※ **劫痿散**

【来源】《云岐子保命集》卷下。

【异名】劫痿汤（《景岳全书》卷六十一）。

【主治】心肾惧虚，咳嗽，唾液中有红丝，发热盗汗，名曰肺痿。

【组成】白芍药180克，黄芪、甘草（炙）、人参、当归、半夏（洗）、白茯苓、熟地黄、五味子、阿胶（炒）各60克。

【用法】上药咀。每服9克，用水220毫升，生姜12片，大枣3个，煎取200毫升，温服，每日3次。

※ **补气黄芪汤**

【来源】《圣济总录》卷八十六。

【主治】肺痿。饮食减少，气虚无力，手足颤动，面浮喘嗽。

【组成】黄芪（锉）、人参、茯神（去木）、麦门冬（去心，焙）、白术、五味子、肉桂（去粗皮）、熟干地

黄（焙）、陈皮（去白，焙）、阿胶（炙燥）各30克，当归
（切，焙）、白芍药、牛膝（酒浸，切，焙）各23克，甘草
（炙，锉）15克。

【用法】上十四味，粗捣筛。每服9克，用水150毫升，加
生姜3片，大枣2枚（擘破）同煎至90毫升，去滓，食后温服。

※ 补虚款冬花汤

【来源】《圣济总录》卷八十六。

【异名】补肺款冬花汤（《普济方》卷二十七）。

【主治】肺痿咳嗽，日渐羸瘦。

【组成】款冬花22.5克，人参15克，升麻15克，桔梗
（炒）22.5克，杏仁（汤浸，去皮、尖、双仁，炒）30克，白茯
苓（去黑皮）22.5克，甘草（炙，锉）4克，干姜（炮）7.5克，
柴胡（去苗）45克，天门冬（去心，焙）15克，鳖甲（去裙
襕，醋炙）30克，黄芪（细锉）15克，桑根白皮（锉，炒）22.5
克，肉苁蓉（酒浸，去皮，炙）30克。

【用法】上十四味，粗捣筛。每服15克，用水225毫升，煎
至180毫升，去滓，食后温服，每日3次。

三、脾胃病症

呕　吐

※ 化逆汤

【来源】《医醇剩义》卷一。

【主治】暑月受邪，郁于中焦，上吐下泻，手足厥冷，筋脉抽搐。

【组成】黄连1.8克，吴茱萸0.9克，厚朴3克，青皮3克，藿香4.5克，木瓜3克，木香1.5克，白蔻1.8克，独活3克，乌药3克，蒺藜12克，茯苓6克。

【用法】上药以水煎服。

※ **藿香安胃散**

【来源】《脾胃论》卷下。

【异名】藿香安胃汤（《古今医统》卷二十四）。

【主治】脾胃虚弱，食欲不振，食即呕吐。

【组成】藿香、丁香、人参各7.5克，橘红15克。

【用法】上药，共研为细末。每服6克，水350毫升，加生姜1片，同煎至250毫升，空腹时和滓冷服。

※ **陈皮汤**

【来源】《金匮要略》卷中。

【异名】生姜陈皮汤（《类证活人书》卷十六）、小陈皮汤（《医方类聚》卷五十七引《伤寒指掌图》）。

【功用】行滞，止呕。

【主治】干呕哕，手足厥冷者。

【组成】陈皮6克，生姜12克。

【用法】上药以水700毫升，煮取300毫升，温服100毫升。下咽即愈。

※ **丁夏汤**

【来源】《医学入门》卷七。

【主治】脾胃虚寒，停痰留饮，哕逆呕吐。

【组成】丁香、半夏各9克。

【用法】上药加生姜同煎，温服。

※ **丁香散**

【来源】《三因极一病证方论》卷十一。

【主治】胃寒哕逆。

【组成】丁香、柿蒂各3克，甘草（炙）、良姜各1.5克。

【用法】上药共研为细末。每服6克，用热汤调，趁热服，不拘时候。

反　胃

※ **二汁饮**

【来源】《景岳全书》卷五十四。

【主治】反胃。

【组成】甘蔗汁500毫升，姜汁250毫升。

【用法】二味和匀。每次温服250毫升，每日3次。

※ **济急散**

【来源】《圣济总录》卷六十三。

【功用】温中祛寒，化痰止呕。

【主治】脾胃虚寒，痰饮留滞，呕吐不止。

【组成】丁香49枚，附子1枚（切下盖，取出肉，纳丁香在内）。

【用法】上药二味，用生姜汁略浸，同入瓷瓶中，重汤煮之令干，捣为细末，过筛。每服3克，含化咽津。

※ 韭汁牛乳饮

【来源】《丹溪心法》卷二。

【主治】胃脘有死血，干燥枯槁，食下作痛，反胃便秘。

【组成】韭菜汁60毫升，牛乳60毫升。

【用法】上药加生姜汁10毫升，和匀温服。

※ 茯苓泽泻汤

【来源】《金匮要略》卷中。

【主治】反胃，吐而渴欲饮不者。

【组成】茯苓25克，泽泻2克，桂枝6克，白术9克，生姜12克。

【用法】上药以水1升，煮取300毫升，纳泽泻，再煮取300毫升，温服100毫升，每日3次。

吐 酸

※ 丁香煮散

【来源】《圣济总录》卷四十七。

【主治】噫醋吞酸，不欲饮食。

【组成】丁香15克，赤茯苓（去黑皮）、桔梗、白术、白芷、桂枝（去粗皮）、半夏（汤洗七遍，生姜作曲，焙）、甘草（炙，锉）、人参各30克，干姜（炮裂）15克，槟榔（锉）、高良姜、肉豆蔻（去壳）各7.5克。

【用法】上药十三味，捣罗为散。每服9克，用水150毫升，入生姜3片，大枣2枚，煎至90毫升，去滓，食前温服。

※ **苍连丸**

【来源】《古今医鉴》卷五。

【主治】郁积吞酸。

【组成】苍术（米泔浸，炒）30克，陈皮30克，半夏（姜汁炒）30克，黄连45克，白茯苓30克，吴茱萸（炒）30克。

【用法】上药研末，蒸饼为丸，如绿豆大。每服30丸，饭后服。

【功用】清肝解郁，燥湿化痰。

【加减】夏月倍用黄连；冬月倍用吴茱萸。

※ **咽醋丸**

【来源】《医学纲目》卷二十二。

【主治】吐酸，吞酸。

【组成】茱萸（去枝梗，煮，晒干）15克，陈皮（去白）15克，黄芩（炒）15克，苍术23克，黄连（细切，用陈墙壁泥同炒）30克。

【用法】上药共研为细末，神曲糊丸，梧桐子大。每服15~20丸。

※ **黄芩茱萸丸**

【来源】《简明医彀》。

【主治】湿热吐酸。

【组成】黄连（陈土炒）30克，苍术23克，黄芩（土炒）、陈皮、吴茱萸各38克。

【用法】上药共研为细末，神曲糊丸，如绿豆大。每服3~6克，津液咽下。

解　酒

※ 连葛解醒汤

【来源】《观聚方要补》卷二引《证治大还》。

【主治】酒积，腹痛泄泻。

【组成】黄连、葛根、滑石、山栀、神曲、青皮、木香各等份。

【用法】上药以水煎服。

【加减】加茵陈蒿、泽泻、猪苓、肉桂，分利湿热尤妙。

※ 葛花散

【来源】《肘后方》卷七。

【主治】酒醉。

【组成】葛花、小豆花各30克。

【用法】上药共研末为散。每服2~3克。又时进葛根饮、枇杷叶饮，或先食盐1克，再饮酒亦佳。

※ 雄黄圣饼子

【来源】《脾胃论》卷四。

【主治】一切酒食所伤，心腹满不快。

【组成】雄黄15克，巴豆（去油、心、膜）100枚，白面（炒，筛两次）300克。

【用法】上三味，除白面外，余药同研细末，再与面和匀，用新汲水搅和作饼，如手大，以浆水再煮至浮于水上，漉出，看硬软，捣作剂，丸如梧桐子大，然后擀成饼。每次服

5～7饼，渐加至10～15饼，空腹时用茶或酒送下。嚼食一饼，利一行；二饼，利二行。

食 积

※ 橘饼扶脾丸

【来源】《丁甘仁家传珍方选》。

【主治】一切伤食。

【组成】陈皮、焦白术、淮山药、芡实各30克，焦山楂15克。

【用法】上药共研为末，做成饼状。陈米汤送下。

※ 快膈消食丸

【来源】《直指小儿方》卷三。

【异名】消乳丸（《普济方》卷三九三）、消食丸（《奇效良方》卷六十四）。

【主治】小儿乳食积滞。

【组成】缩砂仁、陈皮、京三棱、莪术、神曲、麦芽各15克，香附子（略炒）30克。

【用法】上药共研为末，面糊为丸，如麻子大。食后用白汤送下。

※ 消积丸

【来源】《小儿药证直诀》卷下。

【异名】丁香丸（《普济方》卷三九二）。

【功用】温中消积。

【主治】乳食停滞不化，脘腹膨胀，大便酸臭。

【组成】丁香9个，缩砂仁10个，乌梅肉3个，巴豆（去皮、油、心膜）2个。

【用法】上药共研为细末，面糊为丸，黍米大。3岁以上3～5丸，3岁以下2～3丸，以温水送服。

胃　痛

※ **烧脾散**

【来源】《重订严氏济生方》。

【功用】温中祛寒，理气化滞。

【主治】饮食生冷果菜，寒留中焦，心脾冷痛不可忍，及老幼霍乱吐泻。

【组成】干姜（炮）、厚朴（姜制，锉，炒）、草果仁、缩砂仁神曲（炒）、麦芽（炒）、橘红、高良姜（锉，炒）、甘草（炙）各等份。

【用法】上药共研为细末。每服9克，熟盐汤调服，不拘时候。

※ **丹参饮**

【来源】《时方歌括》卷下。

【主治】心痛，胃脘诸痛。

【组成】丹参、檀香、砂仁各30克。

【用法】用水220毫升，煎至160毫升服。

※ **神香散**

【来源】《景岳全书》卷五十一。

【功用】理气宽中，温中祛寒。

【主治】寒凝气滞，胸胁或胃脘胀痛，呕哕气逆，噎嗝。

【组成】丁香、白豆蔻（或砂仁亦可）各等份。

【用法】上药共研为末。每次1.5～2.1克，甚者3克，用温开水送下，1日2～3次。若寒气作痛者，姜汤送下。

※ **神保丸**

【来源】《苏沈良方》卷四引《灵苑方》。

【异名】遇仙丹（《医学集成》卷三）。

【主治】心膈痛，腹痛，胁下痛，气喘，气噎，大便秘结。

【组成】木香0.3克，胡椒0.3克，巴豆（去皮、心，研）10枚，干蝎1枚。

【用法】上药以汤释蒸饼为丸，如麻子大，朱砂为衣。每服3丸，心膈痛，柿蒂汤或灯芯同柿蒂汤下；腹痛，柿蒂、煨姜汤下；血痛，炒姜、醋汤下；小便不能，灯芯汤下；血痢脏毒，楮叶汤下；肺气甚者，白矾、蚌粉各0.9克，黄丹0.3克同研为散，煎桑白皮、糯米饮调下3丸；若小喘，只用桑皮、糯米饮下；肾气胁下痛，茴香酒下；大便不通，蜜汤调槟榔末3克同下；气噎，木香汤下；宿食不消，茶、酒、浆饮任下。

※ **疏肝益肾汤**

【来源】《医宗己任编》卷一。

【功用】疏肝滋肾。

【主治】肝血虚，胃脘痛，大便燥结，服逍遥散不愈者。

【组成】柴胡、白芍、熟地、山药、山萸肉、丹皮、茯苓、泽泻各等份。

【用法】上药以水煎服。

※ 术桂汤

【来源】《兰室秘藏》卷下。

【异名】麻黄苍术汤（《兰室秘藏》卷下）。

【功用】运脾化湿，散寒止痛。

【主治】寒湿所客，身体沉重，胃脘作痛，面色萎黄。

【组成】苍术6克，麻黄、炒神曲、陈皮、白茯苓、泽泻各3克，桂枝、半夏、草豆蔻仁、猪苓各1.5克，黄芪0.9克，甘草（炙）0.6克，杏仁10个。

【用法】上药作一服。用水300毫升，加生姜5片，煎至150毫升，去滓，空腹时热服。

腹　痛

※ 二陈四七汤

【来源】《症因脉治》卷四。

【功用】理气化痰。

【主治】忧思郁怒，气结痰凝，胸腹胀痛，痛引心背，失气则痛减，气闭则痛甚。

【组成】茯苓、陈皮、甘草（炙）、苏梗、厚朴、制半夏各等份。

【用法】上药以水煎服。

※ 五香拈痛丸

【来源】《女科百问》卷上。

【主治】心腹痛，或又有小腹痛者。

【组成】木香、官桂、丁香、乳香、藿香叶、沉香各15克，斑蝥7枚，巴豆（去油）3粒。

【用法】上药味共研为细末，白面糊丸，如梧桐子大。每服50丸，以姜汤送服。

※ **黄连汤**

【来源】《伤寒论》。

【功用】平调寒热，和胃降逆。

【主治】伤寒，胸中有热，胃中有邪气，腹中痛，欲呕吐者。

【组成】黄连9克，甘草（炙）9克，干姜9克，桂枝（去皮）9克，人参6克，半夏（洗）6克，大枣（擘）12克。

【用法】上七味，以水1升，煮取600毫升。去滓温服，昼3次，夜2次。

※ **排气饮**

【来源】《景岳全书》卷五十一。

【功用】行气散滞。

【主治】气逆，食滞腹胀，疼痛，癫狂。

【组成】陈皮4.5克，木香2.1～3克，藿香4.5克，香附6克，枳壳4.5克，泽泻6克，乌药6克，厚朴3克。

【用法】上药以水200毫升，煎至140毫升，热服。

【加减】食滞，加山楂、麦芽各6克；寒滞，加焦干姜、吴茱萸、肉桂之属；气逆甚者，加白芥子、沉香、青皮、槟榔之属；呕吐而痛，加半夏、丁香之属；小腹疼痛，加小茴香；如兼疝症，加荔枝核（煨熟捣碎）6～9克。

※ 雪羹

【来源】《古方选注》

【功用】泄热止痛。

【主治】肝经热厥，少腹攻冲作痛。

【组成】大荸荠4个，海蜇（漂去石灰、矾性）30克。

【用法】上药二味，以水400毫升，煎至320毫升，分2次服。

腹　胀

※ 川连枳壳汤

【来源】《症因脉治》卷三。

【主治】脾实腹胀，肚腹时热，肛门热。

【组成】川连、枳壳、木通、甘草（炙）、大腹皮、地骨皮各等份。

【用法】上药以水煎服。

※ 木香煮散

【来源】《杨氏家藏方》卷五。

【主治】腹胁胀满，呕逆恶心。

【组成】紫苏叶、青陈皮（去白）、当归（洗、焙）、白芍药、乌药、白茯苓（去皮）、桔梗（去芦头）、半夏（汤洗七次，焙）、川芎、黄芪（蜜炙）、防风（洗，去芦头）、甘草（炙）、木香、陈皮（去白）、枳壳（麸炒，去瓤）、大腹皮各30克。

【用法】上药咀。每服15克，用水300毫升，生姜5片，大枣1枚，煎至150毫升，去滓，空腹时温服。

※ 吴茱萸汤

【来源】《备急千金要方》卷三。

【功用】养血温经散寒。

【主治】妇人先有寒冷，胸满痛，或心腹刺痛，或呕吐食少，或下痢，呼吸短促，产后益剧者。

【组成】吴茱萸6克，防风、桔梗、干姜、甘草（炙）、细辛、当归各3克，干地黄9克。

【用法】上八味，咀。以水800毫升，煮取300毫升，去滓，分次服。

※ 一服饮

【来源】《医说》卷三引《类编》。

【异名】二妙香良散（《医学入门》卷六）。

【主治】心脾疼痛，数年不能得愈。

【组成】高良姜、香附子各等份。

【用法】上药共研为细末。每服6克，空腹时用温陈米饮下。

※ 撞关饮子

【来源】《奇效良方》卷四十一。

【主治】关格不通，气不升降，胀满。

【组成】丁香、沉香、砂仁（去壳）、白豆蔻（去壳）、三棱（去毛，炮）、香附子（去毛）、乌药各4.5克，甘草（炙）1.5克。

【用法】上药作一服。用水400毫升煎至280毫升，空腹时温服。

※ 橘叶青盐汤

【来源】《医学从众录》卷六。

【主治】肝气胀。

【组成】乌梅3个，鲜橘叶9克，青盐1克，川椒6克。

【用法】上药以水煎，空腹时服。

※ 吴茱萸汤

【来源】《宣明论方》卷一。

【功用】温阳运脾，理气消胀。

【主治】阴盛生寒，腹满胀。常常如饱，饮食无味。

【组成】吴茱萸（汤淘，炒）、厚朴（生姜制）、官桂（去皮）、干姜（炮）各60克，白术、陈皮（去白）、蜀椒（去子）各15克。

【用法】上药共研为末。每服9克，用水300毫升，生姜3片，同煎至240毫升，去滓，空腹时温服。

※ 木香化滞散

【来源】《奇效良方》卷四十一。

【主治】气滞不行，心腹满闷。

【组成】木香、姜黄、青皮（去皮）、砂仁（去壳）、人参、槟榔、白术各6克，白茯苓（去皮），白檀香各6克，白豆蔻、藿香、陈皮、大腹子、桔梗各1.5克，甘草（炙）1.2克。

【用法】上药共研为细末。每服9克，用水250毫升，煎至150毫升，空腹时稍热服；或食前沸汤服。

【禁忌】服药期间，忌生冷硬物。

※ 川连戊己汤

【来源】《症因脉治》卷三。

【主治】脾实腹胀，肚腹时热。

【组成】白芍药、甘草（炙）、川黄连等份。

【用法】上药以水煎服。

呃逆嗳气

※ 顺气消滞汤

【来源】《寿世保元》卷三。

【功用】顺气消滞，降逆和胃。

【主治】食后气滞呃逆，连续不止。

【组成】陈皮6克，半夏（姜炒）6克，白茯苓（去皮）9克，丁香0.9克，柿蒂2个，黄连（姜炒）0.6克，神曲（炒）6克，香附子6克，白术4.5克，竹茹12克，甘草（炙）2.4克。

【用法】上药锉碎。加生姜5片，以水煎服。

※ 人参复脉汤

【来源】《寿世保元》卷三。

【主治】呃逆而无脉者。

【组成】人参6克，白术（去芦）4.5克，麦门冬（去心）6克，白茯苓（去皮）9克，五味子1.2克，陈皮6克，半夏（姜炒）6克，竹茹12克，甘草（炙）2.4克。

【用法】上药锉碎。加生姜5片，以水煎服。

※ 陈皮干姜汤

【来源】《类证活人书》卷十八。

【主治】伤寒哕逆不止。

【组成】陈皮、通草、干姜（炮）、桂心各60克，人参30克，甘草（炙）60克。

【用法】上药锉如麻豆大。每服12克，水300毫升煎至180毫升，去滓温服，日进3服。

※ 人参白术汤

【来源】《丹溪心法》卷三。

【主治】气虚呃逆。

【组成】人参、黄芩、柴胡、干葛、栀子仁、甘草（炙）各15克，白术、防风、半夏（泡7次）、五味各等份。

【用法】上药咀。每服12克，加生姜3片，以水煎服。

※ 除湿汤

【来源】《世医得效方》卷四。

【功用】燥湿健脾。

【主治】周身沉重，吐痢俱作。

【组成】半夏（汤洗）、厚朴（去粗皮，切，姜汁炒）各30克，藿香叶（去土）15克，陈皮（去白）15克，甘草（炙）9克，苍术（切，米泔浸，炒赤）30克。

【用法】上药锉散。每服12克，用水225毫升，加生姜7片，红枣1枚，煎至160毫升，热服，不拘时候。

噎　膈

※ **王道无忧散**

【来源】《万病回春》卷三。

【主治】噎膈反胃。

【组成】当归、白芍（土炒）、川芎、生地黄各2.4克，赤芍1.5克，白术（土炒）、白茯苓（去皮）各3.6克，赤茯苓、砂仁、枳实（麸炒）、香附子、乌药、陈皮、半夏（姜汁炒）、藿香、槟榔、猪苓、木通、天门冬（去心）、黄柏（人乳炒）、知母（人乳炒）、黄芩（炒）各2.4克，甘草（炙）0.9克。

【用法】上药锉一剂。以水煎温服。

※ **磨脾散**

【来源】《圣济总录》卷六十二。

【功用】温脾消食。

【主治】膈气宿食不消。

【组成】木香、人参、附子（炮裂，去皮、脐）、甘草（炙）、赤茯苓（去黑皮）各60克，草豆蔻（去皮）、干姜（炮）各7.5克，陈曲（炒）、麦芽（炒）各30克。

【用法】上九味，捣罗为散。每服6克，入盐点服，不拘时候。

※ **陈皮麻仁丸**

【来源】《李氏医鉴》卷四。

【主治】噎膈血少，大便闭结。

【组成】陈皮、杏仁、麻仁各90克，郁李仁15克。

【用法】上药以陈皮为末，三仁俱捣，将枣煮取肉，同捣和丸。每服40~50丸，枳实汤下。

泄　泻

※ **封脐丹**

【来源】《惠直堂经验方》卷一。

【主治】痢疾，水泻；妇人白带。

【组成】丁香7个，肉果1个，牙皂（去筋）60克，大倍子（炒）1个，麝香0.15克。

【用法】上药共研为末，以醋调和为丸，如绿豆大。用时放入脐内，外贴膏药。

※ **珍宝三生丹**

【来源】《疡医大全》卷二十八。

【主治】半肢瘫痪，痖疯。

【组成】火麻仁、大黄、山萸肉、山药、菟丝子、枳壳（炒）、槟榔、牛膝各90克，郁李仁、车前子、独活各105克。

【用法】上药共研为末，以蜜调和为丸，如梧桐子大。每服100丸，以茶、酒送服。

※ **春泽汤**

【来源】《世医得效方》卷二。

【主治】伤暑泄泻，泻后仍渴，小便不利。

【组成】五苓散加人参。

【用法】上药以水煎服。

※ **二术煎**

【来源】《景岳全书》卷五十一。

【主治】肝强脾弱，气泄，湿泄。

【组成】白术（炒）6～9克，苍术（米泔浸，炒）3～6克，芍药（炒黄）6克，陈皮（炒）4.5克，甘草（炙）3克，茯苓3～6克，厚朴（姜汤炒）3克，木香1.8～2.1克，干姜（炒黄）3～6克，泽泻（炒）4～5克。

【用法】上药用水300毫升，煎210毫升，空腹时服。

便　秘

※ **参仁丸**

【来源】《医学入门》卷七。

【主治】气壅风盛，大便秘结后重，疼痛烦闷。

【组成】麻子仁、大黄各90克，当归身30克，人参23克。

【用法】上药共研为末，以蜜调和为丸，如梧桐子大。每次30丸，空腹时用熟水送下。

※ **三仁粥**

【来源】《医级》卷八。

【主治】脾肺燥涩，便难瘙痒。

【组成】柏子仁、松子仁、甜杏仁各等份。

【用法】上药加糯米，煮粥食之。

【附注】本方原名"二仁粥"，现据其组成改。

※ 当归丸

【来源】《痘疹世医心法》卷十二。

【主治】热入血分，大便秘结，三五日不通者。

【组成】当归15克，黄连4.5克（炒），大黄7.5克，甘草（炙）3克，紫草9克。

【用法】先以当归、紫草熬成膏，其余三味研为细末，以膏和为丸，如胡椒大。3岁以下服10丸，8岁服20丸，空腹时用清米汤下，以痢为度。

※ 枳实导滞丸

【来源】《内外伤辨》卷下。

【主治】湿热积滞内阻，胸脘痞闷，下痢或泄泻，腹痛，里急后重，或大便秘结，小便黄赤，舌苔黄腻，脉象沉实。

【组成】大黄30克，枳实（麸炒，去瓤）、神曲（炒）各15克，茯苓（去皮），黄芩（去腐）、黄连（拣净）、白术各10克，泽泻6克。

【用法】上药共研为细末，汤浸蒸饼为丸，如梧桐子大。每服50～70丸，空腹时用温水送下。

※ 九制大黄丸

【来源】《饲鹤亭集方》。

【功用】清滞通便。

【主治】积瘀停滞，宿食，积痰，大便燥结。

【组成】大黄不拘多少。

【用法】将大黄捣碎，用黄酒拌，于铜罐中密闭，隔水加热，九蒸九晒，研为细粉，过罗，炼蜜为小丸。每服6克，温开水送下。

【禁忌】孕妇忌服。

※ **三仁粥**

【来源】《东医宝鉴·内景篇》卷四。

【主治】大便秘结。

【组成】桃仁、海松子仁各9克，郁李仁3克。

【用法】上药同捣烂，和水滤取汁，入碎粳米少许，煮粥，空腹时服。

※ **驱风丸**

【来源】《朱氏集验方》卷六。

【主治】大便不通，或年高便秘。

【组成】皂角7锭（炮，水500毫升煮），巴豆（去壳、心、膜）49粒，枳壳30克。

【用法】上药以皂角水煮干为度，去巴豆不用，炒枳壳为细末，入木香15克，以蜜调和为丸，如梧桐子大。每用30丸，空腹时用白汤下。

※ **搜风润肠丸**

【来源】《袖珍方》卷一引《太平圣惠方》

【功用】理气润肠。

【主治】三焦不和，胸中痞闷，气不升降，饮食迟化，肠胃燥涩，大便秘结。

【组成】沉香、槟榔、木香、青皮（去白）、萝卜子（炒）、槐角（炒）、陈皮（去瓤）、枳壳（炒，去瓤）、枳实（麸炒，去瓤）、三棱（煨）、木通各15克，郁李仁（去皮）30克。

【用法】上药共研为末，炼蜜为丸，如梧桐子大。每服50～60丸，用木瓜汤送服。

※ **枳杏丸**

【来源】《女科百问》卷上。

【主治】大便不通。

【组成】杏仁（汤泡、去皮、尖，别研）30克，枳壳（先研为末）60克。

【用法】上药共研为细末，以神曲糊调和为丸，如梧桐子大。每服40～50丸，食前用米饮或生姜汤送下。

脱 肛

※ **补中益气汤**

【来源】《脾胃论》卷中。

【功用】补中益气，升阳举陷。

【主治】脾胃气虚，少气懒言，四肢无力，困倦少食，饮食乏味，不耐劳累，动则气短；或气虚发热，气高而喘，身热而烦，渴喜热饮，其脉洪大，按之无力，皮肤不任风寒，而生寒热头痛；或气虚下陷，久泻脱肛。现用于子宫下垂、胃下垂或其他内脏下垂者。

【组成】黄芪、甘草（炙）各1.5克，人参（去芦）0.9克，当归身0.6克（酒焙干或晒干），陈皮（不去白）0.6～0.9克，升麻0.6～0.9克，柴胡0.6～0.9克，白术0.9克。

【用法】上药咀，都作一服。用水300毫升，煎至150毫升，去滓，空腹时稍热服。

※ **香术丸**

【来源】《圣济总录》卷一四三。

【主治】肠风烂漏，脱肛泻血，面色萎黄，积年不愈。

【组成】白术500克（糯米泔浸3日）。

【用法】上一味，细锉，以慢火炒焦，研为末，取干地黄250克净洗，用碗盛，于甑上蒸烂细研，入白术末，捣一二千杵，如太硬，滴好酒少许，相和再捣为丸，如梧桐子大，焙干。每服15～20丸，空腹粥饮送下。

※ **蟠龙散**

【来源】《活幼心书》卷下。

【主治】脱肛。

【组成】干地龙（蟠如钱样者佳，略去土）30克，风化朴硝6克。

【用法】前药锉，焙，研为细末，与朴硝和匀。每用6～9克，肛门湿润者干搽；如干燥，用清油调涂。先以见毒消、荆芥、生葱煮水候温浴洗，轻轻拭干，然后敷药。

食物中毒

※ **解毒丸**

【来源】《三因极一病证方论》卷十。

【功用】清热解毒。

【主治】误食毒草，并百物毒，精神恍惚，恶心。

【组成】板蓝根（干者，净洗晒干）120克，贯众（锉，去土）30克，青黛（研）、甘草（生）各30克。

【用法】上药共研为末，以蜜调和为丸，如梧桐子大，以青黛为衣。误中诸毒后，急取药15克，烂嚼，用新水送下，即解。或用水浸炊饼为丸，尤妙。如常服，可每次4丸。

胃　热

※ 泄热芦根散

【来源】《太平圣惠方》卷五。

【主治】胃实热，常渴饮水。

【组成】芦根（锉）30克，赤茯苓7.5克，栝楼根30克，麦门冬（去心）30克，知母15克，甘草（炙微赤，锉）15克。

【用法】上药捣筛为散。每服9克，以水300毫升，入小麦50粒，竹叶14片，生地黄7.5克，生姜3.5克，煎至180毫升，去滓，食后放温服之。

脾胃虚弱

※ 进食散

【来源】《太平惠民和剂局方》卷三。

【功用】温中祛寒。

【主治】脾胃虚冷，不思饮食，及久病脾虚全不食。

【组成】青陈皮（去瓤）、陈皮（去白）、高良姜（薄切、炒）、肉桂（去粗皮）、甘草（炙）各7.5克，草果肉、川乌头（炮）各3个，诃子（煨，去核）5个。

【用法】上药共研为细末。每服6克，用水300毫升，加生姜5片，煎至210毫升，空腹时服。

※ **养胃进食丸**

【来源】《御药院方》卷三。

【功用】健脾和胃，消食化滞。

【主治】脾胃虚弱，心腹胀满，面色萎黄，肌肉消瘦，怠惰嗜卧，全不思食。

【组成】人参（去芦头）、甘草（炙，锉）各30克，白术、白茯苓（上皮）各60克，厚朴（去粗皮，生姜制炒）90克，陈皮（去白）45克，神曲（炒）75克，大麦芽（炒黄）45克，苍术（去粗皮）150克。

【用法】上药共研为细末，以水面糊调和为丸，如梧桐子大。每服30～50丸，空腹时用温生姜汤送下；或粥汤亦可。

四、肾系疾病

腰腿痛

※ **七宣丸**

【来源】《太平惠民和剂局方》卷六。

【主治】气滞郁结，宿食不消，胸膈闭塞，心腹胀满；或积年腰脚疼痛，冷如冰石；或脚气冲心，烦愦闷乱，头旋昏倒，肩背重痛；或风毒脚气，连及头面，大便或秘，小便时涩；或脚气转筋，掣痛挛急，心神恍惚，眠卧不安。

【组成】柴胡（去苗，洗）、枳实（炒）、木香、诃子皮各150克，桃仁（去皮、尖）、甘草（炙）各180克，大黄（面裹，煨）450克。

【用法】上药共研为细末，炼蜜为丸，如梧桐子大。每服20丸，渐增至40～50丸，食后，临卧米饮送下。取宣利为度。

※ **调荣汤**

【来源】《仁斋直指》卷二十六。

【功用】化瘀止痛。

【主治】瘀血不消，脐腹引起腰背俱痛。

【组成】川芎、当归、芍药、生干地黄、三棱、莪术、白芷、延胡索、蒲黄、香附子、泽兰、细辛、川白姜、厚朴（制）、桃仁（浸，去皮，焙）各15克，辣桂、半夏（制）、甘草（炙）各23克。

【用法】上药锉散。每服9克，加生姜、大枣，水煎，空腹时服。

※ **调肝散**

【来源】《仁斋直指》卷十八。

【主治】郁怒伤肝，发为腰痛。

【组成】半夏（制）0.9克，辣桂、宣木瓜、当归、川芎、牛膝、细辛各0.6克，石菖蒲、酸枣仁（汤浸，去皮，微炒）、甘草（炙）各0.3克。

【用法】上药锉细，每服9克，加生姜5片，大枣2枚，煎服。

※ 五加皮散

【来源】《太平圣惠方》卷七十五。

【主治】妊娠腰疼痛，或连日不已。

【组成】五加皮60克，杜仲（去粗皮，炙微黄，锉）120克，萆薢（锉）60克，狗脊（去毛）60克，阿胶（捣碎，炒令黄燥）60克，防风（去芦，头）60克，芎90克，细辛30克，杏仁（汤浸，去皮、尖、双仁，麸炒微黄）60克。

【用法】上药捣筛为散。每服12克，用水300毫升，入生姜4丸，煎至180毫升，去滓，不拘时候温服。

淋　证

※ 龙胆泻肝汤

【来源】《兰室秘藏》卷下。

【异名】七味龙胆泻肝汤（《景岳全书》卷五十七）、龙胆汤（《幼幼集成》卷四）。

【功用】清利肝胆湿热。

【主治】肝经实火上攻而成喉口热疮；肝经湿热下注所致小便涩痛，阴部热痒及臊臭。

【组成】柴胡梢、泽泻各3克，车前子、木通各1.5克，生地黄、当归梢、草龙胆各9克。

【用法】上锉如麻豆大，都作一服，用水450毫升，煎至150毫升，去滓，空腹时稍热服，便以美膳压之。

※ **龙脑鸡苏丸**

【来源】《太平惠民和剂局方》卷六。

【主治】肺热咳嗽，鼻出血吐血，血崩下血，血淋、热淋、劳淋、气淋、胃热口臭，肺热喉腥，脾疸口甜，胆疸口苦。

【组成】柴胡（要真银川者）（锉，同木通以沸汤100毫升浸一二宿，绞汁后入膏）、木通（锉，同柴胡浸）、阿胶（炒微燥）、蒲黄（真者，微炒）、人参各60克，麦门冬（汤洗，去心，焙干）120克，黄芪（去芦）30克，鸡苏（净叶）500克，甘草（炙）45克，生干地黄末（后入膏）180克。

【用法】上药并捣罗为细末，将好蜜1千克先炼一二沸，然后下生干地黄末，不住手搅，时时入绞下前木通、柴胡汁，慢慢熬成膏，勿令焦，然后将其余药末同和为丸，如豌豆大。每服20丸，嚼破热水下，不嚼亦得。虚劳烦热，消渴惊悸，煎人参汤下；咳嗽唾血，鼻出血吐血，将麦门冬（汤浸去心），煎汤下，并食后、临卧服之。唯血崩下血，诸淋疾，皆空腹时服。治淋用车前子汤下。

※ **立效散**

【来源】《太平惠民和剂局方》卷八。

【主治】下焦结热，小便黄赤，淋闭疼痛，或有血出，及大小便俱出血者。

【组成】山栀子（去皮炒）15克，瞿麦穗30克，甘草（炙）22克。

【用法】上药共研为末。每服15～22克，用水250毫升，入连须葱根7个，灯芯50茎，生姜5～7片，同煎至175毫升，时时温服。

※ 葵子汤

【来源】《重订严氏济生方》。

【异名】葵花汤（《疡医大全》卷二十四）。

【功用】清热利湿，通淋滑窍。

【主治】膀胱实热，腹胀，小便不通，口舌干燥，咽肿不利。

【组成】赤茯苓（去皮）、木猪苓（去皮）、葵子、枳实（麸炒）、瞿麦、木通（去节）、黄芩、车前子（炒）、滑石、甘草（炙）各等份。

【用法】上药咀。每服12克，用水220毫升，加生姜5片，煎至180毫升，去滓温服，不拘时候。

※ 槟榔散

【来源】《普济方》卷二三八引《产经》。

【主治】血淋，小便淋沥，水道疼痛。

【组成】槟榔1枚（面裹煨熟，去面），赤茯苓适量。

【用法】上药共研为粗末。每服15克，用水230毫升，煎至160毫升，去滓，空腹时温服。

※ 膏淋汤

【来源】《医学衷中参西录》上册。

【主治】膏淋。小便混浊稠黏，淋涩作痛。

【组成】生山药30克，生芡实、生龙骨（捣细）、生牡蛎（捣细）、大生地（切片）各18克，党参、生杭芍各9克。

【用法】上药以水煎服。

【加减】小便混浊但不稠黏者，龙骨、牡蛎宜减半。

小便不利（遗尿）

※ 化阴煎

【来源】《景岳全书》卷五十一。

【主治】水亏阴涸，阳火有余，小便癃闭，淋浊疼痛。

【组成】生地黄、熟地黄、牛膝、猪苓、泽泻、生黄柏、生知母各6克，绿豆9克，龙胆草4.5克，车前子3克。

【用法】用水400毫升，加食盐少许，文武火煎320毫升，空腹时温服。

※ 寒通汤

【来源】《医学衷中参西录》上册。

【功用】清利湿热。

【主治】下焦蕴蓄实热，膀胱肿胀，溺管闭塞，小便滴沥不通。

【组成】滑石、生杭芍各30克，知母、黄柏各24克。

【用法】上药以水煎服。

※ 火府丸

【来源】《杨氏家藏方》卷三。

【主治】心、肝二经蕴蓄邪热，口燥咽干，大渴引饮，潮热烦躁，目赤睛痛，唇焦鼻衄，小便赤涩，癃闭不通。

【组成】生干地黄、黄芩、木通各60克，犀角30克，甘草（微炙）9克。

【用法】上药共研为细末，炼蜜为丸，如梧桐子大。每服50丸，食后用温开水送下。

※ 葱白汤

【来源】《全生指迷方》卷四。

【主治】忍尿劳役，或受惊恐，以致突然小便不通，脐腹膨急，气上冲心，闷绝欲死，脉右手急大者。

【组成】陈皮（洗，切）9克，葵子3克，葱白（切）3茎。

【用法】上药用水1升，煮取400毫升，分3次服。

小便频数

※ 舒和汤

【来源】《医学衷中参西录》上册。

【主治】因受风寒，小便遗精白浊，其脉弦而长，左脉尤甚者。

【组成】桂枝尖12克，生黄芪9克，续断9克，桑寄生9克，知母9克。

【用法】上药以水煎服。

【加减】服此汤数剂后，病未痊愈者，去桂枝，加龙骨、牡蛎（皆不用煅）各18克。

※ 白茯苓散

【来源】《普济方》卷二一六引《十便良方》。

【异名】茯苓散（《普济方》卷三十三）。

【主治】小便不禁，日夜不止。

【组成】白茯苓、龙骨、甘草（炙，锉细）、干姜、桂心、续断、附子各30克，熟干地黄、桑螵蛸（微炒）各45克。

【用法】上药共锉为散。每服12克，用水200毫升，煎至120毫升，去滓，食后温服。

※ **瑞莲丸**

【来源】《重订严氏济生方》。

【异名】金莲丸（《医学和门》卷七）。

【功用】滋阴养心，益肾化瘀。

【主治】思虑伤心，便下赤浊。

【组成】白茯苓（去皮）、石莲肉（炒，去心）、龙骨（生用）、天门冬（去心）、麦门冬（去心）、远志（洗，去心），甘草（炙）水煎、柏子仁（炒，别研）、紫石英（火煅七次，研令极细）、当归（去芦，酒浸）、酸枣仁（炒，去壳）、龙齿各30克，乳香15克（别研）。

【用法】上药共研为细末，炼蜜为丸，如梧桐子大，朱砂为衣。每服70丸，空腹时用温酒或枣汤送下。

遗　精

※ **安肾丸**

【来源】《太平惠民和剂局方》卷五。

【功用】壮阳益肾。

【主治】肾经积冷，下元虚备，目暗耳鸣，四肢无力，夜梦遗精，小便频数，脐腹撮痛，食少体瘦，惊恐健忘，大便溏泻。

【组成】肉桂（去粗皮，不见火）、川乌（炮，去皮、脐）各500克，桃仁（麸炒），白蒺藜（炒，去刺）、巴戟（去心）、山药、茯苓（去皮）、肉苁蓉（酒浸，炙）、石斛（去根，炙）、草薢、白术、破故纸各1.5千克。

【用法】上药共研为末，炼蜜为丸，如梧桐子大。每服30丸，空腹时用温酒或盐汤送下；小肠气者，用炒茴香盐酒送下。

※ 交解饮

【来源】《三因极一病证方论》卷六。

【主治】脾胃气弱，阴阳胜复，发为疟疾。

【组成】肉豆蔻（半生，半面裹煨）、草豆蔻（如上法）、甘草（半生，半炙）、厚朴（半生，半姜制炒）各等份。

【用法】上药共锉为散。每服12克，用水300毫升，煎至210毫升，去滓，空腹服。

※ 秘元汤

【来源】《会约医镜》卷十三。

【功用】培补心脾。

【主治】思虑劳倦，梦遗滑精，延久无火者。

【组成】远志肉2.4克，山药6克，芡实6克，枣仁（炒，捣碎）4.5克，白术（土炒）、茯苓各4.5克，甘草（炙）3克，五味子（微炒，捣）14粒。

【用法】上药以水煎，空腹时服。

【加减】如有火觉热者，加苦参3～6克；如气大虚者，加蜜炙黄芪3～9克。

※ 菟丝子丸

【来源】《鸡峰普济方》卷十。

【异名】菟丝丸（《奇效良方》卷三十五）。

【功用】补肾摄精。

【主治】肾气虚衰，精液不固，致患膏淋，脂膏随溺而

104

下，茎中微痛，脉散涩而微。

【组成】菟丝子（去尘土，水淘净，酒浸一夜，乘润先捣为粗末，焙）、桑螵蛸（炙）各15克，泽泻7.5克。

【用法】上药共研为细末，炼蜜为丸，如梧桐子大。每服20丸，空腹时用清米饮送下。

※ 清心丸

【来源】《圣济总录》卷一八五。

【主治】热盛梦泄，怔忡恍惚，胸膈痞闷，舌干。

【组成】黄柏（去粗皮，锉）30克。

【用法】上一味，捣罗为末。入龙脑3克同研匀，炼蜜和丸，如梧桐子。每服10~15丸，浓煎麦门冬汤下。

※ 滋阴降火汤

【来源】《医学入门》卷八。

【主治】潮热咯血，遗精无泄者。

【组成】当归、生地、白芍、白术各3克，麦门冬、天门冬、甘草（炙）各1.5克，知母、黄柏、远志、陈皮、川芎各1.8克。

【用法】上药加生姜，水煎，温服。

【加减】如有痰，加瓜蒌仁、贝母；咳嗽，加五味子、阿胶；梦遗，加芡实、石莲肉；有热，加秦艽、地骨皮；唾吐咯血，加茜根、莲藕汁、玄参；气虚血少，加人参、黄芪；久病者，去川芎。

※ 滋阴汤

【来源】《会约医镜》卷九。

【主治】肝肾虚弱，不时失血，背痛，咽干，咳嗽，便短，倦怠，遗精。

【组成】熟地6克，淮山药4.5克，麦冬（去心，微炒）2.4克，当归（酒洗，去尾）3.9克，白芍（酒炒）3克，甘草（炙）1.8克，阿胶（蛤粉炒）3克，茯苓3克，杜仲（淡盐水炒）3克，丹参3.9克。

【用法】上药以水煎，早、晚服。服之而顺，可以多服，但中午时必须服温脾汤以佐之。

【加减】咽干而五心热者，加元参3.6克；骨蒸多汗者，加地骨皮3.9克；血热妄动者，加生地4.5克，青蒿3克；阴虚不宁者，加女贞子4.5克；咳嗽有痰者，加款冬花3克，川贝母（微炒，研末）3克；血来盛者，加童便100毫升，藕节汁或丝茅根汁合服。

※ 蟠桃果

【来源】《景岳全书》卷五十一。

【功用】补脾滋肾。

【主治】遗精，脾肾虚弱。

【组成】芡实（炒）500克，莲肉（去心）500克，胶枣肉500克，熟地500克，胡桃肉（去皮）1000克。

【用法】上药共研为末。以猪腰6个，搽八角，蒸极熟，去筋膜，同前药末捣成饼。每日服2个，空腹时用滚白汤或好酒送下。

【加减】人参、制附子俱可随意加用。

阳　痿

※ 五子衍宗丸

【来源】《摄生众妙方》卷十一。

【功用】添精益髓，补肾固精。

【主治】肾虚精少，阳痿早泄，遗精，精冷，余沥不清，久不生育。

【组成】枸杞子、菟丝子（酒蒸，捣饼）各240克，北五味子（研碎）60克，覆盆子（酒洗，去目）120克，车前子60克。

【用法】上药共研为细末，炼蜜为丸，如梧桐子大。空腹时服90丸，睡前服50丸，温开水或淡盐汤送下，冬天用温酒送下。

【加减】若惯遗泄者，去车前子，加莲子。

※ 归肾丸

【来源】《景岳全书》卷五十一。

【功用】滋补肾阴。

【主治】肾阴不足，精衰血少，腰酸脚软，形容憔悴，阳痿遗精。

【组成】熟地250克，山药120克，山茱萸肉120克，茯苓120克，当归90克，枸杞子120克，杜仲（盐水炒）120克，菟丝子（制）120克。

【用法】先将熟地熬成膏，余药共研为细末。炼蜜同熟地膏为丸，如梧桐子大。每服100余丸，空腹时用滚水或淡盐汤送下。

※ **加减内固丸**

【来源】《医学入门》卷七。

【功用】补肾壮阳。

【主治】命门火衰，肾寒阴萎，元阳虚惫，阴溺于下，阳浮于上，水火不能既济。

【组成】石斛、葫芦巴各60克，巴戟、苁蓉、山茱萸、菟丝子各90克，破故纸75克，小茴香30克，附子15克。

【用法】上药共研为细末，炼蜜为丸，如梧桐子大。每服50丸，空腹时用温酒、盐汤任下。

※ **菟丝地黄汤**

【来源】《辩证录》卷八。

【功用】益肾壮阳。

【主治】房劳伤肾，阳痿早泄，骨软筋麻，饮食减少，身体畏寒。

【组成】熟地30克，山茱萸15克，菟丝子30克，巴戟天15克。

【用法】上药以水煎服。

※ **菟丝子丸**

【来源】《太平惠民和剂局主》卷五。

【异名】大菟丝子丸（《证治准绳·类方》卷三）。

【功用】补肾阳，壮腰膝，固下元。

【主治】肾气虚损，元阳不足。腰膝萎软少力，阳痿遗精，小便频数，或溺有余沥，或腰欠温暖。

【组成】菟丝子（净洗，酒浸）、泽泻、鹿茸（去毛）、石龙芮（去土）、肉桂（去粗皮）、附子（炮，去皮）各30克，石斛（去根）、熟干地黄、白茯苓（去皮）、牛膝（酒浸一夜，焙干）、续断、山茱萸、肉苁蓉（酒浸，切，焙）、防风（去苗）、杜仲（去粗皮，炒）、补骨脂（去毛，酒炒）、荜澄茄、沉香、巴戟（去心）、茴香（炒）各23克，五味子、桑螵蛸（酒浸）、川芎、覆盆子（去枝、叶、萼）各15克。

【用法】上药共研为细末，以酒煮面糊为丸，如梧桐子大。每服20丸，空腹时用温酒或盐汤送下；如脚膝无力，木瓜汤下。

※ 辅助振阳丸

【来源】《辨证录》卷九

【主治】阳痿。阳事不举，即或振兴，旋即衰败。

【组成】人参150克，巴戟300克，炒枣仁、麦冬各150克，菟丝子300克，远志、柏子仁、肉桂各60克，茯神、枸杞子各90克，黄芪240克，当归、仙茅各120克，白术180克，紫河车1个，陈皮15克，阳起石（火煅，醋淬）30克。

【用法】各为末，以蜜调和为丸。每日早、晚各服12克，滚水下。

※ 赞育丹

【来源】《景岳全书》卷五十一。

【主治】男子阳痿精衰，虚寒不育。

【组成】熟地（蒸，捣）250克，白术（用冬术）250克，当归、枸杞子各180克，杜仲（酒炒）、仙茅（酒蒸1日）、巴戟肉（炙甘草汤炒）、山茱萸、淫羊藿（羊脂拌炒）、肉苁蓉

（酒洗，去甲）、韭子（炒黄）各120克，蛇床子（微炒）、附子（制）、肉桂各60克。

【用法】上药共研为末，炼蜜为丸。每服9克，温开水送下。

【加减】或加人参、鹿茸亦妙。

早泄不育

※ 忘忧散

【来源】《辨证录》卷十。

【主治】男子情志不遂，不能生育者。

【组成】白术15克，茯神9克，远志6克，柴胡1.5克，郁金3克，白芍30克，当归9克，巴戟天6克，陈皮1.5克，白芥子6克，神曲1.5克，麦冬9克，丹皮9克。

【用法】上药以水煎服。连服10剂。

※ 阳起石丸

【来源】《普济方》卷二二四引《诜诜方》。

【主治】男子阴阳衰微，阳痿，早泄，遗精，滑精，胸中短气，盗汗，自汗，阴部冷痛瘙痒，或生疮出黄脓水。

【组成】远志（洗，取肉）15克，阳起石（煅）、沉香（不见火）、北五味、嫩鹿茸、酸枣仁（去皮）、桑螵蛸（微炒）、白龙骨、白茯苓、钟乳粉各30克，天雄（姜汁制，去脐）30克，菟丝子60克。

【用法】上药共研为末，炼蜜为丸，如梧桐子大。每服

40～50丸，炒茴香、白茯苓煎汤吞下。

※ 养元汤

【来源】《奇方类编》卷下。

【功用】补虚，益肾，种子。

【主治】肾虚无子。

【组成】当归、川芎、白芍（炒）、甘草（炙）、熟地、杜仲（炒，去丝）各3克，枸杞子6克，杏仁4.5克，白茯苓4.5克，金樱子（去刺）4.5克，淫羊藿（酥炒，去边）3克，石斛4.5克，牛膝5.5克。

【用法】用水600毫升，煎至200毫升，空腹时温服。连服10剂。

【加减】如肾虚明显，可加山萸肉、肉苁蓉各3克。

※ 男化育丹

【来源】《辨证录》卷十。

【功用】健脾化痰，益肾种子。

【主治】男子身体肥大，痰盛，不能生育。

【组成】人参15克，山药15克，半夏9克，白术15克，芡实15克，熟地15克，茯苓30克，薏苡仁15克，白芥子9克，肉桂6克，诃子1.5克，益智仁3克，肉豆蔻1枚。

【用法】上药以水煎服。

※ 庆云散

【来源】《备急千金要方》卷二。

【主治】男子阳气不足，阳痿不育。

【组成】覆盆子、五味子各120克，天雄30克，石斛、白术各

90克，桑寄生120克，天门冬270克，菟丝子120克，紫石英60克。

【用法】上药共锉为散。食后酒服3克，每日3次。

【加减】素不耐寒者，去桑寄生，加细辛120克；阳气不虚而无子者，去石斛，加槟榔15枚。

※ 冷香汤

【来源】《百一选方》卷七。

【主治】夏秋暑湿，恣食生冷，遂成霍乱，阴阳相干，脐腹刺痛，胁肋胀满，烦躁，引饮无度。

【组成】良姜、檀香、甘草（炒令赤）、附子（炮裂，去皮、脐）各60克，丁香6克，川姜（炮）22.5克，草豆蔻（去皮，面裹煨）5个。

【用法】上药共研为细末。每用药末15克，加水1.3升，煎十数沸，贮瓶内，茶水服。

五、心系病症

惊悸、怔忡

※ 神归汤

【来源】《痘疹传心录》卷十七。

【主治】心气不足，烦躁多惊。

【组成】人参、麦冬、茯神、当归、甘草（炙）各等份。

【用法】上药以水煎服。

※ **姜术汤**

【来源】《仁斋直指》卷十一。

【主治】痰饮内停，心悸怔忡。

【组成】白姜（生）、白术、茯苓、半夏曲各15克，辣桂、甘草（炙）各0.3克。

【用法】上药共锉为散，每服9克，姜、枣煎服。

※ **养血安神汤**

【来源】《万病回春》卷四。

【功用】养心清火。

【主治】惊悸属血虚火动。

【组成】当归身（酒洗）1.5克，川芎1.5克，白芍（炒）1.5克，生地黄（酒洗）、黄连各3克，陈皮1.5克，白术2.1克，茯神3克，酸枣仁（炒）2.1克，柏子仁（炒）1.5克，甘草（炙）1克。

【用法】上药共锉一剂。以水煎服。

※ **龙齿汤**

【来源】《医方大成》卷三引《简易方》。

【主治】心悸怔忡，胸怀忧虑，神思多惊，如坠险地，小便或赤或浊。

【组成】官桂75克，半夏（汤洗）60克，人参（去芦）、白茯苓（去皮）、甘草（炙）、当归、龙齿（研）、桔梗（炒）、茯神各（去皮）30克，远志（去心）、枳壳各（去瓤，麸炒）75克，黄芪（蜜炙）75克。

【用法】上药共研为末。每服9克，用水150毫升，加生姜3

片，大枣1枚，粳米100粒，煎服。

※ 宁志膏

【来源】《太平惠民和剂局方》卷五。

【主治】心脏亏虚，神志不宁，恐怖惊慌，常多恍惚，易于健忘，睡卧不宁，夜多噩梦。

【组成】酸枣仁（微炒，去皮）、人参各30克，辰砂（研细，水飞）15克，乳香（以乳钵坐水盆中研）7.5克。

【用法】上四味，研末和匀，炼蜜为丸，如弹子大。每服1粒，空腹与临卧时用温酒化下，枣汤亦得。

胸痹、心痛

※ 加味归脾汤

【来源】《医宗必读》卷八。

【功用】补益心脾。

【主治】心虚悸动而痛。

【组成】人参、炙黄芪、白术、当归、茯苓、酸枣仁各4.5克，远志肉2.4克，木香、甘草（炙）各1.5克，龙眼肉6克，大枣2枚，煨姜3片，菖蒲2.4克，桂心1.5克。

【用法】上药用水400毫升，煎至200毫升，食后服。

※ 通灵散

【来源】《医学入门》卷七。

【主治】心痛。

【组成】蒲黄、五灵脂各30克，木通、赤芍药各15克。

【用法】上药研末。每次用12克，水煎沸后入盐少许，口服。

※ **延胡索散**

【来源】《世医得效方》卷四。

【功用】缓急止痛。

【主治】心痛，或经年不愈。

【组成】延胡索30克，甘草（炙）6克。

【用法】上药研末为散。用水250毫升，煎至125毫升，顿服。如吐逆，分作5次服。

※ **栝楼薤白白酒汤**

【来源】《金匮要略》卷上。

【功用】通阳散结，行气化痰。

【主治】胸阳不振，气滞痰阻，致成胸痹，喘息咳唾，胸背痛，气短，寸口脉沉而迟。

【组成】栝楼实（捣）1枚，薤白12克，白酒700毫升。

【用法】上三味，同煮取200毫升，分2次温服。

※ **桂枝四七汤**

【来源】《仁斋直指》卷六。

【主治】外感风冷，内有寒邪，心腹作痛。

【组成】桂枝、白芍药、半夏（制）各30克，白茯苓、厚朴（制）、甘草（炙）各15克，人参、紫苏各7.5克。

【用法】上药锉碎。每服12克，加生姜7片，大枣2枚同煎，空腹时服。

失　眠

※ 萃仙丸

【来源】《饲鹤亭集方》。

【主治】肾水亏损，元气不足，水火不济，精液耗损，神思恍惚，夜多异梦，腰腿酸软，精泄不收。

【组成】潼蒺藜、山萸肉、芡实、莲须、枸杞子各120克，菟丝子、川续断、覆盆子、金樱子各60克。

【用法】上药共研为细末，以潼蒺藜粉同金樱子膏加蜜和为丸，如梧桐子大。每服12克，淡盐汤送下。

※ 黄连阿胶汤

【来源】《伤寒论》。

【功用】养阴泻火，益肾宁心。

【主治】少阴病，得之3日以上，心中烦，不得卧。

【组成】黄连12克，黄芩6克，芍药6克，鸡蛋黄2个，阿胶9克。

【用法】上五味，以水1.2升，先煎前三物，取600毫升，去滓，入阿胶烊尽，稍冷，入鸡蛋黄，搅匀，每次温服200毫升，每日3服。

※ 益气安神汤

【来源】《寿世保元》卷四。

【功用】益气养心，化痰安神。

【主治】心气不足，夜寐多梦，睡卧不宁，恍惚惊恐，痰迷痴呆。

【组成】当归3.6克，黄连（姜汁炒）、生地黄、麦门冬（去心）、酸枣仁（炒）、远志（去心）各3克，白茯苓（去皮、心）3.6克，人参、黄芪（蜜炒）、胆星、淡竹叶各3克，甘草（炙）1.8克。

【用法】上药共锉一剂。加生姜1片，大枣1枚，以水煎服。

※ **加味定志丸**

【来源】《寿世保元》卷五。

【功用】益气养心，安神定志。

【主治】心气不足，恍惚多忘，或劳心胆冷，夜卧不睡。

【组成】人参90克，白茯神（去皮、木）60克，远志（炙甘草水泡，去心）、石菖蒲各60克，酸枣仁（炒）60克，柏子仁（炒，去壳）60克。

【用法】上药共研为细末，炼蜜为丸，如梧桐子大，朱砂、乳香为衣。每服50丸，临卧时用枣汤送下。

多寐、健忘

※ **镇心省睡益智方**

【来源】《千金翼方》卷十六。

【主治】惊悸，嗜睡，健忘。

【组成】远志（去心）1500克，益智子、菖蒲各250克。

【用法】上三味，捣筛为散。每次2克，以糯米酒调服。

※ 神交汤

【来源】《辨证录》卷四。

【功用】大补心肾。

【主治】健忘。

【组成】人参30克，麦冬30克，巴戟天30克，柏子仁15克，山药30克，芡实15克，玄参30克，丹参9克，茯神9克，菟丝子30克。

【用法】上药以水煎服。连服10剂。

※ 菖蒲益智丸

【来源】《备急千金要方》卷十四。

【功用】养心益智。

【主治】健忘，神志恍惚。

【组成】菖蒲、远志、人参、桔梗、牛膝各38克，桂心23克，茯苓53克，附子30克。

【用法】上八味，共研为细末，调蜜为丸，如梧桐子大。每服7丸，加至20丸，白天2次，夜里1次。

※ 加味宁志丸

【来源】《扶寿精方》

【功用】益气补血，养心安神。

【主治】气血两虚，精神恍惚，心思昏愦，健忘怔忡。

【组成】白茯苓（去皮）、人参、远志（甘草煎汤浸软，去心）、菖蒲（寸九节者，米泔浸）、黄连（去毛）、酸枣仁（水浸，去红皮）、柏子仁（去壳）各30克，当归（酒洗）、生地黄（酒洗）各24克，木香12克，朱砂（研，水飞）37.5克

（半入药，半为衣）。

【用法】上药共研为末，炼蜜丸，绿豆大。半饥时用麦门冬（去心）煎汤送下50～60丸。

※ 宁神汤

【来源】《嵩崖尊生》卷九。

【功用】补中益气，清热燥湿。

【主治】脾胃气虚，湿热内困，食后昏沉，懒动嗜卧。

【组成】人参、青皮各1.5克，黄芪6克，神曲2.1克，黄柏、当归、柴胡、升麻各0.9克，苍术、甘草（炙）各3克。

【用法】上药以水煎服。

※ 聪明汤

【来源】《古今医鉴》卷八。

【主治】健忘。

【组成】白茯苓、远志肉（甘草水泡）、石菖蒲（去毛，9节者佳）各90克。

【用法】上药制后，共研为细末。每日用9～15克，煎汤，空腹时服，一日不拘次数。

癫、狂、痫

※ 三妙散

【来源】《医宗金鉴》卷六十七。

【主治】脐中作痒，时流黄水，不痛不肿，及湿疮、湿癣。

【组成】槟榔、苍术（生）、黄柏（生）各等份。

【用法】上药共研为细末。干撒肚脐。

※ **加减导痰汤**

【来源】《寿世保元》卷五。

【功用】化痰清火。

【主治】痫症痰火盛。

【组成】南星（姜制）、半夏、陈皮（去白）、白茯苓（去皮）、栝楼仁（麸炒）、桔梗、山栀子、黄芩、黄连（姜炒）各3克，甘草（炙）、木香（另研）、辰砂（为末）各1.5克。

【用法】上药共锉一剂。加生姜煎，入竹沥、姜汁，磨木香末，调辰砂末同服。

※ **芩连清心汤**

【来源】《类证治裁》卷四。

【功用】清心开窍，化痰安神。

【主治】痰火扰心，癫狂烦躁。

【组成】黄芩、黄连、麦冬、花粉、茯神、丹参、牛黄、菖蒲、远志各等份。

【用法】上药以水煎服。

※ **开迷散**

【来源】《古今医鉴》卷七。

【主治】妇人血逆心包而作癫狂。

【组成】当归3克，白术（炒）3克，白芍药3克，柴胡2.4克，白茯苓2.4克，甘草（炙）2.1克，桃仁4.5克，苏木3克，远志（泡，去骨）4.5克，生地黄4.5克。

【用法】上药锉研为末。加生姜，用水煎服。

※ **加减寿星汤**

【来源】《古今医鉴》卷七。

【主治】痫症。

【组成】南星（胆制）120克，半夏60克，防风30克，荆芥21克，天麻30克，皂荚30克，香附子30克，青皮30克，猪苓30克，泽泻30克，赤茯苓30克，白茯神30克，白术30克，细辛21克，麦门冬30克。

【用法】上药锉碎。每剂30克，加生姜，水煎服。

※ **二阴煎**

【来源】《景岳全书》卷五十一。

【功用】清心泻火，养阴安神。

【主治】心经有热，水不制火，惊狂失志，多言多笑，喜怒无常，或疮疡疹毒，烦热失血。

【组成】生地6～9克，麦冬6～9克，枣仁6克，甘草（生）3克，玄参4.5克，黄连3～6克，茯苓4.5克，木通4.5克。

【用法】上药用水400毫升，加灯芯草20根，或竹叶亦可，煎至280毫升，空腹时服。

痴呆、百合病

※ **百合鸡子汤**

【来源】《金匮要略》卷上。

【异名】鸡子汤（《类证活人书》卷十八）。

【功用】滋阴养胃，降逆除烦。

【主治】百合病，误吐之后，虚烦不安者。

【组成】百合（擘）7枚，鸡子黄1枚。

【用法】先以水洗百合，浸一夜，当白沫出，去其水；再以泉水400毫升，煎取200毫升，去滓，入鸡蛋黄搅匀，煎至100毫升，温服。

※ 苏心汤

【来源】《辨证录》卷四。

【功用】益气养血，化痰解郁。

【主治】气血两虚，兼有痰郁。

【组成】白芍、当归各90克，人参、茯苓各30克，半夏、炒栀子、柴胡各9克，附子0.9克，生枣仁15克，吴茱萸、黄连各1.5克。

【用法】上药用水2.5升，煎取250毫升，服之。

※ 百合地黄汤

【来源】《金匮要略》卷上。

【异名】百合汤（《伤寒全生集》）。

【功用】滋阴清热。

【主治】百合病，阴虚内热，神志恍惚，沉默寡言，如寒无寒，如热无热，时而欲食，时而恶食，口苦，小便赤。

【组成】百合（擘）7枚，生地黄汁200毫升。

【用法】以水浸洗百合一夜，去其水；再以泉水400毫升，煎取200升，去滓；入地黄汁，煎取300毫升，待温再服。服后大便色黑如漆。

眼　科

　　眼睛是人体感官中最重要的器官，是人们感知世界的"取景器"，同时还是透视身体健康的窗口。因此，防止眼病，维护人体视觉器官的健康不容小觑。目前，中医治疗主要包括内治和外治，运用具有祛风、清热、除湿、活血通络、祛瘀散结及退翳明目等各种不同作用的药物或手法来达到治疗效果。

眼科通治方

※ 炉甘石散

【来源】《重订严氏济生方》。

【异名】炉脑散（《医学入门》卷八）。

【主治】一切眼疾，下疳疮。

【组成】炉甘石250克（用黄连120克，于银石器内煮一沸时，去黄连，取甘石研）。

【用法】上药和匀，治眼疾每用0.15克，汤泡放温，时时洗之；治下疳，为末干搽。

※ **金液汤**

【来源】《一草亭目科》。

【功用】疏风散热，活血明目。

【主治】赤眼，以及赤眼日久不治或治而无效，风凝热积血滞，遂成外障者。

【组成】软前胡3克，白桔梗2.5克，真防风3克，川独活1克，京芍药3克，肥知母1.5克，荆芥穗1.5克，苏薄荷1.8克，蔓荆子（炒，研）2克，北柴胡（炒）3克，片姜黄（炒）1.5克。

【用法】上药咀片。水煎，饭后热服。

※ **光明散**

【来源】《青囊秘传》。

【主治】一切目疾。

【组成】川黄连9克，黄柏9克，黄芩9克，炉甘石（水飞）9克，梅片0.9克，辰砂0.9克，荸荠粉6克。

【用法】先以三黄浸煮汁，入后药研至无声，澄清晒干，再研细。白蜜调，点于眼中。

【加减】眼湿痒者，加胆矾。

※ **复明膏（一）**

【来源】《古今医统》卷六十一。

【主治】眼目一切翳膜。

【组成】制甘石坯子150克，黄丹30克，人参、当归、青盐、乳香、没药、芦荟各3克，硼砂6克，珍珠1.5克，麝香0.9

克，白蔹4.5克，海螵蛸、黄连粉、黄柏粉、蕤仁粉各15克，好蜜120克。

【用法】上药各研为极细末，先将好蜜炼去沫，滴水不散，然后入前项所研细末，慢火熬制，搅匀，做成锭子，银盒收贮。每以新汲水磨匀点眼角。

※ 复明膏（二）

【来源】《丹台玉案》卷三。

【主治】一切翳障，并时行眼疾。

【组成】川黄连（煎极浓，去滓）2.5千克，秋梨（取汁）10千克。

【用法】二汁同雪水熬成膏，入熟蜜500克，人乳1.25毫升，羊胆汁250毫升，和匀，晒微干成饼。用井花水磨，点眼睛。

※ 煮肝散

【来源】《儒门事亲》卷十二。

【主治】小儿疳积，眼生翳膜；大人雀目。

【组成】青蛤粉、夜明砂、谷精草各等份。

【用法】上药共研为细末。每次15～21克，猪肝内煮熟，细嚼，用清茶送下。

流泪症

※ 和肝散

【来源】《银海指南》卷三。

【主治】肝气不和，目赤肿痛；或因郁怒伤肝，肝阳上元，两目昏花，羞明翳雾，眵泪俱多，甚则瞳神散大，视物无形。

【组成】香附子500克（分作四份：一份以酒浸，一份以盐水浸，一份以蜜浸，一份以童便浸，每浸3日夜后晒干）。

【用法】上药研为细末，和匀。每服6克，白滚汤调下。

※ **珍珠散**

【来源】《圣济总录》卷一〇七。

【主治】肝虚，迎风流泪。

【组成】珍珠末、丹砂（研）各22克，贝齿（灰火中烧，为末）5枚，干姜末22克。

【用法】上四味，合研匀细，用熟绢帛罗3遍。每仰卧点少许于眼中，合眼少时。

※ **木贼散**

【来源】《证治准绳·类方》卷七。

【主治】眼出冷泪。

【组成】木贼、苍术、蒺藜、防风、羌活、川芎、甘草（炙）各等份。

【用法】上药以水煎服。

※ **木贼煎**

【来源】《景岳全书》卷五十一。

【主治】疟疾，形实气强，多湿多痰。

【组成】半夏、青皮各15克，木贼、厚朴各9克，白苍术、槟榔各3克。

【用法】用陈酒400毫升，煎至320毫升，露一夜，于未发之先两小时温服。

目赤、肿痛

※ 既济解毒汤

【来源】《卫生宝鉴》卷二十三。

【功用】泻火解毒，导热下行。

【主治】上热，头目赤肿而痛，胸膈烦闷不得安卧；身半以下皆寒，足胫尤甚，大便微秘，脉浮数，按之弦细。

【组成】大黄（酒蒸，大便利勿用）、黄连（酒炒）、黄芩（酒炒）、甘草（炙）、桔梗各9克，柴胡、升麻、连翘、当归身各3克。

【用法】上药咀，作一服。用水300毫升，煎至150毫升，去滓，食后温服。

【禁忌】服药期间，忌酒、湿面、大料及生冷硬物。

※ 羚羊角饮子

【来源】《审视瑶函》卷三。

【主治】眼目红赤肿胀，流泪，眵多黏稠，干涩不适，头痛，珠痛胀急者。

【组成】羚羊角（锉末）、犀角（锉末）、防风、桔梗、芜蔚子、玄参、知母、大黄（炮）、草决明、黄芩（炒）、车前各等份，甘草（炙）减半。

【用法】上药共锉碎。用水400毫升，煎至320毫升，去滓，食后温服。

※ **青金散**

【来源】《御药院方》卷十。

【功用】清脑明目。

【主治】风热上攻，目睛疼痛。

【组成】龙脑、青黛、薄荷叶、朴硝各3克，乳香0.3克。

【用法】上药共研为细末。每用0.15克，鼻内搐之。

目睛疼痛

※ **蔓荆实汤**

【来源】《圣济总录》卷一〇六。

【主治】目睛疼痛，上连头痛。

【组成】蔓荆子（去皮）、甘菊花、羌活（去芦头）、黄芩（去黑心）、川芎、防风（去叉）各30克，石膏90克，甘草（炙，锉）15克。

【用法】上八味，粗捣筛。每服5克，用水230毫升，煎至160毫升，去滓，食后及临卧温服。

※ **决明子丸**

【来源】《证治准绳·类方》卷七。

【主治】风热上冲眼目，或外受风邪，眼目疼痛，视物不明。

【组成】决明子（炒）、细辛（去苗）、青葙子、蒺藜（炒，去角）、茺蔚子、川芎、独活、羚羊角（镑）、升麻、防风（去叉）各15克，玄参、枸杞子、黄连（去须）各90克，菊花30克。

【用法】上药共研为细末，炼蜜和丸，如梧桐子大。每服20丸，加至30丸，淡竹叶煎汤送下。

白涩症、溢血

※ 青金散

【来源】《圣济总录》卷一〇七。

【功用】久服长生，明目。

【主治】五脏积热，眼干涩难开。

【组成】青蒿花（三月三日采，阴干）适量。

【用法】上药一味，捣罗为散。每服9克，空腹用井花水调下。

洗心汤

【来源】《丹台玉案》卷三。

【主治】心经积热上攻，眼涩睛痛。

【组成】白术、当归、大黄、赤芍、荆芥、甘草（炙）、薄荷各4.5克。

【用法】上药以水煎，空腹时服。

※ 桑白皮汤

【来源】《审视瑶函》卷三。

【功用】清肺利湿。

【主治】肺脾湿热熏蒸，两目涩痛，不红不肿，名曰白涩症。

现用于慢性结膜炎、泡性结膜炎及由于肺脾湿热而成的病症。

【组成】桑白皮4.5克，泽泻、黑玄参各2.4克，甘草（炙）0.75克，麦门冬（去心）、黄芩、旋复花各3克，菊花1.5克，地骨皮、桔梗、白茯苓各2.1克。

【用法】上药共研为末。用水400毫升，煎至320毫升，去滓温服。

※ 退赤散

【来源】《审视瑶函》卷三。

【功用】清肺凉血。

【主治】肺经有火，血热妄行，白睛溢血，成片状或点状，常因咳嗽而起。

【组成】桑白皮（蜜制）、甘草（炙）、牡丹皮（酒洗）、黄芩（酒炒）、天花粉、桔梗、赤芍药、归尾、瓜蒌仁（去壳、油，为霜）各等份。

【用法】上药共研为细末。每服6克，用麦门冬去心煎汤调下。

耳鼻喉科、口腔科

耳鼻喉、口腔部疾病从古至今一直都是被历代医者重视的研究范畴。早在《内经》里就有牙齿和全身健康关系的记载，而《诸病源候论》和《礼记》中也提到饭后不漱口是龋齿的原因，此外孙思邈、李时珍也分别在《备急千金要方》和《本草纲目》中记载了保护口腔的秘方。人体五官反映着人体整个健康和协调的情况，因此五官的保健十分重要。

耳肿、耳痛、耳疳

※ 滴耳油

【来源】《医宗金鉴》卷六十五。

【功用】清热，解毒，消肿。

【主治】耳疳；耳内闷肿出脓。

【组成】核桃仁（研烂，拧油去滓，得油3克）适量。

【用法】对冰片0.6克。每用少许，滴于耳内。

※ 蔓荆子散

【来源】《仁斋直指》卷二十一。

【主治】内热，耳出脓汁，或耳鸣而聋。

【组成】蔓荆子、赤芍药、生地黄、桑白皮、甘菊花、赤茯苓、川升麻、麦门冬（去心）、木通、前胡、甘草（炙）各等份。

【用法】上药共锉为散。每服9克，用水300毫升，加生姜3片，红枣2枚，煎至150毫升，饭后服。

※ 耳疳丸

【来源】《摄生众妙方》卷九。

【主治】耳疳，出脓及黄水。

【组成】白矾（枯）1.5克，麝香0.15克，胭脂胚0.75克，陈皮（烧灰）1.5克。

【用法】制丸备用。先用棉签拭去脓水，再将药丸送入耳内。

※ 耳脓散

【来源】《青囊秘传》。

【主治】耳疳，脓水不止。

【组成】水龙骨（煅）3克，海螵蛸3克，飞青黛3克，枯矾1.5克，五倍子（炒黄）3克，煅黄鱼齿1.5克，细薄荷1.5克，梅片0.9克，川雅连0.9克，蛀竹屑0.9克，石榴花瓣（炙脆）3克。

【用法】上药共研为极细末。用时取少许吹耳。

鼻窒、鼻息肉、鼻渊

※ **鼻渊汤**

【来源】《辨证录》卷三。

【主治】鼻渊。

【组成】辛夷6克，当归30克，柴胡3克，炒栀子9克，玄参30克，贝母3克。

【用法】上药以水煎服。

※ **探渊丹**

【来源】《辨证录》卷三。

【主治】鼻渊，涕流黄浊，不堪闻者。

【组成】辛夷3克，当归15克，麦冬60克，茯苓9克，黄芩6克，白芍30克，天花粉9克，生地15克，桔梗6克。

【用法】上药以水煎服。

※ **硇砂散**

【来源】《外科正宗》卷四。

【主治】鼻中息肉，初如石榴子，渐大下垂，名为鼻痔。

【组成】硇砂3克，轻粉1克，冰片0.2克，雄黄1克。

【用法】上药共研为细末。用草结蘸药勤点痔上，每日用5~6次。

※ **通草散**

【来源】《备急千金要方》卷六。

【主治】鼻齆，气息不通，不闻香息。

【组成】木通、细辛、附子（炮，去皮、脐）各等份。

【用法】上药共研为细末。绵裹少许，纳鼻中。

※ 珍珠散

【来源】《太平圣惠方》卷三十七。

【主治】鼻中息肉，呼吸不通利。

【组成】珍珠、白矾（烧为灰）、桂心各30克，木通（锉）15克。

【用法】上药捣细罗为散。每次1.5克，绵裹纳鼻中，一日换3次。

※ 通鼻膏

【来源】《太平圣惠方》卷三十七。

【异名】辛夷膏（《普济方》卷五十六）。

【主治】鼻孔窒塞，香臭不闻，妨闷疼痛。

【组成】白芷5克，川芎15克，木通15克，当归23克，细辛23克，莽草23克，辛夷30克。

【用法】上药细锉，以猪脂500克，煎令白芷色黄，滤去滓，盛于不津器中。候冷，绵裹枣核大，纳鼻中，一日换3次。

※ 香膏

【来源】《外台秘要》卷二十二引《古今录验》。

【异名】木香膏（《圣济总录》卷一一六）。

【主治】鼻中不通利，窒塞。

【组成】当归、川芎、青木香、细辛、通草、蕤核仁、白芷各15克。

【用法】上七味，切，以羊髓微火煎，白芷色黄膏成，去滓。以小豆许纳鼻中，每日2次。以愈为度。

咽喉通治方

※ 辛乌散

【来源】《重楼玉钥》卷上。

【异名】角药（《重楼玉钥》卷上）。

【主治】喉风，颈项及口外红肿；亦治牙床浮肿。

【组成】赤芍梢30克，草乌30克，桔梗15克，荆芥穗15克，甘草（炙）15克，柴胡9克，赤小豆18克，连翘15克，细辛15克，紫荆皮30克，皂角15克，小生地15克。

【用法】上药不宜见火，置日中晒燥，共为细末，收入瓷瓶，勿令走气。临用以冷水调，噙口内，取风痰如神。凡颈项及口外红肿，即以角药敷之，亦可用角药作洗药，以荆芥同煎水频频洗之，洗后仍用角药敷上。

【加减】痰涎极盛者，加摩风膏浓汁4～5匙；牙床浮肿，加南星末少许。

※ 冰黄散

【来源】《尤氏喉科秘书》。

【主治】口舌喉内结毒；兼治丹毒。

【组成】冰片2.4克，人中白、黄柏、薄黄各3克，薄荷叶、黄连各4.5克，甘草（炙）、青黛、硼砂、朴硝各1.5克，枯矾少许。

【用法】共为细末。内吹、外敷俱可。

※ 吹喉玉钥匙

【来源】《喉痧证治要略》。

【功用】解毒消肿。

【主治】一切喉症初起，红赤肿痛，或微肿起腐者。

【组成】炒僵蚕1.5克，西月石1.5克，玄明粉15克，飞辰砂1.5克，梅片1.5克。

【用法】先用月石倾入铜勺内烊化，再下玄明粉，炼枯，研极细末，即下僵蚕、辰砂、梅片等末，研至极细粉，收贮待用，勿令泄气。用时吹患处。

【禁忌】阴虚白喉纯红者忌用。

咽喉肿痛

※ 含化射干丸

【来源】《太平惠圣方》卷十八。

【主治】热病。脾肺壅热，咽喉肿塞，连舌根痛。

【组成】射干30克，川升麻30克，硼砂（研）15克，甘草（炙微赤，锉）15克，鼓心（微炒）70克，杏仁（汤浸，去皮、尖、双仁，麸炒微黄，细研）5克。

【用法】上药捣罗为末，入研了药和匀，炼蜜和捣二三百杵，调和为丸，丸如小弹子大。每次含1丸咽津。

※ 均药

【来源】《喉科紫珍集》卷下。

【功用】清热解毒，消肿散结。

【主治】咽喉诸症；手术后，患处坚硬，不消不溃。

【组成】栀子（炒）21克，薄荷叶30克，黄连30克，升麻9克，鸡内金（炙黄）4.5克。

【用法】上药共研为细末，吹患处。

※ 春风散

【来源】《古今医鉴》卷九。

【主治】咽喉肿痛，缠喉风闭塞。

【组成】僵蚕、黄连（俱锉）、朴硝、白矾、青黛各1.5克。

【用法】腊月初一，取猪胆5～6个，将上药装入胆内，绑定，用青纸裹。将地掘一方坑，长宽33厘米，上用竹竿横吊，以胆悬定于内。候至立春日取出，置当风处吹干，去皮，以药研末，密收。吹喉中。

※ 青龙散

【来源】《御药院方》卷九。

【主治】咽喉肿痛。

【组成】石膏240克，朴硝、甘草（生）各3克，青黛15克。

【用法】上药共研为细末。每服6～9克，煎薄荷汤调匀，含，冷即吐出，不拘时候，误咽不妨。

口　臭

※ 五香丸

【来源】《备急千金要方》卷六。

【主治】口及身臭。

【组成】豆蔻、丁香、藿香、零陵香、青木香、白芷、桂心各30克，香附子60克，甘松香、当归各15克，槟榔2枚。

【用法】上十一味，研末，蜜和作丸。常含如大豆1丸咽汁，白天3次，夜里1次。5日口香，10日体香。

※ 藁本散

【来源】《圣济总录》卷一一八。

【主治】口臭生疮，唇疮生肌，漏疮虫蚀。

【组成】藁本（去苗、土）、川芎各15克，细辛（去苗叶）、肉桂（去粗皮）、当归（切，焙）、杏仁（汤浸，去皮、尖、双仁，生用）、雄黄（研）各7.5克。

【用法】上七味，捣研为散。每用3克，敷疮上。一日3次。

※ 清气丸

【来源】《丹台玉案》卷三。

【功用】清胃泄热。

【主治】口臭。

【组成】青皮、黄连、黄芩、甘草（炙）各15克，石膏、檀香各30克。

【用法】上药共研为末，蜜丸如弹子大。每服1丸，细嚼，开水送下。

唇疮、唇风

※ 滋唇饮

【来源】《外科证治全书》卷二。

【主治】脾热，唇上干燥，渐裂开缝作痛。

【组成】生地黄12克，鲜石斛9克，竹茹、石膏（生，研）、当归、白芍（生）各6克，甘草（生）3克。

【用法】水煎去滓，加白蜜少许和服。

【附注】原书云：服本方时"外以紫归油润之"。

※ **牛蒡散**

【来源】《圣济总录》卷一一八。

【主治】唇肿生核。

【组成】牛蒡（炒）、乌梅（去核）各15克，甘草（炙，锉）7.5克。

【用法】上三味，捣罗为散。每服9克，用童便150毫升，煎至3～5沸，和滓趁热含漱，冷则吐之，一日3次。

※ **双解通圣散**

【来源】《医宗金鉴》卷六十五。

【功用】清热祛风，泻火解毒。

【主治】阳明胃经风火凝结，致患唇风，多生于下唇，初起发痒、红肿，日久破裂流水，如风盛，则唇不时动。

【组成】防风、荆芥、当归、白芍（炒）、连翘（去心）、白术（土炒）、川芎、薄荷、麻黄、栀子各15克，黄芩、石膏（煅）、桔梗各30克，甘草（生）60克，滑石90克。

【用法】上药共研粗末。每次15克，用水220毫升，煎至180毫升，澄清温服。外以黄连膏抹之。

口舌生疮

※ 萍草丸

【来源】《仁斋直指》卷二十一。

【主治】口舌生疮。

【组成】浮萍草（晒）、黄柏（研末）、杏仁、青黛各等份，轻粉少许。

【用法】上药共研末，炼蜜为丸，如皂子大。以绵裹含口中。有涎即吐之。

※ 立效散

【来源】《朱氏集验方》卷九引黎居士方。

【主治】口吻边生疮，浸淫不愈。

【组成】槟榔（火煅）适量。

【用法】上药研为末。入轻粉，敷疮上，立愈。

※ 玄参莲枣饮

【来源】《辨证录》卷八。

【功用】滋阴降火，养心安神。

【主治】心阴不足，唾干津燥，口舌生疮，渴欲思饮；久则形容枯槁，心头汗出。

【组成】玄参90克，丹皮、炒枣仁各30克，丹参15克，柏子仁、莲子心各9克。

【用法】上药以水煎服。

※ 玄参丸

【来源】《圣济总录》卷一一八。

【功用】滋阴降火。

【主治】阴虚火旺，口舌生疮，延久不愈者。

【组成】玄参、天门冬（去心，焙）、麦门冬（去心，焙）各30克。

【用法】上三味，捣罗为末，炼蜜和丸，如弹子大。每以绵裹一丸，含化咽津。

※ 玄参升麻汤

【来源】《重订严氏济生方》。

【主治】心脾壅热，舌上生疮，木舌、重舌、舌肿，或脸颊两边肿痛。

【组成】玄参、赤芍药、升麻、犀角（镑）、桔梗（去芦）、贯众（洗）、黄芩、甘草（炙）各等份。

【用法】上药咀。生服12克，用水220毫升，加生姜5片，煎至160毫升，去滓，不拘时服。

※ 柴胡汤

【来源】《圣济总录》卷一一七。

【异名】柴胡地骨皮汤（《宣明论方》卷一）。

【主治】口糜生疮。

【组成】柴胡（去苗）、地骨皮各30克。

【用法】上二味，粗捣筛。每服9克，水150毫升，煎至90毫升，去滓，取少许含咽之。

※ 栝楼根散

【来源】《证治准绳·类方》卷八。

【主治】风热，口中干燥，舌裂生疮。

【组成】栝楼根、胡黄连、黄芩各22克，白僵蚕（炒）、白鲜皮、大黄（锉，炒）各15克，牛黄（研）、滑石（研）各7.5克。

【用法】上药共研为细末，研匀。每服6克，不拘时候，竹叶汤调服。

牙病通治方

※ 圣术丸

【来源】《医级》卷八。

【主治】中虚食减，牙长出口。

【组成】白术500克。

【用法】研为细末，面糊为丸，如梧桐子大。每服9克，开水送下。

※ 葛根汤

【来源】《疡医大全》卷十六。

【主治】牙齿疼痛。

【组成】葛根6克，赤芍药4.5克，赤茯苓1.5克，甘草（炙）1.5克。

【用法】上药以水煎服。

【加减】风盛，加荆芥、防风、薄荷叶；火盛，加连翘、生地、丹皮、牛蒡子。

※ 插耳皂荚丸

【来源】《太平圣惠方》卷三十四。

【异名】皂荚丸（《普济方》卷六十五）。

【主治】牙疼。

【组成】皂荚1个，豆豉30克，蒜（去皮）1头，巴豆（去皮，麸炒微黄）7枚。

【用法】上药捣研为散。每用少许，绵裹如梧桐子大，随病左右纳耳中。立验。

牙 痛

※ 一字救苦散

【来源】《御药院方》卷九。

【主治】牙痛。

【组成】香白芷30克，草乌头（去皮、脐，心白者用，心黑不用）15克，雄黄（另研）4.5克。

【用法】上药共研为极细末，与雄黄拌匀。每服用药末少许擦牙痛处，待少时以温水漱之，痛立止。

※ 一捻金散

【来源】《御药院方》卷九。

【主治】牙齿疼痛。

【组成】蝎梢6克，川芎30克，华阴细辛、香白芷各15克。

【用法】上药共研为细末。每以指蘸药少许擦牙痛处，吐津。误咽无妨，不拘时候。

※ **神应散**

【来源】《杂类名方》。

【功能】祛风止痛，牢牙。

【主治】牙疼。

【组成】川芎、防风、升麻、细辛、茯苓、白芷、香附子、荜拨、甘松各等份，石膏3倍量。

【用法】上药共研为细末。每晚临卧刷净牙，以指蘸搽，觉热麻漱去。可常用。

※ **白芷汤**

【来源】《古今医鉴》卷九。

【主治】牙疼，属阳明虚热有风。

【组成】防风、荆芥、连翘、白芷、薄荷、赤芍、石膏各等份。

【用法】上药共锉为粗末。水煎，温服。

※ **三香散**

【来源】《景岳全书》卷五十一。

【主治】牙根肿痛。

【组成】丁香、川椒（取红。如无，以荜拨代之）等份，冰片少许。

【用法】上药共研为末。敷痛处。

※ **定痛牙散**

【来源】《普济方》卷六十五。

【主治】牙齿疼痛。

【组成】防风、荆芥穗各60克，细辛30克，草乌30克，白芷30克，全蝎22克，青盐15克，朴硝30克，青黛15克。

【用法】上药共研为细末。每用少许，先以盐汤漱净，后擦患处，再漱。

※ 荜拨丸

【来源】《圣济总录》卷一一九。

【主治】牙齿疼痛。

【组成】荜拨、胡椒各等份。

【用法】上二味，捣罗为末，化蜡为丸，如麻子大。每用1丸，纳龋孔中。

外伤科

在日常生活中，人们难免会遇到外伤，比如割伤、烫伤、冻伤、跌打损伤或虫兽咬伤等。在治疗上，中医除选用食疗药物内服外，还使用药物外敷疗法，或者二者同时使用。经过长年研究实践发现，中医中药治疗外伤，能够清热解毒、活血化瘀、杀菌消炎、清除坏死组织，最终达到伤口快速愈合的目的。

痈 疽

※ 滋阴八物汤

【来源】《外科正宗》卷三。

【主治】悬痈初起，红赤掀肿，隐隐作痛。

【组成】川芎、当归、赤芍、生地、牡丹皮、天花粉、甘草（炙）各3克，泽泻1.5克。

【用法】上药用水400毫升，加灯芯20根，煎至320毫升，空腹时服。

【加减】大便秘结，加蜜炒大黄3克。

※ 槟苏散

【来源】《外科正宗》卷三。

【功用】祛风胜湿，行气消肿。

【主治】风湿流注，脚肿酸痛，麻木不仁，呕吐不食。亦治肛门痈（生于大腿肚）、箕门痈（生于股内近膝），肿痛寒热，胸腹胀满，脉沉无力。

【组成】槟榔、紫苏、木瓜、香附子、陈皮、大腹皮各3克，木香0.9克，羌活1.5克。

【用法】上药用水300毫升，加生姜3片，葱白3段，煎至150毫升，空腹时服。

※ 敷药解毒散

【来源】《证治准绳·幼科》卷三。

【主治】一切毒疮，风疹痒痛。

【组成】大黄、黄柏、山栀、寒水石各等份。

【用法】上药共研为末，水调搽。若破而脓水淋漓，用当归膏或清烛油调尤善。

※ 敷药散

【来源】《慈禧光绪医方选议》。

【功用】祛风，清热，消肿。

【主治】丹毒，痈肿。

【组成】绿豆30克，蝉蜕3克，荆芥穗9克，泽兰9克，秦皮6克，夏枯草6克，连翘9克，白芷9克，蔓荆子9克。

【用法】上药共研细面。每用9～12克，淡蜜水调敷。

※ **醒消丸**

【来源】《外科全生集》。

【功用】消肿止痛。

【主治】痈毒初起，红肿疼痛坚硬，尚未作脓。

【组成】乳香末、没药末各30克，麝香4.5克，雄精15克。

【用法】上药共研和匀，取黄米饭30克捣烂，入末再捣，为丸，如萝卜子大，晒干，忌烘。每服9克，热陈酒送服，醉盖取汗。酒醒痈消痛息。

※ **熟地黄散**

【来源】《太平圣惠方》卷六十一。

【主治】痈发后，脓溃不止，肌体虚热，口干食少。

【组成】熟干地黄30克，黄芪（锉）30克，麦门冬（去心）30克，黄芩15克，人参（去芦头）30克，石膏30克（或60克），川芎15克，当归15克，白茯苓30克，甘草（生）15克。

【用法】上药捣筛为散。每服12克，以水300毫升，煎至180毫升，去滓，不拘时候温服。

※ **连翘败毒散**

【来源】《古今医鉴》卷十五。

【功用】清热解毒，消散痈肿。

【主治】痈疽、疔疮、乳痈及一切无名肿毒，初期增寒壮热，头痛拘急。

【组成】柴胡、羌活、桔梗、金银花、连翘、防风、荆芥、薄荷叶、川芎、独活、前胡、白茯苓、甘草（炙）、枳壳各等份。

【用法】上药锉，加生姜煎。如疮在上，饭后服；在下，饭前服。

【加减】如热甚并痛甚，加黄连、黄芩；如大便不通，加大黄、芒硝下之。

疮　疡

※ **诸疮一扫光**

【来源】《外科正宗》卷四。

【功用】清热燥湿，杀虫止痒。

【主治】痒疮或干或湿，多痒少痛。

【组成】苦参、黄柏各500克，烟胶500克，木鳖肉、蛇床木、点红椒、明矾、枯矾、硫黄、枫子肉、樟冰、水银、轻粉各90克，白砒15克。

【用法】上药共研为细末，熟猪油1.12千克，化开，入药搅匀，丸作龙眼大，瓷瓶收贮。用时搽擦，2次即愈。

※ **海浮散**

【来源】《疮疡经验全书》卷四。

【功用】祛腐生肌，止痛止血。

【主治】疮疡溃后，脓毒将尽，乳癌溃破等。

【组成】乳香、没药各等份。

【用法】上药共研细末。搽患处。恶肉自消。

※ 消痈万全汤

【来源】《石室秘录》卷二。

【功用】清热解毒，消肿散痈。

【主治】身体手足生疮疽。

【组成】金银花21克，当归15克，甘草（生）、蒲公英各9克，牛蒡子6克，芙蓉叶7个（无叶时，用桔梗9克），天花粉15克。

【用法】上药以水煎服。

※ 铁箍散

【来源】《保婴撮要》卷十一。

【主治】疮疖痈疽。

【组成】芙蓉叶、黄柏、大黄、五倍子、白及各等份。

【用法】上药共研为末。用水调搽患处四围。

※ 连翘托里散

【来源】《医方类聚》卷一九一引《烟霞圣效方》。

【功用】清热解毒，泻火通便。

【主治】素体壮实，常患疮疡，红肿疼痛，大小便不通。

【组成】连翘15克，川大黄90克，牡蛎（炮）30克，甘草（炙）15克，山栀子15克，独活15克，黄芪15克，金银花（拣净）15克。

【用法】上药共研为粗末。每服15克，用水300毫升，煎取210毫升，去滓冷服，以痢为度，量虚实加减。

※ 金黄散

【来源】《外科精义》卷下。

【主治】丹毒，热疮。

【组成】黄连、大黄、黄芪、黄芩、黄柏、郁金各30克，甘草（炙）15克，龙脑（另研）1.5克。

【用法】上药共研为细末，入龙脑研匀。若治湿毒丹肿，新水调扫患处，或蜜水调如稀糊，用小纸贴之，或小油调扫；如久不愈，热疮毒赤，干搽或水调涂。

※ 附子饼

【来源】《外科发挥》卷三。

【主治】溃疡气血虚寒，不能收敛。

【组成】炮附子（去皮、脐）适量。

【用法】上药研末，以唾津和为饼，置疮口处，将艾壮于饼灸之。每日灸数次，但令微热，勿令痛。如饼干，再用唾津调和，以疮口湿润为度。

※ 何首乌散

【来源】《普济方》卷二七二引《医方集成》。

【主治】遍身疮肿痒痛。

【组成】防风、苦参、何首乌、薄荷各等份。

【用法】上药共研为粗末。每用15克，水、酒各一半，煎10沸，热洗。于避风处睡一觉，其痛甚者3日愈。

※ 破棺丹

【来源】《卫生宝鉴》卷十三。

【主治】疮肿，一切风热。

【组成】大黄（半生半熟）60克，芒硝、甘草（炙）各30克。

【用法】上药共研为末，炼蜜为丸，如弹子大。每服半丸，食后，以清茶、温酒任化下，童便研化服亦得。

【禁忌】服药期间，忌饮冷水。

※ 桃枝当归膏

【来源】《东垣试效方》卷三。

【主治】一切恶疮。

【组成】当归身（去细梢，洗去土，干）3克，杏仁（汤浸，支皮、尖）100个，肥嫩柳枝105克（切3.3厘米许，水洗，干），肥嫩桃枝45克（切3.3厘米许，水洗，干），黄丹（水飞）180克，麻油500毫升。

【用法】上药先令油熬热，下桃枝、柳枝熬令半焦，以绵裹当归、杏仁，同熬至桃、柳枝黑焦为度，去药渣，滤油澄净，去滓秽令净，再上火令沸，旋入黄丹，熬成滴水不散为度。或只摊纸上，不透为度。用时贴患处。